臨床核医学・PET 検査技術学

臨床核医学・PET検査技術学

[編集]
遠藤啓吾 群馬大学教授
大竹英則 群馬大学放射線部技師長
高橋康幸 群馬県立県民健康科学大学准教授

文光堂

■ 編集

遠藤　啓吾	群馬大学大学院医学系研究科放射線診断核医学分野教授
大竹　英則	群馬大学医学部附属病院放射線部技師長
高橋　康幸	群馬県立県民健康科学大学診療放射線学部准教授

■ 編集協力

| 織内　　昇 | 群馬大学大学院医学系研究科放射線診断核医学分野准教授 |
| 嶋田　博孝 | 群馬大学医学部附属病院放射線部 |

■ 執筆者（執筆掲載順）

遠藤　啓吾	群馬大学大学院医学系研究科放射線診断核医学分野教授
高橋　康幸	群馬県立県民健康科学大学診療放射線学部准教授
樋口　徹也	群馬大学大学院医学系研究科放射線診断核医学分野
宮久保満之	群馬大学大学院医学系研究科顎口腔科学分野
織内　　昇	群馬大学大学院医学系研究科放射線診断核医学分野准教授
小山　恵子	群馬県立心臓血管センター放射線科部長
大竹　英則	群馬大学医学部附属病院放射線部技師長

序　文

　放射性同位元素(RI)を用いる核医学の進歩は目覚ましい．それに伴って診療放射線技師の役割も変わってきているし，ますます重要になっている．単純X線写真やCTなどの形態画像に比べて，機能画像である核医学では特に診療放射線技師の技量によって撮影される画像のレベルが変わってくる．

　本書ではできるだけ美しいシンチグラムを掲載したが，そのようなきれいな画像に慣れ親しんでいると，いつの間にか「目が肥えてきて」，美しいシンチグラムを撮影できるようになる．

　現在の核医学は，これまでの核医学に加えて，

1) PET，PET/CTが癌の診療に欠かせないものとなった．特にPET/CTは，PETとCTを同時収集することにより，機能画像の欠点をCTで補って，形態画像と機能画像を併せた最終の癌の画像診断となっている．

2) RIを用いるセンチネルリンパ節の検出が乳癌，悪性黒色腫などで急速に普及しつつある．RIを使ってセンチネルリンパ節の部位を探索し，もしセンチネルリンパ節に癌細胞が見つからない場合には，「リンパ節転移なし」として，リンパ節の郭清手術を省略できるため，患者の益が大きい．

3) 新しい治療用RIである^{90}Y，^{89}Srがそれぞれ悪性リンパ腫，癌の骨転移による痛みの治療に使われるようになった．これまでの^{131}Iに加えて3つのRI治療薬を得たことになる．

　この3つの事項ともこれまでの核医学とは，使用するRI，使用方法，放射線管理が異なる．そこで本書ではこれまでの教科書とは違い，まずPETの臨床を，ついでSPECTを，臨床の後に核医学の基礎，原理，放射線管理について説明した．その方が読者も興味を持って勉強できるのではないかと考えた次第である．

　核医学は診療放射線技師の役割がきわめて大きい．検査の種類によって撮影方法，用いる放射性医薬品もさまざまで，放射線管理も診療放射線技師が中心となって行うことが多い．

　本書が放射線技術を学ぶ学生諸君の糧となり，また少しでも皆様の毎日の仕事の良きパートナーとして，患者の正確な診断，的確な治療に結びつけばと期待している．

平成21年12月

遠藤　啓吾

目次

第1章　PET，PET/CT検査　　1

■ PET，PET/CTの基礎　　2

1 ‖ これまでの歴史・・・・・・・・・・・・・・・・・ 2
2 ‖ 撮影方法・・・・・・・・・・・・・・・・・・・・・ 5
　1）PET検査のワークフロー・・・・・・・ 5
　2）PET検査・・・・・・・・・・・・・・・・・・・・ 6
3 ‖ 癌の診断に用いるPET薬剤・・・・・・・ 7
　1）^{18}F-FDG・・・・・・・・・・・・・・・・・・・ 7
　2）^{18}F-FDGの集積原理・・・・・・・・・・・ 7
　3）^{11}C-メチオニン・・・・・・・・・・・・・・ 9
　4）その他のPET薬剤・・・・・・・・・・・・ 9
4 ‖ FDG-PETの正常像と生理的分布・・・ 9
　1）脳・・・・・・・・・・・・・・・・・・・・・・・・・ 10
　2）筋肉・・・・・・・・・・・・・・・・・・・・・・・ 10
　3）扁桃，胸腺・・・・・・・・・・・・・・・・・ 11
　4）心筋・・・・・・・・・・・・・・・・・・・・・・・ 11
　5）乳房・・・・・・・・・・・・・・・・・・・・・・・ 11
　6）腹部消化管・・・・・・・・・・・・・・・・・ 12
　7）褐色脂肪組織・・・・・・・・・・・・・・・ 12
　8）その他・・・・・・・・・・・・・・・・・・・・・ 12

■ ^{18}F-FDG PETの臨床的有用性　　13

Ⅰ．肺癌・・・・・・・・・・・・・・・・・・・・・・・・・ 14
　1）初期診断・・・・・・・・・・・・・・・・・・・ 14
　2）病期診断・・・・・・・・・・・・・・・・・・・ 14
　3）遠隔転移・・・・・・・・・・・・・・・・・・・ 15
　4）治療効果判定・・・・・・・・・・・・・・・ 15
Ⅱ．大腸癌・・・・・・・・・・・・・・・・・・・・・・・ 17
Ⅲ．悪性リンパ腫・・・・・・・・・・・・・・・・・ 21
Ⅳ．頭頸部腫瘍・・・・・・・・・・・・・・・・・・・ 25
Ⅴ．乳癌・・・・・・・・・・・・・・・・・・・・・・・・・ 27
Ⅵ．その他の癌・・・・・・・・・・・・・・・・・・・ 28
Ⅶ．PET検査があまり有用でない
　　悪性腫瘍・・・・・・・・・・・・・・・・・・・・ 30
Ⅷ．良性疾患，炎症・・・・・・・・・・・・・・・ 32
Ⅸ．脳・・・・・・・・・・・・・・・・・・・・・・・・・・・ 33
1 ‖ PETによる脳機能の評価・・・・・・・・ 33
2 ‖ 脳のブドウ糖代謝と^{18}F-FDG集積・・・ 33
3 ‖ PETによる脳のブドウ糖代謝の
　　測定・・・・・・・・・・・・・・・・・・・・・・・・ 33
4 ‖ PETによる脳血流と酸素代謝の
　　測定・・・・・・・・・・・・・・・・・・・・・・・・ 35
　1）^{15}Oガスを用いる脳血流測定法と
　　酸素代謝率および酸素摂取率の
　　測定・・・・・・・・・・・・・・・・・・・・・・・ 35
　2）H$_2$^{15}O（水）を用いる脳血流測定法
　　・・・・・・・・・・・・・・・・・・・・・・・・・・・ 36
5 ‖ PETによる脳疾患の診断・・・・・・・・ 36
　1）脳血管障害・・・・・・・・・・・・・・・・・ 36
　2）脳腫瘍・・・・・・・・・・・・・・・・・・・・・ 38
　3）認知症・・・・・・・・・・・・・・・・・・・・・ 38
　4）てんかん・・・・・・・・・・・・・・・・・・・ 39
Ⅹ．心臓・・・・・・・・・・・・・・・・・・・・・・・・・ 40
1 ‖ 心臓^{18}F-FDG PETの原理・・・・・・・・ 40
2 ‖ 心疾患のPETによる診断・・・・・・・・ 42
Ⅺ．なぜこんな失敗を・・・・・・・・・・・・・ 44
Ⅻ．ワンポイントアドバイス・・・・・・・・ 44

第2章　臨床核医学検査　　47

■ 骨・関節系　　48
1 ‖ 基礎・・・・・48
　1）正常像・・・・・48
　2）これまでの歴史・・・・・48
　3）用いる放射性薬剤とその集積機序・・・48
2 ‖ 臨床的有用性・・・・・48
3 ‖ なぜこんな失敗を・・・・・51

■ 循環器系　　54
Ⅰ．心臓・・・・・54
1 ‖ 基礎・・・・・54
　1）心臓の働き・・・・・54
　2）これまでの歴史・・・・・57
　3）用いる放射性医薬品と撮影方法・・・58
2 ‖ 臨床での有用性・・・・・66
　1）狭心症・・・・・66
　2）心筋梗塞・・・・・68
　3）心筋症・・・・・69
　4）心不全・・・・・70
3 ‖ なぜこんな失敗を：心筋血流SPECTで観察されるアーチファクト・・・・・71
Ⅱ．末梢血管シンチグラフィ（RIベノグラフィ）・・・・・72
1 ‖ 基礎・・・・・72
　1）下肢静脈の解剖・・・・・72
　2）これまでの歴史・・・・・74
　3）用いる放射性医薬品と撮影方法・・・74
2 ‖ 臨床での有用性・・・・・75
3 ‖ なぜこんな失敗を・・・・・76

■ 脳神経系　　77
1 ‖ 基礎・・・・・77
　1）脳の働き・・・・・77
　2）これまでの歴史・・・・・77
　3）用いる放射性医薬品と投与方法・・・78
　4）脳血流SPECTに用いる放射性医薬品の集積原理・・・・・79
2 ‖ 臨床での有用性・・・・・80
　1）脳血管障害・・・・・80
　2）認知症・・・・・84
　3）てんかん・・・・・84
　4）うつ病・・・・・86
3 ‖ なぜこんな失敗を・・・・・86

■ 腫瘍・炎症系　　87
1 ‖ 基礎・・・・・87
　1）これまでの歴史・・・・・87
　2）用いる薬剤とその集積原理・・・88
　3）正常像・・・・・88
2 ‖ 臨床での有用性・・・・・88
3 ‖ なぜこんな失敗を・・・・・90

■ 呼吸器系　　92
1 ‖ 基礎・・・・・92
　1）肺の働き・・・・・92
　2）これまでの歴史・・・・・92
　3）用いる放射性医薬品と撮像方法・・・93
2 ‖ 臨床での有用性・・・・・94
3 ‖ なぜこんな失敗を・・・・・97

■ 腎臓 ― 98

- 1 ‖ 基礎・・・・・・・・・・・・・・・ 98
  - 1）腎臓の働き・・・・・・・・・・・ 98
  - 2）これまでの歴史・・・・・・・・・ 98
  - 3）用いる放射性医薬品と撮影方法・・・ 99
- 2 ‖ 臨床での有用性・・・・・・・・・・ 102
  - 1）腎動脈狭窄による腎血管性高血圧・・・・・・・・・・・・ 102
  - 2）移植腎・・・・・・・・・・・・ 102
  - 3）腎静態シンチグラフィ・・・・・・ 102

■ 消化器系 ― 104

- Ⅰ．肝臓シンチグラフィ・・・・・・・・ 104
- 1 ‖ 基礎・・・・・・・・・・・・・・ 104
  - 1）これまでの歴史・・・・・・・・・ 105
  - 2）用いる放射性薬剤と集積機序・・・ 105
- 2 ‖ 臨床的有用性・・・・・・・・・・・ 106
  - 1）肝シンチグラフィ・・・・・・・・ 106
  - 2）肝胆道シンチグラフィ・・・・・・ 106
  - 3）アシアロシンチグラフィ・・・・・ 108
- Ⅱ．消化管出血シンチグラフィ・・・・ 108
- 1 ‖ 基礎・・・・・・・・・・・・・・ 108
  - 1）これまでの歴史・・・・・・・・・ 109
  - 2）用いる放射性薬剤とその機序・・・ 109
- 2 ‖ 臨床的有用性・・・・・・・・・・・ 110

■ 甲状腺・内分泌系 ― 111

- Ⅰ．甲状腺・・・・・・・・・・・・・・ 111
- 1 ‖ 基礎・・・・・・・・・・・・・・ 111
  - 1）甲状腺の働き・・・・・・・・・・ 111
  - 2）これまでの歴史・・・・・・・・・ 111
  - 3）用いる放射性医薬品と撮影方法・・ 112
- 2 ‖ 臨床での有用性・・・・・・・・・・ 112
- 3 ‖ なぜこんな失敗を・・・・・・・・・ 115
- Ⅱ．副甲状腺・・・・・・・・・・・・・ 116
- 1 ‖ 基礎・・・・・・・・・・・・・・ 116
  - 1）副甲状腺の働き・・・・・・・・・ 116
  - 2）これまでの歴史・・・・・・・・・ 116
  - 3）用いる放射性医薬品と撮影方法・・・ 117
- 2 ‖ 臨床での有用性・・・・・・・・・・ 118
- 3 ‖ なぜこんな失敗を・・・・・・・・・ 118
- Ⅲ．副腎・・・・・・・・・・・・・・・ 118
- 1 ‖ 基礎・・・・・・・・・・・・・・ 118
  - 1）副腎の働き・・・・・・・・・・・ 118
  - 2）これまでの歴史・・・・・・・・・ 118
  - 3）用いる放射性医薬品と撮影方法・・・ 119
- 2 ‖ 臨床での有用性・・・・・・・・・・ 120
- 3 ‖ なぜこんな失敗を・・・・・・・・・ 120
- Ⅳ．ワンポイントアドバイス・・・・・・ 123

■ センチネルリンパ節 ― 124

- 1 ‖ 基礎・・・・・・・・・・・・・・ 124
  - 1）センチネルリンパ節とは・・・・・ 124
  - 2）これまでの歴史・・・・・・・・・ 124
  - 3）用いる放射性医薬品と撮影方法・・・ 124
- 2 ‖ 臨床での有用性・・・・・・・・・・ 125
- 3 ‖ なぜこんな失敗を・・・・・・・・・ 128

第3章　核医学・PET検査の基礎　　129

■ 核医学検査の原理 ─────────── 130
1 ‖ 核医学検査の位置づけ ・・・・・・・・・・ 130
2 ‖ 核医学検査のワークフロー ・・・・・・・ 130

■ 放射性同位元素 ─────────── 132
Ⅰ．特徴 ・・・・・・・・・・・・・・・・・・・・・・・・ 132
1 ‖ 崩壊形式 ・・・・・・・・・・・・・・・・・・・・・ 132
　1）α崩壊 ・・・・・・・・・・・・・・・・・・・・・ 132
　2）β崩壊 ・・・・・・・・・・・・・・・・・・・・・ 132
　3）γ放出 ・・・・・・・・・・・・・・・・・・・・・ 133
2 ‖ γ線と物質の相互作用について ・・・ 134
　1）光電効果 ・・・・・・・・・・・・・・・・・・・ 134
　2）コンプトン散乱 ・・・・・・・・・・・・・ 135
　3）電子対生成 ・・・・・・・・・・・・・・・・・ 136
3 ‖ 半減期 ・・・・・・・・・・・・・・・・・・・・・・・ 136
4 ‖ 放射能の単位 ・・・・・・・・・・・・・・・・・ 137
Ⅱ．核種の製造 ・・・・・・・・・・・・・・・・・・ 137
1 ‖ PET薬剤の製造 ・・・・・・・・・・・・・・・ 137
　1）サイクロトロンで製造される
　　　放射性医薬品 ・・・・・・・・・・・・・・・ 137
　2）PET薬剤の品質管理 ・・・・・・・・・・ 140
2 ‖ 核医学検査で使用する薬剤の製造 ・・・ 141
　1）原子炉で製造される放射性
　　　医薬品 ・・・・・・・・・・・・・・・・・・・・・ 141
　2）サイクロトロンで製造される
　　　放射性医薬品 ・・・・・・・・・・・・・・・ 142
　3）ジェネレータで製造される
　　　放射性医薬品 ・・・・・・・・・・・・・・・ 142
　4）核医学検査で使用する薬剤の
　　　品質管理 ・・・・・・・・・・・・・・・・・・・ 144

■ 放射性医薬品 ─────────── 145
1 ‖ 放射性医薬品の特徴 ・・・・・・・・・・・ 145
2 ‖ ^{99m}Tcの特徴 ・・・・・・・・・・・・・・・・・ 145

■ PET検査 ─────────── 146
1 ‖ PET/CTカメラ ・・・・・・・・・・・・・・・ 146
　1）PETの収集原理 ・・・・・・・・・・・・・ 146
　2）検出器 ・・・・・・・・・・・・・・・・・・・・・ 147
　3）消滅放射線の受信パターン ・・・・ 148
2 ‖ 収集法 ・・・・・・・・・・・・・・・・・・・・・・・ 149
3 ‖ PETの収集データの補正 ・・・・・・・ 150
　1）減弱補正 ・・・・・・・・・・・・・・・・・・・ 150
　2）数え落とし補正 ・・・・・・・・・・・・・ 152
　3）偶発同時計数補正 ・・・・・・・・・・・ 153
　4）ノーマライジング補正 ・・・・・・・ 154
　5）散乱線補正 ・・・・・・・・・・・・・・・・・ 154
　6）Arc補正 ・・・・・・・・・・・・・・・・・・・ 155
4 ‖ 分解能 ・・・・・・・・・・・・・・・・・・・・・・・ 155
5 ‖ 感度 ・・・・・・・・・・・・・・・・・・・・・・・・・ 155
6 ‖ 画像再構成法 ・・・・・・・・・・・・・・・・・ 155
7 ‖ PETカメラの性能測定および
　　日常点検（QA，QC）・・・・・・・・・・ 156
　1）PET装置の性能測定 ・・・・・・・・・ 157
　2）日常点検 ・・・・・・・・・・・・・・・・・・・ 159

■ 核医学検査 — 160

Ⅰ．ガンマカメラ 160
1 ‖ ガンマカメラの原理と構造 160
1）ガンマカメラの検出部と構成 ... 160
2）コリメータ 161
3）シンチレータ 162
4）光電子増倍管 164
5）位置計算回路 164
6）補正機構 164
7）データ処理装置・表示媒体 165
2 ‖ 半導体検出器 165
3 ‖ SPECT/CT 165

Ⅱ．核医学画像 166
1 ‖ 標本化と量子化 166
2 ‖ サンプリング定理 167
3 ‖ データ収集法 167
1）静態画像 168
2）動態画像 169
3）全身画像 169

Ⅲ．SPECT画像 169

1 ‖ 撮像条件 169
1）回転軌道 169
2）収集範囲 170
3）収集形態 171
4）投影数 172
5）収集カウント数 172
6）ウインドウ幅 173
2 ‖ SPECT画像再構成 173
1）均一性・回転中心補正 174
2）散乱線補正 174
3）前処理フィルタ 175
4）画像再構成法 177
5）減弱（吸収）補正 181
6）空間分解能補正 183
7）部分容積効果 184
3 ‖ ガンマカメラの性能測定 184
1）ガンマカメラの性能測定 185
2）SPECTの性能測定 189
3）日常点検 189

■ 核医学データ解析 — 190

1 ‖ コンパートメントモデル 190
2 ‖ マイクロスフェアモデル 191

■ 典型的なアーチファクト — 193

1 ‖ 装置に起因したアーチファクト ... 193
1）核医学検査ケース1 193
2）核医学検査ケース2 193
3）核医学検査ケース3 193
4）核医学検査ケース4 194
5）PET検査ケース1 194
2 ‖ 患者に起因したアーチファクト ... 196
1）核医学検査ケース1 196
2）核医学検査ケース2 196
3）PET検査ケース1 196
4）PET検査ケース2 196
5）PET検査ケース3 196

第4章　RI内用療法　199

1 ‖ RI内用療法とは ・・・・・・・・・ 200
2 ‖ 甲状腺 ・・・・・・・・・・・・・・・ 200
　1) バセドウ病のRI内用療法 ・・・・・ 200
　2) 甲状腺癌のRI内用療法 ・・・・・・ 202
3 ‖ RI標識抗体による悪性リンパ腫の
　　治療 ・・・・・・・・・・・・・・・・ 202
4 ‖ 転移性骨腫瘍の疼痛緩和 ・・・・・・ 204
5 ‖ 放射線管理(退出基準) ・・・・・・・ 204

第5章　インビトロ核医学検査　207

　1) RIAの原理 ・・・・・・・・・・・ 208
　2) RIAの臨床応用 ・・・・・・・・・ 209

第6章　RIの安全な取り扱い　211

1 ‖ 関連法令 ・・・・・・・・・・・・・ 212
2 ‖ 管理区域 ・・・・・・・・・・・・・ 212
　1) 核医学検査室(管理区域)の設計 ・・ 213
　2) 遮蔽計算 ・・・・・・・・・・・・ 216
3 ‖ 被ばくおよび汚染拡大の防止の
　　ために ・・・・・・・・・・・・・・ 218
　1) 患者の被ばく低減 ・・・・・・・・ 218
　2) 放射線診療従事者の被ばく低減 ・・ 219
　3) インシデントやアクシデント
　　　防止のために ・・・・・・・・・・ 221

付　録　223

各計算点における実効線量の計算
　　結果 ・・・・・・・・・・・・・・ 224
略語集 ・・・・・・・・・・・・・・・ 226
PET・核医学検査の主な放射性医薬品
　　の一覧表 ・・・・・・・・・・・・ 232
ギリシア語一覧 ・・・・・・・・・・・ 240
単位接頭語一覧 ・・・・・・・・・・・ 240

索　引　241

第1章

PET, PET/CT 検査

PET，PET/CTの基礎

^{18}F-FDG を用いる **PET** はブドウ糖代謝を画像化するもので，これまでの SPECT を中心とした核医学検査に比べてはるかに美しい定量的な画像を得ることができる．PET は代表的な機能画像，代謝画像と呼ばれる．これに対し CT や MRI は形の異常から診断するので，形態画像と呼ばれる．

最近技術が進歩し，PET カメラと CT 装置を一つにした **PET/CT 一体型装置** が開発された．^{18}F-FDG を投与し，PET/CT 一体型装置で撮影すると，一度に全身の形態画像と機能画像を見ることができる．PET/CT は癌の分野で欠かせない画像診断となり，PET といえば PET/CT を指すことが多い．

すべての細胞はエネルギー活動としてブドウ糖を利用しており，ブドウ糖代謝を画像化することは長い間の夢であった．生きたままの人のブドウ糖代謝画像を見ることは，PET 核種である ^{18}F（フッ素）で標識したブドウ糖（^{18}**F-FDG**）を用いて初めて可能となった（図1，2）．

この ^{18}F-FDG を用いた PET，PET/CT 検査は，^{18}F-FDG が市販されるようになると一般病院にも普及し，現在では多くの施設で行われるようになっている．

1 ‖ これまでの歴史

最近注目されるようになった PET であるが，PET の歴史は古く，1931 年 Lawrence（ローレンス，米国）による**サイクロトロン**の発明までさかのぼる．サイクロトロンによって陽電子放射核種（**ポジトロン核種**，PET 核種ともいう）が製造されることが明らかとなり，このポジトロン核種を利用する画像診断，PET が開発されたのである．これまでの ^{99m}Tc，^{131}I などを利用する核医学，SPECT 検査とは，使用する RI，撮影方法，放射線管理などすべて異なる．

代表的なポジトロン核種は，^{15}O（酸素），^{11}C（炭素）など基本的な元素の放射性物質であること，またアミノ酸やブドウ糖など生命にとって欠かせない分子を標識できること，PET 画像がこれまでの核医学画像に比べて美しく，定量的な画像であること，などさまざまな優れた特徴があり，PET は脳や癌の臨床，研究に欠かせないものとなった．**半減期**が 2 分の ^{15}O から長くても ^{18}F の 110 分が主な

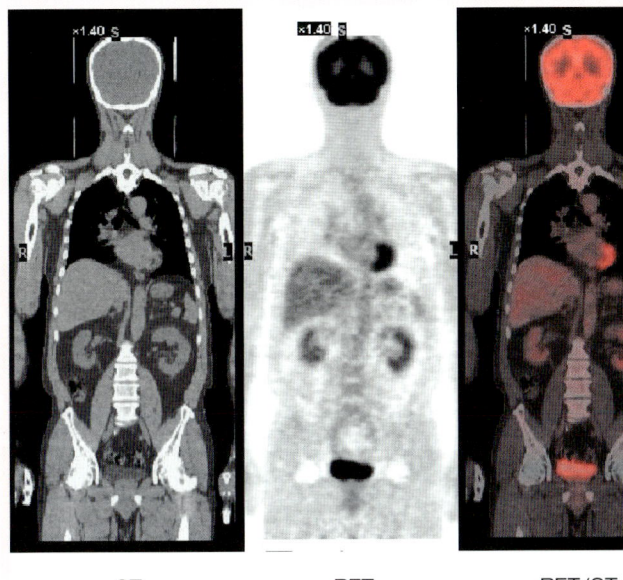

CT　　　　　　PET　　　　　PET/CT

図1　正常像．[18]F-FDGを用いるPET/CT全身冠状断像
向かって左よりCT（左），PET（中），PET/CT（右）全身冠状断像．[18]F-FDGの脳，心臓，腎臓，膀胱への分布は生理的なものである．

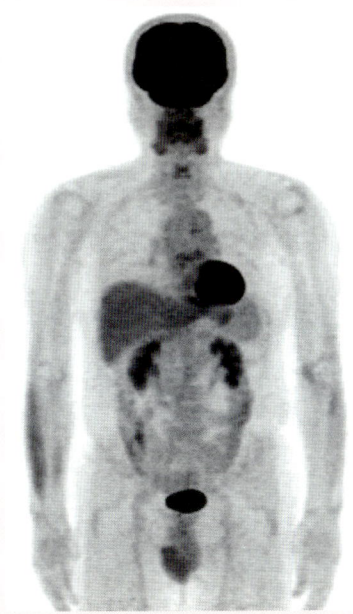

図2　正常像．[18]F-FDGを用いるPET　MIP像
MIP像は[18]F-FDGの全身分布を見るのに適している．[18]F-FDGは脳，心臓に強く取り込まれ，腎臓を経て尿として膀胱に排泄される．

表1 PET, PET/CTで用いられるPET薬剤

核種	半減期	最大陽電子エネルギー(MeV)	水中での陽電子飛程(cm)	製造核反応	放射性薬剤	測定対象	主な臓器
^{15}O	2分	1.70	1.1	^{15}N(p, n)^{15}O ^{14}N(d, n)^{15}O	^{15}O(酸素ガス)* H$_2$^{15}O(水)	酸素消費量 血流量	脳 脳, 心筋
^{13}N	10分	1.19	0.6	^{18}O(p, α)^{13}N ^{13}C(p, n)^{13}N	^{13}NH$_3$(アンモニア)	血流量	心筋
^{11}C	20分	0.96	0.28	^{14}N(p, α)^{11}C	^{11}C-メチオニン ^{11}C-酢酸 ^{11}C-PIB ^{11}C-メチルスピペロン ^{11}C-フルマゼニール	アミノ酸代謝 血流量 アミロイド蛋白 ドーパミン受容体 ベンゾジアゼピン受容体	癌 心筋 脳(アルツハイマー病) 脳 脳
^{18}F	110分	0.64	0.22	^{18}O(p, n)^{18}F	^{18}F-FDG(ブドウ糖)* ^{18}F	ブドウ糖代謝 骨	癌, 脳, 心筋 骨転移

*保険収載されている。その他は研究用として使われている。

ポジトロン核種で，いずれも半減期が短い（表1）．そこでPET検査を行うためには，PETカメラを加えて施設内にRI製造用の小型サイクロトロン，PET薬剤合成装置が必要で，多くの人員と多額の経費を要した．

　1972年CT装置が開発されると，CTの断層画像原理がPETに応用された．まもなくしてPETカメラも欧米や日本の放射線医学研究所（千葉県）で開発されるようになり，1970年代後半にはPETカメラが市販されるようになり，まず^{15}Oや^{11}Cを使って一部の研究施設で脳の研究に利用されるようになった．さらに^{18}Fを使ってブドウ糖の誘導体である^{18}F-FDGが合成されると，^{18}F-FDGを用いるPETが，癌診断に役立つことが明らかになり，一般病院にも一気に普及することとなった．

　初期のPETカメラは脳専用のものであったが，全身を撮影できるPETカメラが開発され癌の診断に応用されている．癌の部位に^{18}F-FDGが集まり，^{18}F-FDGを用いるPETでは癌は陽性像を示す．PETでの陽性部位がCTのどの病変に一致するのか，PETとCT二つの画像を見比べながら診断していたが，CTと

PETを一つにしたPET/CT一体型装置が開発された．このPET/CT一体型装置ではPETとCTとを同じ位置で撮影し，PETとCT二つの画像を重ね合わせることができるため，これまでのようにPETとCTを別々に見比べて診断するよりもより正確にPETの異常部位をCTで見つけることができるようになった（図1）．このPET/CT一体型装置の開発によりPETを用いた癌診断が著しく向上し，PETは癌の臨床に欠かせないものとなった．現在市販されているPET装置のほとんどはPET/CT一体型装置で，PETといえば一般的に^{18}F-FDGを用いるPET/CTのことが多い．

^{18}F-FDGの半減期は110分と短いが，2004年には日本メジフィジックス社から市販されるようになり，現在では施設内に^{18}F製造用のサイクロトロンがなくても，PETカメラがあれば，^{18}F-FDGを毎日購入しPET検査を行うことができる．

PETを行うことができる施設はどんどん増えており，2009年にはわが国でも200以上の施設でPET検査が行われている．またそのほとんどは^{18}F-FDGを用いる癌のPET検査となっている．

しかし一部の施設では^{15}Oを用いて酸素代謝や脳血流を見るPET検査，^{13}N-で標識したアンモニア（^{13}N-H$_3$）を用いて心筋血流を見るPET検査，あるいは脳のアルツハイマー病に特異的に集まる^{11}C-標識化合物を用いてアルツハイマー病の早期診断を行うPETなども行われている．

（遠藤啓吾）

2 ∥ 撮影方法
1）PET検査のワークフロー

^{18}F-FDG検査において院内製造の場合，① **サイクロトロン**により^{18}O水から生体構成元素の陽電子放出核種を製造し，② **自動合成装置**により酸化水分解またはアルカリ加水分解により放射性化合物を合成する．一方，自施設にサイクロトロンを保有しない施設は，医薬品製造販売業者から購入する．③ ^{18}F-FDGは静脈注射（連続自動投与器や手動投与）により体内へ投与する．④ 運動や刺激などの過剰反応による異常集積を避けるため，静注前および静注後30～50分間は待機室（安静室）にて待機させる．⑤ PET装置で撮像し画像化する．⑥ 公衆への被ばくを避けるため，待機室（回復室）で^{18}F-FDGを減衰させた後に検査室から退出させる（図3）．

なお，以前はPETカメラのみで撮像していたが，現在はPETカメラとCT装

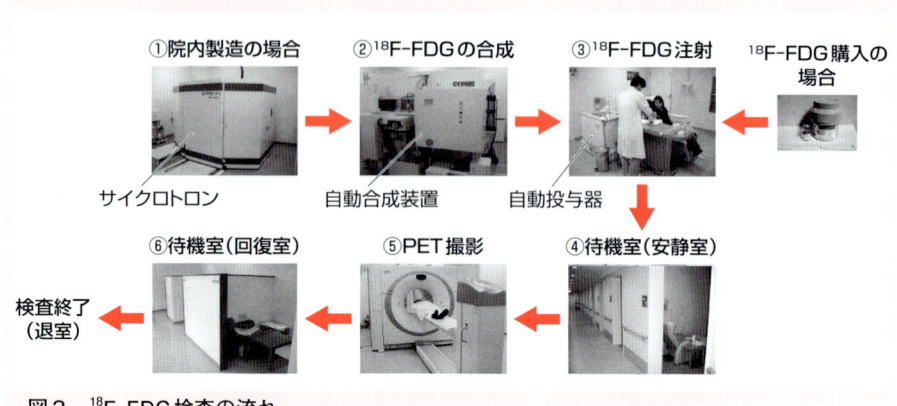

図3　^{18}F-FDG検査の流れ

置を組み合わせた陽電子-CT複合装置（PET/CTカメラ）が主流になっている．後述するが，CT画像は，減弱補正のみならず機能画像としてのPETと形態画像としてのCTを併せた融合画像として診断精度の向上が図られる．なお，PET/CTカメラは，CTが前面，PETが後面に配置されている（図4）．

2）PET検査

^{18}F-FDGの集積量は，癌細胞のエネルギー代謝量を反映するとされているために，悪性度の高い癌は高集積を示す．しかし脳，心筋，肝臓，炎症，術創，良性腫瘍への集積をはじめ尿路系や腸管，生理時の骨盤内は正常例においても高集積になる．

a）前処置（留意事項）および放射性医薬品

原則的に血糖値が概ね200mg/dL以下の場合に検査を行うことができる．高血糖状態では，血漿中のグルコース濃度の影響により^{18}F-FDG集積が低下するため，注射の4〜6時間前から飲食を避ける．また，糖尿病患者で血糖コントロールをインスリンで行っている場合は，検査4時間前から使用を避ける．

なお，静注後は筋肉などへの取り込みを防ぐために待機室で安静にさせるとともに，膀胱の高集積は骨盤内病変の診断を妨げ，無用な被ばくを受けることにもなるので検査直前に排尿させる．検査終了後は待機室で30分ほど体内の放射能を減衰（回復）させ帰宅させる．

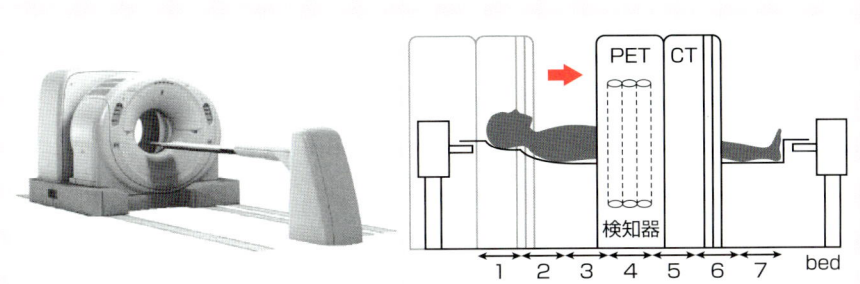

図4　撮像方法

b）検査方法および解析方法

^{18}F-FDG を 185MBq（市販薬剤）または 3〜7MBq/kg（院内製造）静注し，40〜60 分後に撮像する．なお，3 次元収集は 2 次元収集より感度が優れるため，投与量をやや少なく 2〜5MBq/kg に設定する施設もある．

収集条件は，減弱補正のためのトランスミッションとする CT 撮影を 1 分程度または外部線源により数分収集し，引き続きマトリックスサイズ 128×128 などでエミッションスキャンを，1 ベッドあたり 3〜4 分程度撮像する．全身収集では，5〜7 ベッドになる（図4）．なお，^{18}F-FDG 集積量の変動や腸管内移動の有無を観察するため，静注 2 時間後に遅延像を追加撮像する場合もある．

（高橋康幸）

3 ‖ 癌の診断に用いる PET 薬剤

1）^{18}F-FDG

病院で行われている PET 検査のほとんどは ^{18}F-FDG を用いたもので，PET といえば ^{18}F-FDG を用いる PET のことを指す．**FDG** とは fluoro（^{18}F で標識された）deoxy（酸素原子のとれた）glucose（ブドウ糖）の略で，C-2 の位置の -OH 基が ^{18}F に置き代わった形でブドウ糖ときわめてよく似た構造をしている（図5）．^{18}F の半減期が 110 分と短いため，PET 検査は速やかに行わなければならない．

2）^{18}F-FDG の集積原理

細胞の増殖速度が速いものほど，細胞はより多くのエネルギーを必要としており，悪性細胞はより多くの ^{18}F-FDG を取り込む．一方，正常細胞はあまりエネ

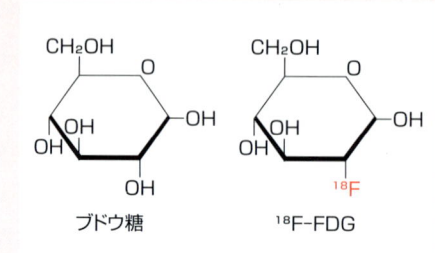

図5　ブドウ糖と^{18}F-FDGの構造式
^{18}F-FDGはブドウ糖のC-2の−OH基が^{18}Fに置換されたもの.^{18}F-FDGはブドウ糖と同じ機序で腫瘍に取り込まれる.

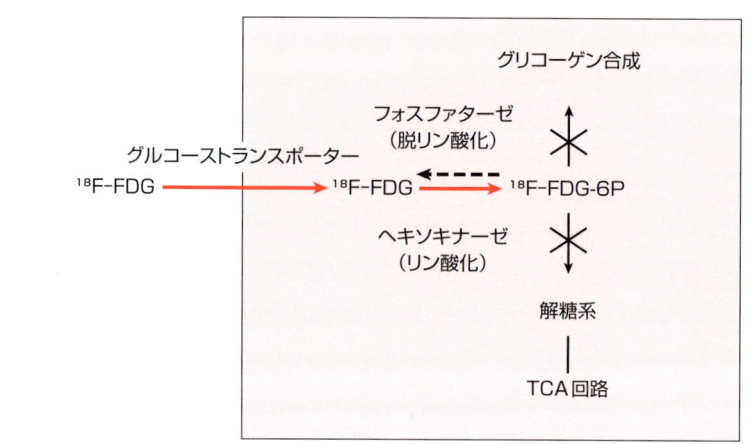

図6　^{18}F-FDGの集積機序
^{18}F-FDG集積の程度はブドウ糖代謝の程度を反映するため,メタボリックトラッピングとも呼ばれる.

ルギーを必要としないため,^{18}F-FDGの取り込みは低い.^{18}F-FDGはブドウ糖と同じグルコーストランスポーターによって細胞膜を通過し,細胞内の酵素ヘキソキナーゼにより^{18}F-FDG-6リン酸に変換される(図6).^{18}F-FDG-6リン酸はグルコース-6リン酸と異なり,解糖系の代謝基質にならず,細胞内に蓄積されていく.肝臓の脱リン酸化酵素であるフォスファターゼの作用により^{18}F-FDG-6リン酸は再びFDGに分解され,細胞外に排出されるのに対し,癌にはフォスファターゼがないため,^{18}F-FDG-6リン酸は癌細胞内にそのまま留まり,癌は陽性像を示す.^{18}F-FDG集積の程度はブドウ糖代謝をほぼ正確に反映しており,**メタボリッ**

クトラッピングともいう．

3）^{11}C-メチオニン

　細胞の悪性化によりアミノ酸の細胞膜輸送が亢進する．癌細胞の増殖にメチオニンも使われており，^{11}Cで標識したメチオニンは中性アミノ酸輸送システムにより細胞内に取り込まれアミノ酸プールに入る．^{11}C-メチオニンを用いるPET検査も行われているが，^{18}F-FDGに比べて癌細胞特異性が高く，肉芽組織や免疫細胞などへの集積はより少ない．^{11}C-メチオニン静注20分後より良好なコントラストの画像が得られ，腫瘍への集積は30〜60分後で最大となる．メチオニンは正常脳への集積はみられないため，^{11}C-メチオニンは脳腫瘍，頭頸部，胸部の腫瘍診断にも使われる．しかし^{11}Cの半減期が20分と短く，あくまで研究用として使用が限られている．

4）その他のPET薬剤

　より半減期の長い^{18}F-標識のアミノ酸製剤が開発されている．^{18}F-フルオロタイロシンは蛋白合成の指標，^{18}F-αメチルタイロシンは，アミノ酸輸送の指標として使われる．

　^{11}C-標識製剤として^{11}C-標識コリンは細胞膜のリン脂質代謝指標として用いられる．ただいずれのPET製剤も^{18}F-FDGよりも劣り，癌診断用PET製剤として臨床応用されているのはほとんど^{18}F-FDGである．

　心筋血流PET製剤としては^{13}NH$_3$が用いられており，SPECT製剤よりも定量性に富む美しい画像が得られる．

（樋口徹也）

4 ∥ FDG-PETの正常像と生理的分布

　脳，心筋，骨格筋など多くの組織では，生体活動のエネルギー源としてブドウ糖を使う．ブドウ糖の誘導体である^{18}F-FDGは，ブドウ糖の消費量に比例してそれらの組織に集積し，脳は強い陽性像を呈する（図1参照）．また^{18}F-FDGは腎臓から尿管，膀胱を経て尿として排泄される．

　リンパ球，骨髄や褐色脂肪なども刺激に反応して，それぞれ炎症，造血や熱の産生を行う際にもブドウ糖が消費され，PETを行うと，^{18}F-FDGの取り込みが高くなる．

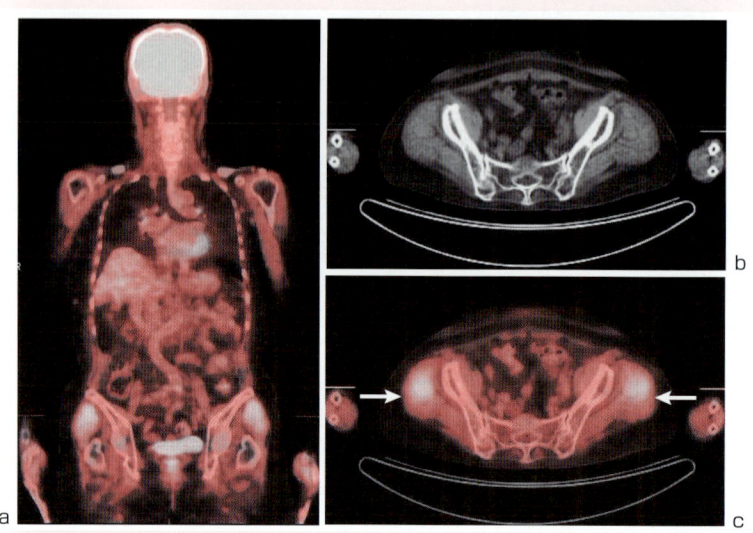

図7　筋肉への^{18}F-FDGの集積
a　PET/CT冠状断像，b　CT腰部横断像，c　PET/CT腰部横断像
筋肉もブドウ糖をエネルギー源としており，運動後の筋肉には^{18}F-FDGが集積する．

1）脳

　脳はブドウ糖を唯一のエネルギー源として活動しており，生体内において^{18}F-FDGを最も多く取り込む．正常な状態においても脳は^{18}F-FDGの高い集積を示す．^{18}F-FDG分布は脳血流と相関し，大脳では皮質と基底核・視床が高く，小脳も高い（脳のPET参照）．正常像は年齢で異なり，高齢者ほど集積が低い傾向がある．

 脳のブドウ糖代謝は血糖値の影響を受け，糖尿病で血糖値が高い患者では，脳への取り込みはびまん性に低くなる．つまり血糖値と脳への^{18}F-FDG集積は逆比例の関係となる．^{18}F-FDG投与後の運動や開眼状態などにより，脳のある部位の代謝が賦活されて集積が高くなることがある．

2）筋肉

　運動負荷や高血糖などにより，グルコーストランスポーターが細胞膜表面に移動することが関与している（**図7**）．運動すると筋肉に^{18}F-FDGが集積するため検

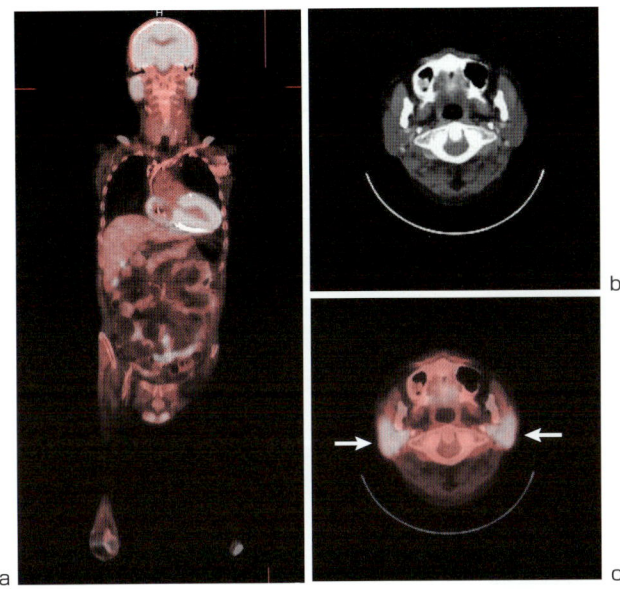

図8 心臓，耳下腺への^{18}F-FDG集積
a PET/CT 冠状断像，b CT 腰部横断像，c PET/CT 腰部横断像
糖を含む食物，飲料水をとった患者では，心筋細胞に^{18}F-FDG が取り込まれる．

査時は安静が望まれる．

3）扁桃，胸腺

扁桃（咽頭扁桃・口蓋扁桃・舌扁桃）には^{18}F-FDG が高頻度に分布する．リンパ球が多いことなどが考えられる．胸腺は小児において高集積がみられることがある．

4）心筋

心筋ではエネルギー源としてもっぱら脂肪酸代謝が行われており，4 時間以上絶食すると，心筋への^{18}F-FDG の取り込みはほとんどなくなる．しかし糖分を含む水分の摂取など絶食が不十分なときや虚血時などに，心筋のブドウ糖代謝が亢進する（図8）．しかし心臓への均一な分布は病的ではない．

5）乳房

特に授乳中は^{18}F-FDG が乳腺に強く集積する．

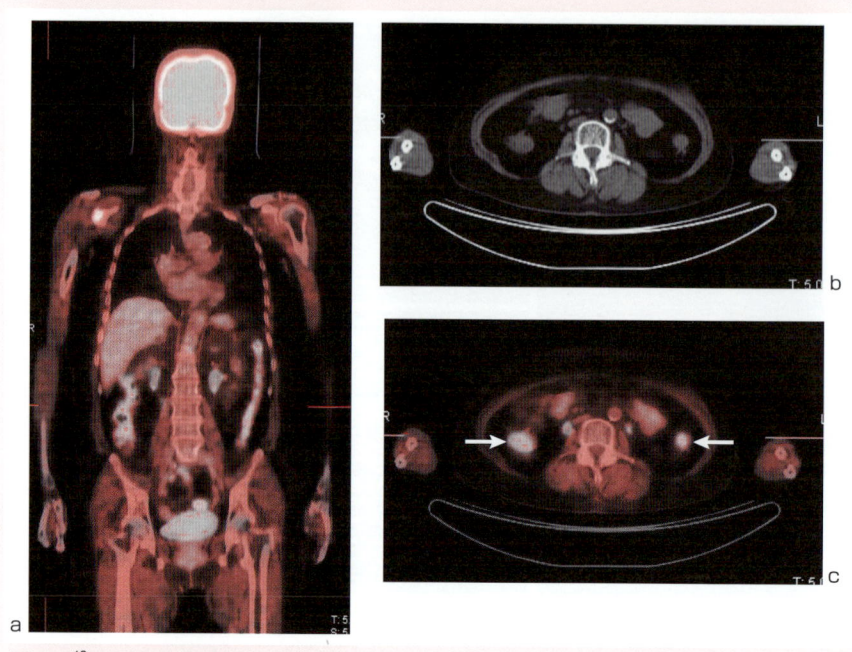

図9 ^{18}F-FDGの大腸分布
a PET/CT冠状断像，b CT下腹部横断像，c PET/CT下腹部横断像
大腸への^{18}F-FDGの分布は，大腸癌診断の妨げとなる．

6）腹部消化管

　胃および大腸には高い頻度で^{18}F-FDGの生理的な集積が生じる(図9)．集積機序は不明で，大腸への取り込みが病変なのか，あるいは生理的分布なのか判断に苦慮することも多い．

7）褐色脂肪組織

　カテコールアミンの分泌状況により，生理的な集積が生じる場合がある．若い女性や冬季に多い．

8）その他

　女性では，排卵期の卵巣，子宮や月経期の子宮に^{18}F-FDG集積がみられることがあり，月経の確認が必要である場合もある．　　　　　　　　　　（宮久保満之）

^{18}F-FDG PETの臨床的有用性

　癌細胞は活動エネルギーとしてブドウ糖を利用しておりブドウ糖の誘導体である ^{18}F-FDG を多く取り込む．^{18}F-FDG を投与後，その体内分布を PET カメラで撮影すると，1 cm くらいの小さい癌を見つけることもできる．一方，良性腫瘍は PET 陰性となり，腫瘍が良性か悪性かの鑑別診断に役立つ．^{18}F-FDG 取り込みの程度は，癌細胞の増殖程度とほぼ比例しており，^{18}F-FDG を強く取り込む腫瘍は悪性度が高く，予後も不良のことが多い．手術，放射線治療，化学療法などの治療がよく効いた場合，腫瘍の FDG 取り込みは減少するか消失し，^{18}F-FDG による PET 検査は治療効果判定に役立つ（表1）．腫瘍が再発した場合には，^{18}F-FDG 取り込みは増加するか，新しい部位に ^{18}F-FDG の取り込みを認めるようになり，治療後の経過観察に用いられる．

　PET 検査を受ける患者で最も多いのは肺癌で，大腸癌，悪性リンパ腫，頭頸部癌，乳癌と続く．いずれの悪性腫瘍も腫瘍の広がりの程度，進展度（**病期，ステージ**という）により患者の治療方法，予後が変わる．病期は腫瘍の大きさ（**T**：tumor），リンパ節転移（**N**：lymphnode），遠隔転移（**M**：metastasis）の有無により，Ⅰ期からⅣ期に分けられる．癌と診断された場合，治療前に TNM 分類に従って病期を正確に診断し，最も適切な治療を行う．Ⅰ期の早期癌は予後が良く，遠隔転移したⅣ期は予後が悪いことが多い．

　どこに転移するかわからない癌の広がり，病期診断には，全身を一度に撮影できる PET が役立つ．

　手術，放射線治療，化学療法などにより治療がうまくいっていても，再発，転移をきたすことも多い．PET により再発の有無，再発部位を知ることができる．血中の腫瘍マーカー濃度は治療効果を反映し，癌が再発，転移すると腫瘍マーカー濃度が上昇する．腫瘍マーカーが異常値を示したにもかかわらず CT などの画像診断を行っても再発部位が見つからないこともあり，PET で初めて異常がわかることも多い．

表1 癌における^{18}F-FDG PETの臨床的有用性

① 癌の早期発見
② 腫瘍の良悪性の鑑別
③ リンパ節転移・遠隔転移の検出による病期の決定
④ 治療効果の判定
⑤ 残存病変の評価
⑥ 再発の有無
⑦ 治療後の経過観察

> **MEMO** ^{18}F-FDGの集積程度を **SUV**(standardized uptake value)で半定量的に表す．SUVは投与量と被検者の体重および投与後の時間で補正した^{18}F-FDGの集積値であり，異なる被検者間で比較できる指標である．ブドウ糖代謝の亢進した部位のSUVは高く，ブドウ糖の低下した部位のSUVは低い．悪性と良性腫瘍を分ける閾値は，SUVが2.5～3とされている．

I．肺癌

肺癌は死亡者数の最も多い悪性腫瘍で，早い時期からリンパ節，脳，副腎，骨，肝臓などに転移しやすく，病期診断にPETは欠かせない．

1）初期診断

腫瘍径10mm以上の悪性の肺結節であれば^{18}F-FDG陽性となる（図1）．しかし，10mm未満の結節では，集積が**偽陰性**（部分容積効果により^{18}F-FDG集積を過少評価）となることがある．肺胞上皮癌など細胞密度の低い癌や，高分化型腺癌などの分化度の高い癌でも偽陰性となりやすい．また横隔膜近傍の結節の場合，呼吸性移動のため^{18}F-FDG集積が過少評価されることがあり注意が必要である．

一方，良性病変にもかかわらず^{18}F-FDGが陽性となる**偽陽性**の原因は活動性炎症である．肺炎や膿瘍，結核腫，真菌，サルコイドーシス，塵肺，気管支鏡検査後などで^{18}F-FDGの集積がみられる．

2）病期診断

病気の広がりをみる病期診断では，PETによる**リンパ節転移**の診断はCTよりも正診率が高い（図2）．CTでは腫大したリンパ節の大きさで転移がどうか診断するのに対し，PETはブドウ糖代謝の亢進を利用した診断法である．ただPET

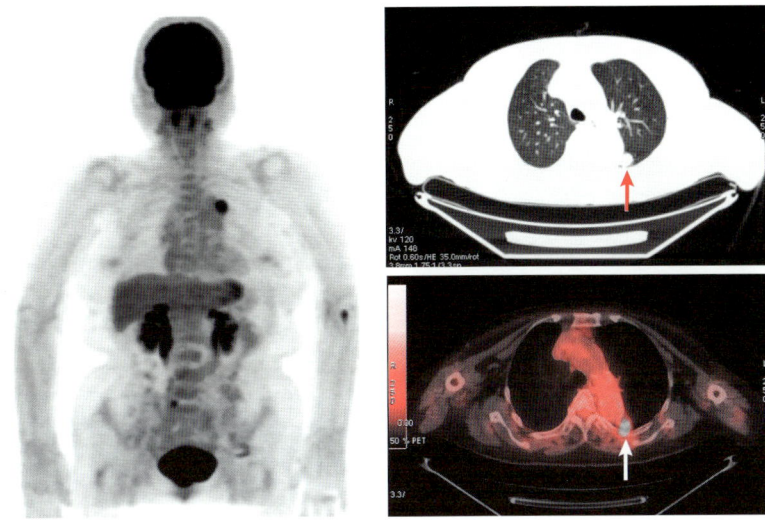

図1　肺癌
a　^{18}F-FDGによる全身PET　MIP像
b　胸部CT横断像（肺野条件）
c　胸部PET/CT横断像
左肺S1＋2に^{18}F-FDG陽性の肺腫瘍（矢印）を認める．その他の脳，肝臓，腎臓，膀胱へのRI分布は生理的なもの．

を用いてもごく小さいリンパ節転移の診断は困難であるし，逆に転移がなくても反応性に腫大リンパが偽陽性を示すことがあり，90％程度の正診率である．

3）遠隔転移

　肺癌は転移しやすい性質があり，予期せぬ転移がPET検査で初めて見つかることがある（図3）．脳転移も欠損像として見えていることもあり，注意して観察する必要がある．また骨転移については骨シンチグラフィが使われるが，骨転移の診断精度は，両者同等である．

4）治療効果判定

　治療が有効な場合，^{18}F-FDGの病変部の取り込みは低下あるいは消失する．

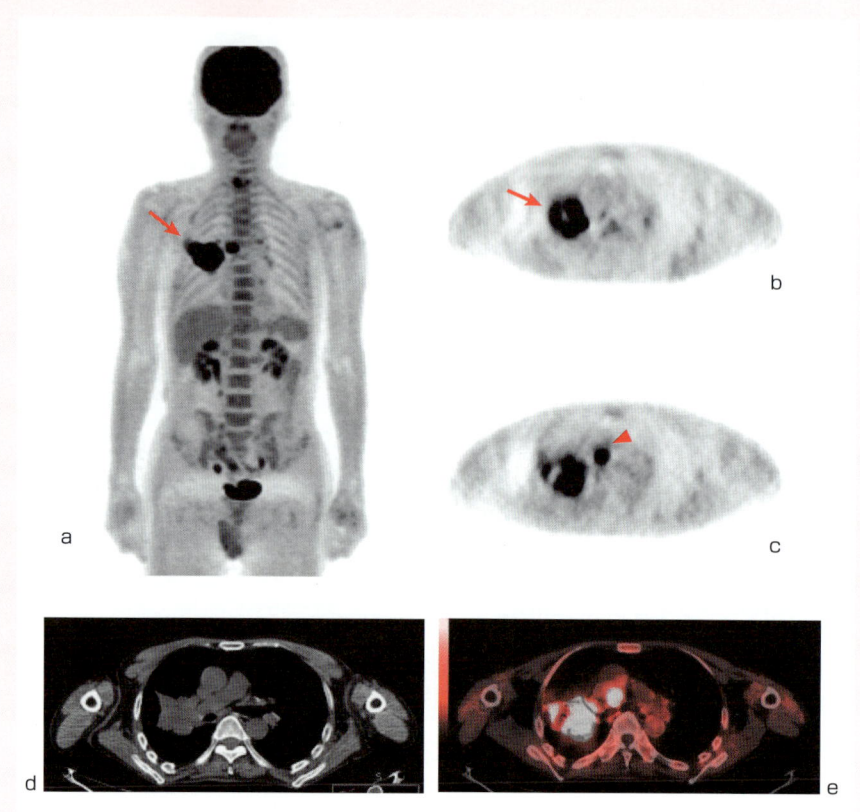

図2 肺癌，縦隔リンパ節転移
a ^{18}F-FDGによる全身MIP像
b 胸部PET横断像
c 胸部PET横断像
d 胸部CT横断像（縦隔条件）
e 胸部PET/CT横断像

肺癌の病期診断目的で行われた．MIP像（a）にて右肺門部から末梢にかけて，異常集積（SUV＝29.6）を認める（矢印）．CT（d）では辺縁に胸膜陥入像を認め肺癌が考えられる．PET横断像（b）で原発部腫瘍はより詳細に観察できる．これよりやや頭側の断面（c，e）縦隔には，1.2cm大に腫大したリンパ節がみられ（矢頭），FDG集積も高く（SUV＝17.9），リンパ節転移と診断できる（TNM分類にてN2）．

ただし放射線治療後の残存病変の評価の際には，治療後の炎症性過程への ^{18}F-FDG集積があり，治療後1ヵ月以上は空けてPET検査を行う．

18F-FDG PET の臨床的有用性　17

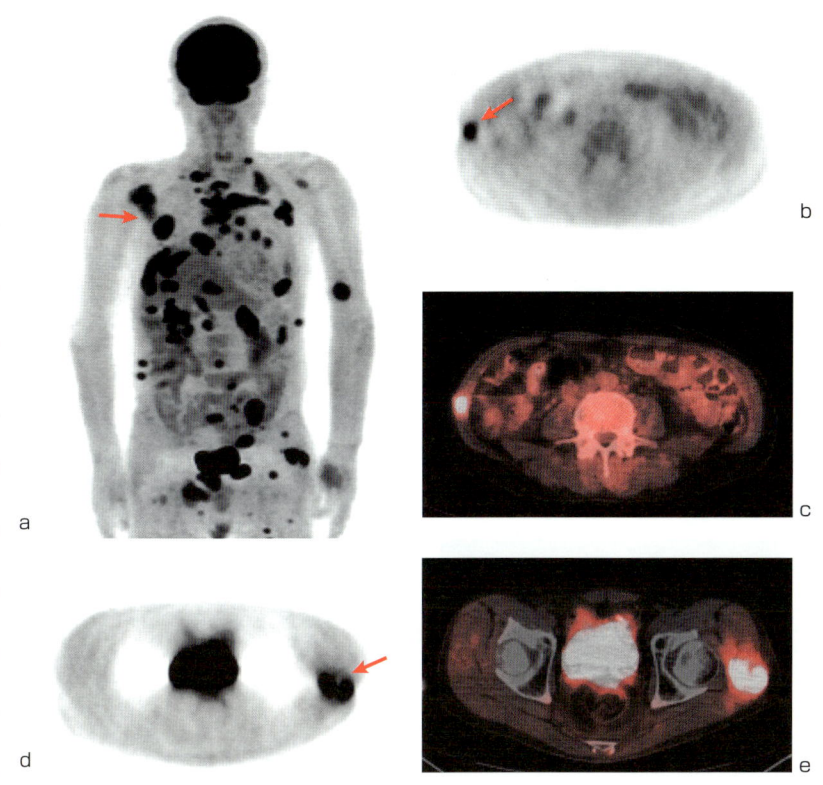

図3　肺癌，全身多発性転移
a　18F-FDGによる全身MIP像
b　骨盤部PET横断像
c　同PET/CT横断像
d　骨盤部PET横断像
e　同PET/CT横断像

肺癌（腺癌）の症例で，MIP像（a）では，全身に転移が無数に広がっている様子がわかる．原発巣は右肺S2の腫瘍（矢印）で，RI集積（SUV＝5.6）を認めるが，その他両肺野，リンパ節，骨にも多発性に異常集積がみられ，両側副腎にも18F-FDG集積がある．矢印で示す左殿部（d，e）や右側腹部（b，c）などの筋内にも異常集積が明瞭であり，他の検査で見つけにくい転移をPETでは診断できる．

II．大腸癌

大腸癌は15mm以上の大きさになると18F-PET陽性となる（図4）．検診による

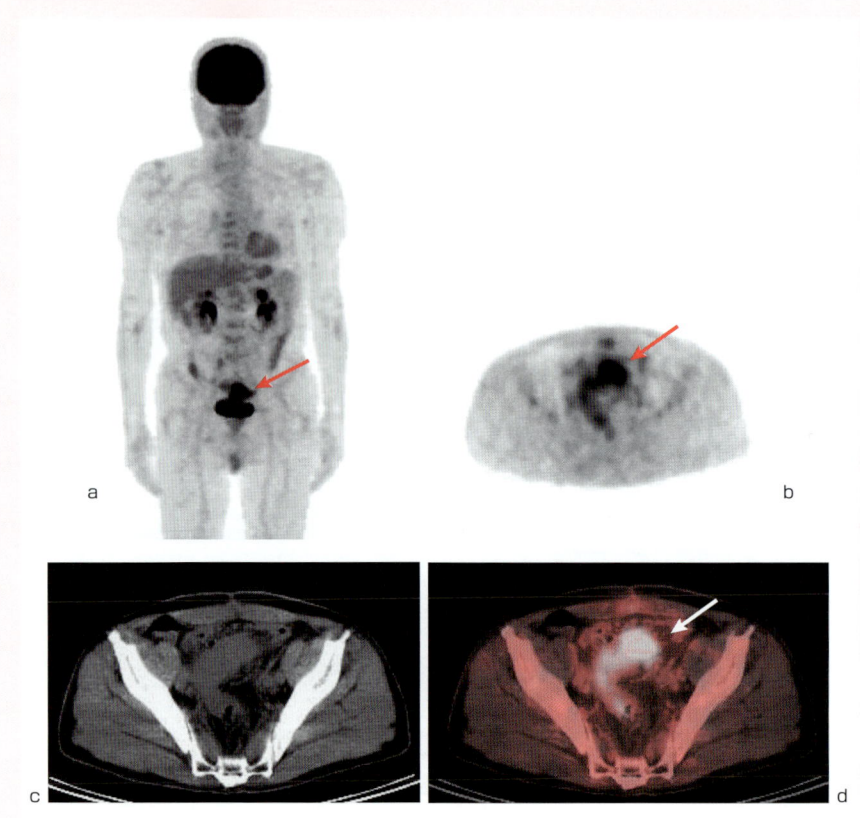

図4 大腸癌（S状結腸）
a ^{18}F-FDGによるPET MIP像
b 骨盤PET横断像
c 同CT
d 同PET/CT

原発部のS状結腸に強いRI集積を認め，横断像（b）でもこの集積は明瞭に認められる．CT（c）ではやや不明瞭であるが，PET/CT融合画像（d）ではCTでの腫瘍様の部位と^{18}F-FDG異常集積部が，明瞭に重なり合う．転移を疑う明らかな異常集積は認めない．

早期発見：大腸癌はPETによる検診で発見されることが多い．大腸癌は，便潜血による集団検診がなされているが，進行癌でも便潜血が陰性となる症例が報告されており，PETの役割が期待される．腫瘍マーカーのCEAを用いてもPET検診発見の進行癌のうち67％は陰性で，大腸癌検診にCEAは有効ではない．このように一部の施設では大腸癌検診において，PETが使われている．

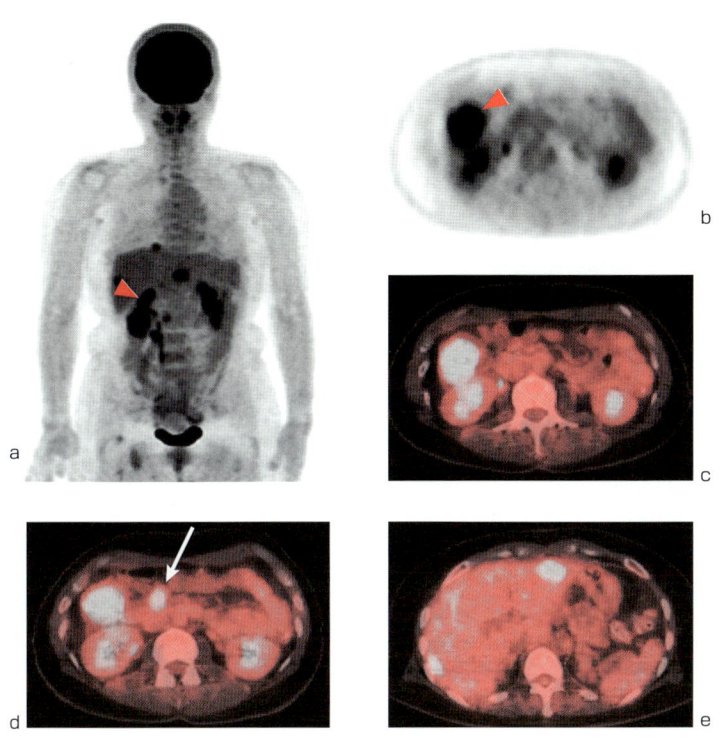

図5　大腸癌（横行結腸），肝臓・腸間膜リンパ節転移
a　^{18}F-FDGによるPET　MIP像
b　腹部PET横断像
c　同PET/CT
d　cより下のPET/CT
e　cより上のPET/CT

MIP像（a）にて，上行結腸から横行結腸に移行する肝彎曲部付近に約5cm大の腫瘤に強いFDG異常集積（SUV＝14.5）を認める（矢頭）．他に矢印に示す腸間膜リンパ節（d），肝臓（e）にも転移を認める．

　生理的集積による正常腸管は，大腸癌との鑑別がむずかしく注意が必要である．大腸癌への^{18}F-FDGの異常集積を見逃してしまう危険性がある．
　また**大腸ポリープ**は病理組織像が良性であったとしても15mm以上の大きさでは偽陽性を示す．また逆に偽陰性となる大腸癌，早期癌，扁平型の癌，粘液腺癌がある．

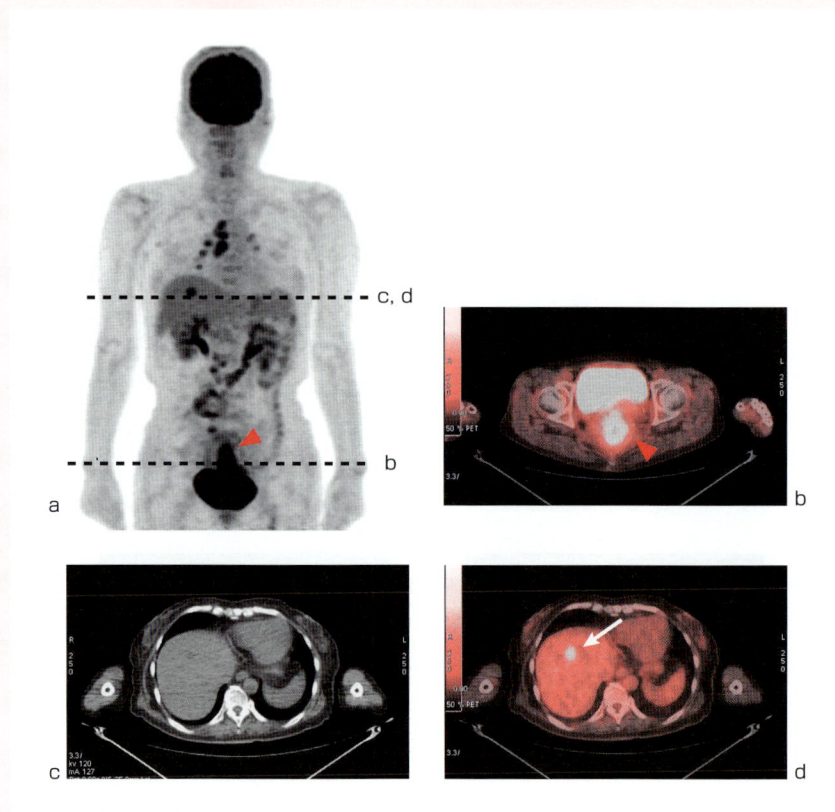

図6　大腸癌（直腸），肝臓転移
a　^{18}F-FDGによるPET MIP像
b　骨盤部PET/CT横断像
c　上腹部CT横断像
d　上腹部PET/CT横断像
直腸（矢頭），肝臓への^{18}F-FDGの強い集積を認める．肝転移（矢印）(d)は手術できる．

　大腸病変の場合に^{18}F-FDG投与2時間後に撮影するdelayed scanは，病変と生理的集積との鑑別に役立つ．
　大腸癌の病期診断では，リンパ節転移，肝転移を含めた遠隔転移の診断においてPET検査の有用性は高い（図5，6）．
　PET検査の追加により，大腸癌の8％で治療手段，8％で手術範囲が変わり，合計16％で治療方針に影響があると報告されている．

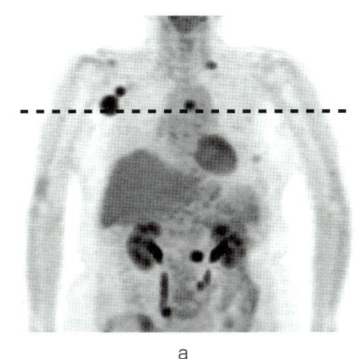 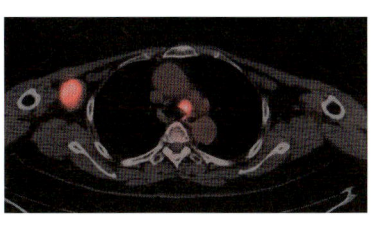

図7　悪性リンパ腫（びまん性大細胞リンパ腫）
a　^{18}F-FDG PET（MIP画像）
左鎖骨上，右腋窩，縦隔および腹部傍大動脈領域の病変に^{18}F-FDGの強い集積を認める．
b　^{18}F-FDG PET/CT（胸部横断像）
右腋窩および縦隔のリンパ節に一致して，^{18}F-FDGの集積がみられる．

　直腸癌で手術した部位の瘢痕と再発は，MRIやCTを行っても鑑別が困難である．PET検査では再発すると^{18}F-FDG陽性となるため両者の鑑別にPETはきわめて有用である．
　大腸癌は，胃癌や卵巣癌と同じように癌細胞の腹膜播種や癌性腹膜炎を起こすが，これらの診断は従来の画像診断では，困難であった．PET検査では，腹腔内再発が疑われる症例にて，正しい診断が得られる．
　大腸癌ではCEAという腫瘍マーカーの血中濃度を測定し，大腸癌の診断，治療効果の判定，治療後の再発の有無の診断に用いられている．手術後，血中CEA濃度が上昇してくると，どこかに大腸癌が再発，あるいは転移している可能性が高い．しかしCTなどを行っても再発部位を見つけることは容易ではない．PETを行うとCTでわからなかった再発を発見できるなど，大腸癌の治療前，治療後に^{18}F-FDG PETが行われる．

Ⅲ．悪性リンパ腫

　悪性リンパ腫は^{18}F-FDGが高集積を示す代表的な腫瘍の一つである（図7，8）．悪性リンパ腫はいくつかの組織型に分かれ，組織型により^{18}F-FDGの集積度が

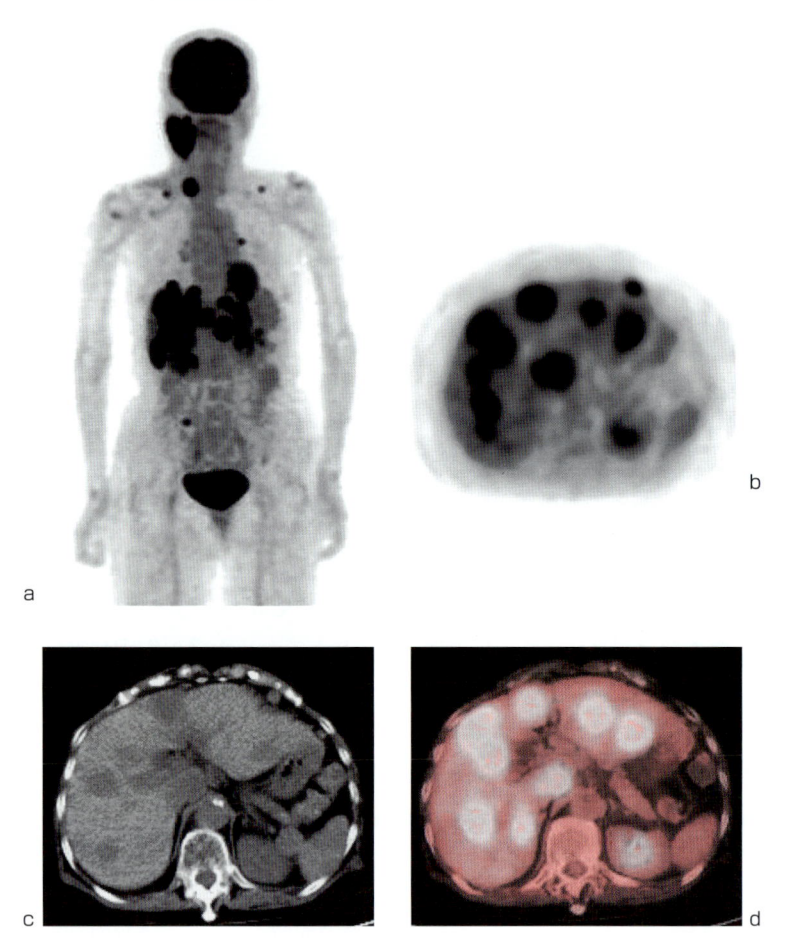

図8　悪性リンパ腫
a　^{18}F-FDGによる全身MIP像
b　上腹部PET横断像
c　同CT横断像
d　同PET/CT横断像

多発性肝腫瘤にて生検を行ったところ，悪性リンパ腫（びまん性大細胞型）の診断が得られた．MIP像（a）では右耳下腺，右鎖骨上リンパ節，縦隔リンパ節，胃小彎側リンパ節，多発性肝病変などのRI分布が概観できる．上腹部の横断像（b）では肝内に多発性の異常集積（SUV＝18.9）がみられる．相当する高さのCT像（c）では，肝内に多発する低濃度病変を認め，PET/CT融合画像（d）では両者の重なりが確認できる．いずれの病変でも高いSUV値を示し，悪性リンパ腫に合致する所見である．

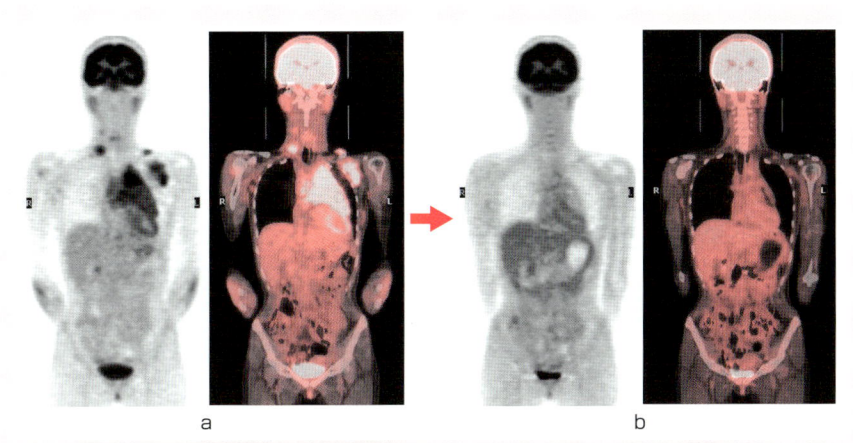

図9 悪性リンパ腫（ホジキンリンパ腫）
a 治療前^{18}F-FDG PET（左：MIP画像，右：PET/CT）
両側の鎖骨上，左腋窩および縦隔の病変に^{18}F-FDGの強い集積がみられる．
b 化学療法後^{18}F-FDG PET（左：MIP画像，右：PET/CT）
治療前に認められた^{18}F-FDGの集積は消失している．化学療法がよく効いている．

異なる．非ホジキンリンパ腫の高～中悪性度群ではSUV＝10～50程度と悪性度が高いほど^{18}F-FDGの高集積を示す傾向がみられる．

　ほとんどの悪性リンパ腫はPET陽性となり，病期診断の正診率も90～96%と高い（図9）．PET/CTを行うと，1回の検査でリンパ節から臓器浸潤まで診断が可能でこれまでのCT単独やガリウムシンチグラフィに代わり，PETで正確な病期診断が可能である．骨髄浸潤の診断にも有用で，骨シンチグラフィは悪性リンパ腫に関してはもはや不要とされる．リンパ節以外の臓器に生じる悪性リンパ腫の診断にもPETの有用性は高い．

　治療効果判定にもPETは役立つ．悪性リンパ腫は抗癌薬を用いる化学療法が治療効果を発揮する．抗癌薬による治療を受けた患者は悪心，嘔吐，脱毛，白血球減少，血小板減少などさまざまな副作用を伴う．そこで抗癌薬が効いているかどうか，治療後早めの効果判定により，効果のない場合は薬剤の変更が可能となる．治療終了後，CT，MRIにて腫瘍が残存している場合，活動性の病変が残っているかどうかを^{18}F-FDG集積の有無により判定される．長期予後の診断においても正診率は，90%と高いと報告されている．

　化学療法などが効いた患者でも再発することがある．再発していないかどうか

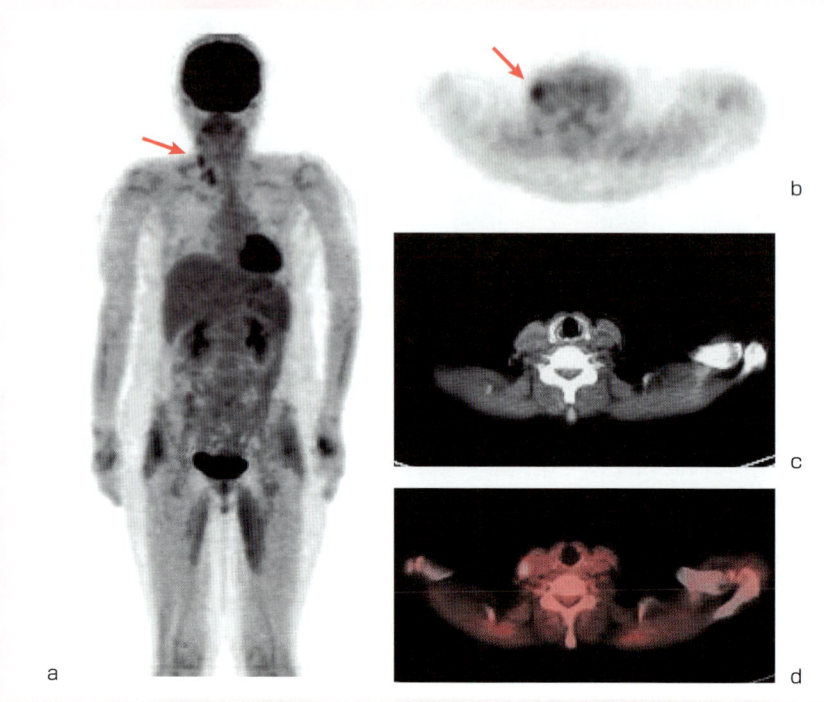

図10　悪性リンパ腫，化学療法後
a　^{18}F-FDGによる全身MIP像
b　頸部PET横断像
c　同CT横断像
d　同PET/CT横断像

悪性リンパ腫治療後に右頸部リンパ節腫脹が出現し，PET/CTが施行された．MIP像 (a) では，右頸部に複数の異常集積 (SUV = 2.6) を認めるが，その他には病変を疑う異常集積は認めない．PET横断像 (b) では右頸部 (矢印) に異常集積を認める．相当する高さのCT像 (c) では右頸部に境界不明瞭な軟部組織濃度病変を認めるが造影していないため，病変同定は困難．PET/CT融合画像 (d) では両者の重なりが確認できる．

の再発診断においては，CT，MRIなどの画像診断よりもPETの方が早期に診断が可能である (図10)．小さい再発巣病変による偽陰性もあるが，PET検査は他の画像診断よりも正診率は高い．

〔樋口徹也〕

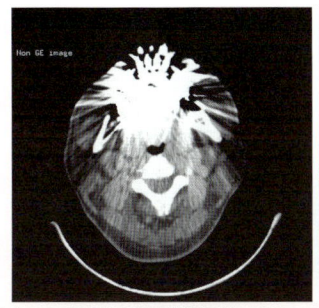

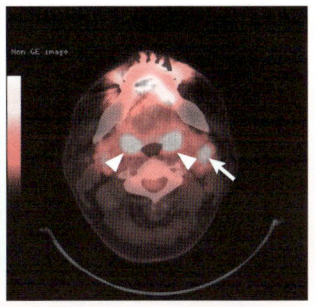

図11　左舌癌，左頸部リンパ節転移
左：頸部CT．右：頸部PET/CT横断断層像
CTでは金属冠によるアーチファクトが強く診断がむずかしい（左）．PET/CTでは舌癌（SUV ＝ 4.5），および左頸部リンパ節転移（矢印）（SUV = 4.3）への ^{18}F-FDG の集積増加を認める．扁桃（矢頭）は生理的な ^{18}F-FDG 分布である．

IV. 頭頸部腫瘍

　頭頸部は摂食，発声に欠かせず，身体の美的要素にも重要な部位である．そのため頭頸部腫瘍の治療にあたっては生存率の向上のみならず，患者のQOLにも注意して治療する．^{18}F-FDG PETは従来の形態画像に加え，機能的な情報が得られる．特にPET/CTは解剖学的に複雑な頭頸部においてはその有用性が高い．CTではアーチファクトを生じることがあり，CT単体などでは評価が困難な場合が多く，^{18}F-FDGの集積所見は頭頸部腫瘍の正確な診断，治療効果判定に役立つ（図11）．

　頭頸部においては頸部リンパ節への転移が多く生じ，^{18}F-FDGの高集積が認められる（図12）．また治療後の再発部位の診断に有用である（図13）．頭頸部腫瘍の患者は，咽喉頭や食道，甲状腺，肺などの臓器にも重複癌を有する頻度も高いため，高集積を示している他部位の判定には注意を要する．

（宮久保満之）

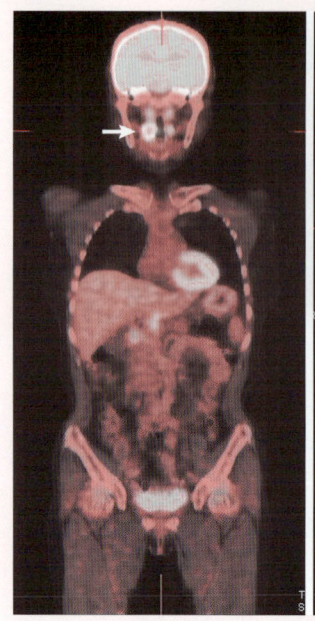

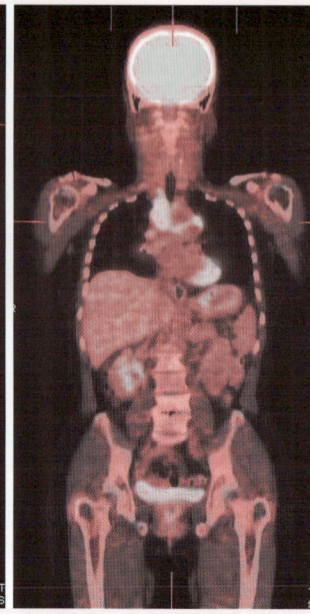

図12 中咽頭癌，頸部と縦隔リンパ節転移
PET/CT冠状断全身像．右中咽頭（矢印）に強い集積（SUV＝6.6）があり，頸部と縦隔の腫大したリンパ節にも ^{18}F-FDG の取り込みを認める．脳，心臓，膀胱への分布は生理的なもの．

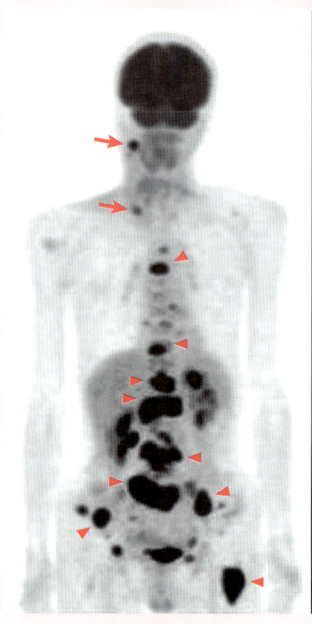

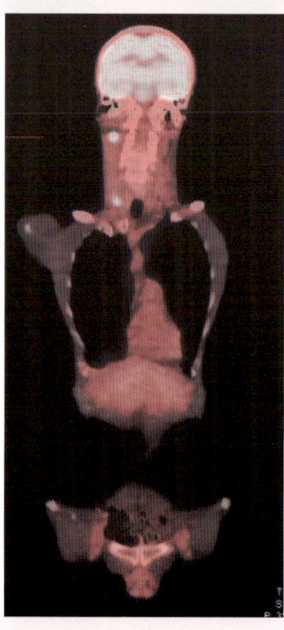

図13 下咽頭癌，放射線治療6ヵ月後に再発．頸部リンパ節，多発性骨転移
PET/CT冠状断全身像．右頸部リンパ節（SUV＝6.5）（矢印）と多発性骨転移（SUV＝15.5）への ^{18}F-FDG の強い集積を認める．下咽頭癌の放射線治療後の再発であった．
矢印：リンパ節転移，矢頭：骨転移．

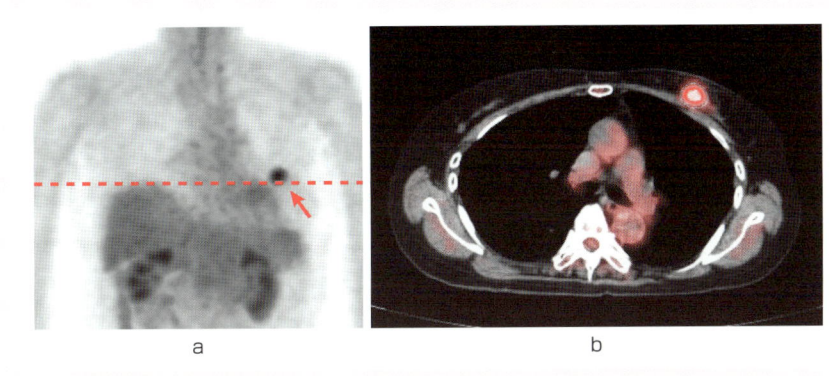

図14 乳癌
a ^{18}F-FDG PET　MIP像
b 胸部横断像（aの破線部位）
左乳癌（矢印）に^{18}F-FDGの強い取り込みを認める．リンパ節転移，骨転移はない．

V．乳癌

　女性では最も患者数の多い悪性腫瘍で，一般的には予後が良い．しかし進行した乳癌の予後は不良で，しかも若い女性が多い．乳癌患者はどんどん増えており，社会の関心も高い．乳癌の画像診断としてマンモグラフィと超音波検査を行った後，手術，放射線治療，化学療法で治療する．

　乳癌の診療にあたっては，PET以外にも骨転移を調べる骨シンチグラフィ，リンパ節転移の有無を調べるセンチネルリンパ節など，核医学の関与する機会が多い．PETは乳癌のリンパ節転移や，遠隔転移を調べる病期診断，抗癌薬・放射線治療の治療効果の評価，治療後の再発の有無の診断などに利用される．

　1cmの大きさの乳癌ではPET陽性のことが多い（図14）．一般的には良性乳腺腫瘍はPET陰性で，悪性では陽性を示すが，例外も経験する．

　乳癌は前立腺癌とともに最も骨に転移しやすい癌で，PETでも骨転移が診断される．乳癌での^{18}F-FDG PETによる骨転移の診断能力は骨シンチとほぼ同程度とされる．

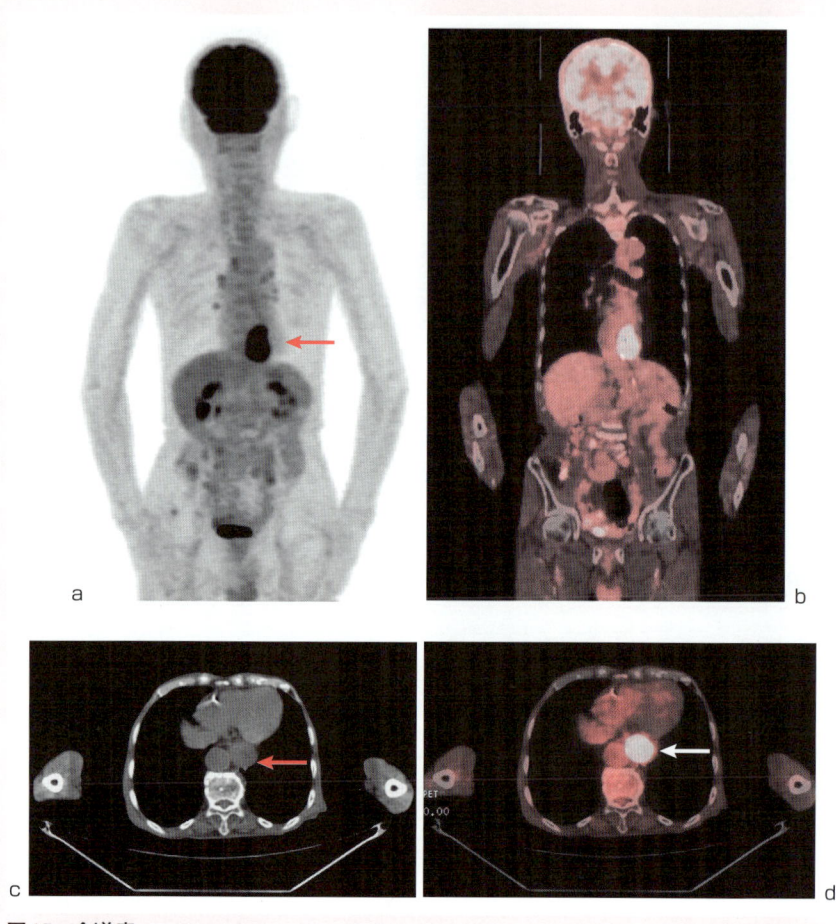

図15 食道癌
a ^{18}F-FDG PET（MIP画像）
下部食道に^{18}F-FDGの強い取り込み（矢印）を認める．
b 同 PET/CT（冠状断像）
c 胸部横断像
d 同 PET/CT横断像
下部食道の壁肥厚と同部への^{18}F-FDGの強い集積を認める．

Ⅵ. その他の癌

　^{18}F-FDGはほとんどすべての癌細胞に取り込まれ，ほとんどすべての癌，悪性

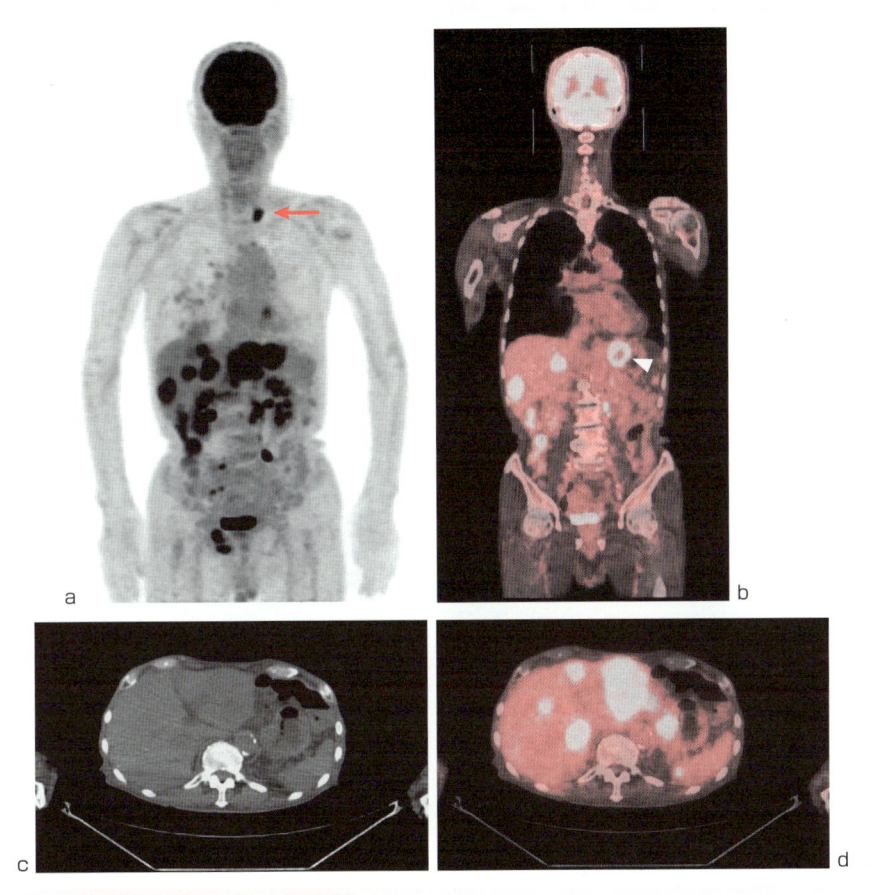

図16 食道癌，肝臓，リンパ節転移
a ^{18}F-FDG PET（MIP画像）
左鎖骨上リンパ節（矢印）と肝臓への多発性転移を認める．
b 同PET/CT（冠状断像）
肝臓への2箇所の転移を認める．胃の取り込み（矢頭）は生理的なもの．
c 同CT（肝臓横断像）
d 同PET/CT（同）
肝臓への多発性転移を認める．

腫瘍の診療に役立つ．食道癌（図15，16），膵臓癌，卵巣癌，子宮癌（図17），悪性黒色腫などの癌の早期発見，リンパ節，遠隔転移をみる病期診断，治療効果の判定，再発の有無の診断などに幅広く利用されている．

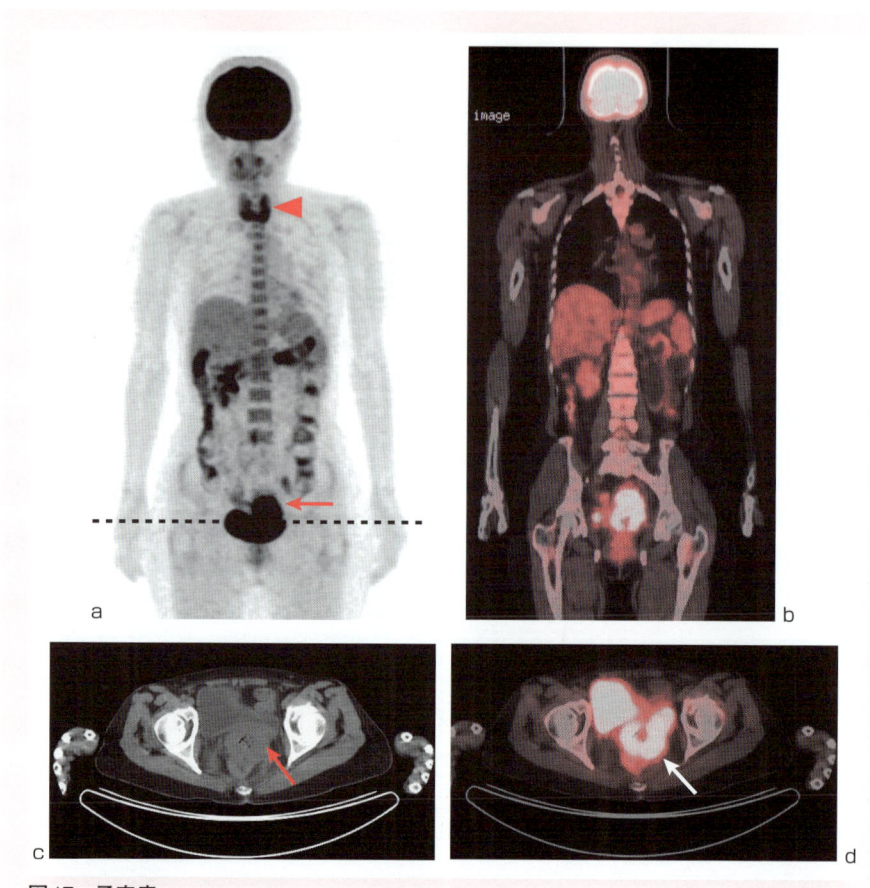

図17 子宮癌
a ^{18}F-FDG PET（MIP画像）
子宮癌に一致して^{18}F-FDGの強い取り込み（矢印）を認める．甲状腺（矢頭）は慢性炎症によるもの．腸管，膀胱は生理的な^{18}F-FDGの取り込み．
b 同PET/CT冠状断像
c 破線部CT横断像
d 同PET/CT横断像
子宮癌への^{18}F-FDGの強い集積があり，膀胱への^{18}F-FDGの生理的な排泄も認める．

Ⅶ. PET検査があまり有用でない悪性腫瘍

　^{18}F-FDGは腎臓から膀胱を経て，尿として排泄される．したがって腎尿路系の腫瘍，例えば腎臓癌，膀胱癌，前立腺癌などは，小さい腫瘍の発見がむずかしい．

^{18}F-FDG PET の臨床的有用性 | **31**

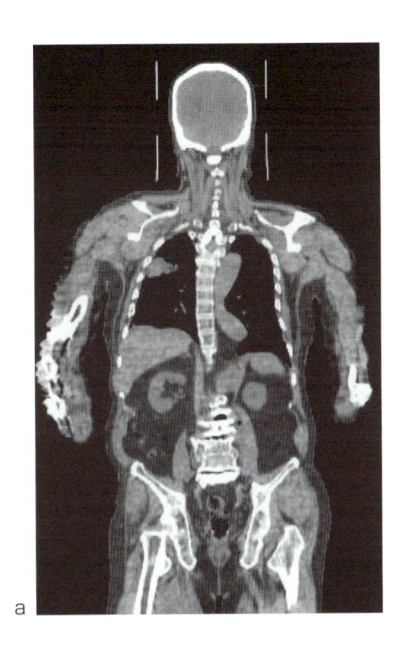

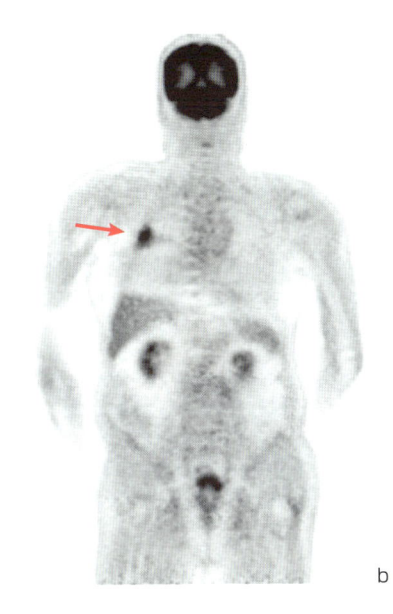

図18 肺良性腫瘍
a 全身CT冠状断像
b ^{18}F-FDG PET 全身冠状断像
c 同PET/CT

右肺の腫瘤に^{18}F-FDG の強い集積があり（矢印）．肺癌を疑ったが，生検にて炎症性病変であった．

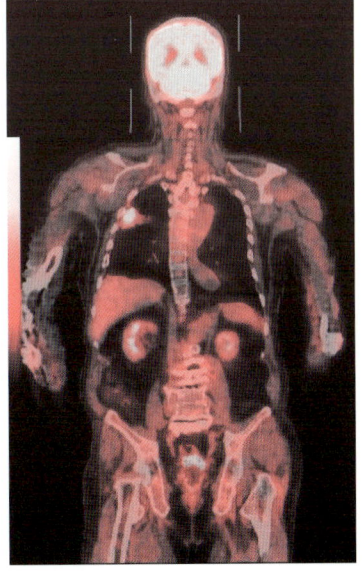

図19 サルコイドーシス
a CT胸部横断像
b 同 ^{18}F-FDG PET
c 同 PET/CT
両側肺門部から縦隔にかけて多数のリンパ節腫大を認める．^{18}F-FDG の強い取り込みがあり，サルコイドーシスであった．

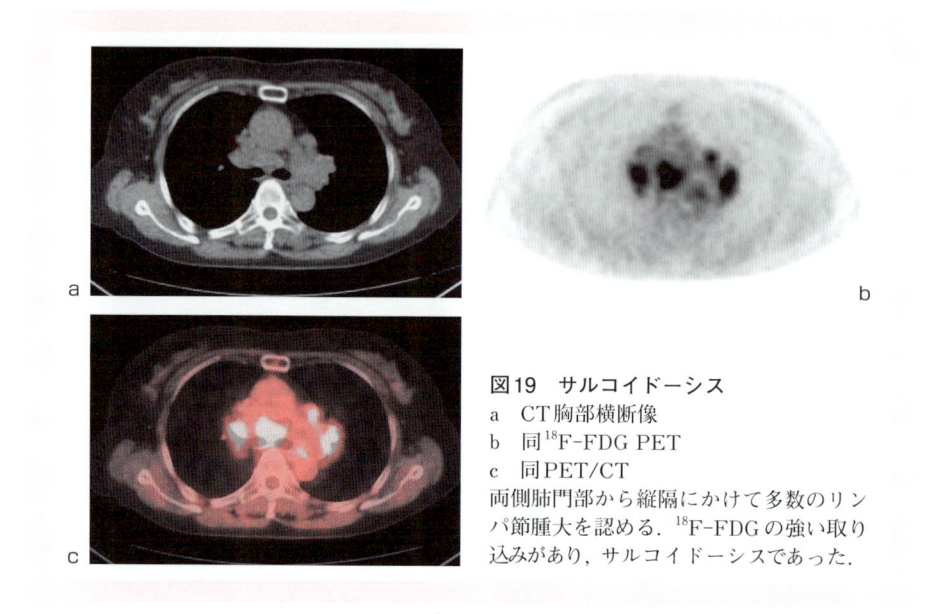

脳腫瘍も腫瘍への ^{18}F-FDG 集積が，正常脳への生理的な取り込みのために有意なものかどうかむずかしい．

肝臓癌の場合，組織的な悪性度と ^{18}F-FDG の取り込みが比例するといわれており，悪性度の低い腫瘍では ^{18}F-FDG 陰性のことがある．しかし遠隔転移するような肝臓癌では，^{18}F-FDG も陽性になりやすい．

また胃，食道癌も早期癌の場合，消化管内視鏡の方が優れている．消化管内視鏡を行うとごく早期の小さい食道癌，胃癌を発見できる．

Ⅷ．良性疾患，炎症

癌細胞だけでなくマクロファージ，リンパ球などもブドウ糖をエネルギー源として活動しており，^{18}F-FDG を取り込む．^{18}F-FDG 陽性がすべて癌，悪性腫瘍を意味するのではない（図18）．**サルコイドーシス**，活動性**結核**，**膿瘍**などにも ^{18}F-FDG が強く集積する（図19）．反応性に腫大したリンパ節も ^{18}F-FDG 陽性となることがある．最近動脈硬化にも ^{18}F-FDG が弱く集積することがわかった．

(遠藤啓吾)

IX. 脳

1 ‖ PETによる脳機能の評価

　PETはまず脳の研究に応用された．脳血流の画像は，PET核種である^{15}Oから作られるC^{15}O$_2$（二酸化炭素）やH$_2$^{15}O（水）を，酸素代謝には^{15}O$_2$を用いて初めて脳のそれぞれの部位の機能と病的状態での血流や代謝の変化が，侵襲のない画像として視覚的に評価できるようになった．^{18}F-FDGが開発されると，**脳のブドウ糖代謝**が求められるようになった．

　PETでは脳のある機能の局在部位だけを画像化することも可能である．神経伝達物質である**ドーパミン**や**セロトニン**などには，それが特異的に結合する受容体が脳神経細胞に存在するため，ポジトロン核種である^{11}Cで標識した化合物を人体に投与すると，ドーパミンやセロトニンの受容体を画像化することができる．これまでたくさんの^{11}C標識ホルモン，神経伝達物質が開発されており，神経精神疾患の病態の解明や治療に役立てることができる．

2 ‖ 脳のブドウ糖代謝と^{18}F-FDG集積

　脳細胞はブドウ糖のみを利用してエネルギー代謝を行っているため，脳には^{18}F-FDGが高い集積を示す（第1章，図1，2（p.3）参照）．大脳では皮質と基底核・視床に集積が高く小脳も高い集積を示す．脳のブドウ糖代謝は年齢によって変化することが知られており，小児や若年者は糖代謝が高く，成人では高齢者ほど集積が低くなる．

　ブドウ糖代謝は脳の活動を反映する．脳の賦活検査を行って^{18}F-FDG PETを行うと，賦活された領域に^{18}F-FDGが高度に集積し，その部位の代謝が亢進したことがわかる．

　脳のブドウ糖代謝は血糖値の影響を受ける．コントロールされていない糖尿病の症例や食事直後の患者の場合には，血中のブドウ糖濃度が高くなり，脳の^{18}F-FDG集積は低い．

3 ‖ PETによる脳のブドウ糖代謝の測定

　現在，^{18}F-FDG PETは主に腫瘍診断に用いられているが，本来は脳の生理的あるいは負荷をかけた状態でのブドウ糖代謝を測定する研究の道具であった．脳

図20 脳の^{18}F-FDGによるPET検査
ブドウ糖代謝の定量的測定法.

図21 脳のブドウ糖代謝の測定
a ^{18}F-FDGのコンパートメントモデル
b 血中および組織中^{18}Fの時間放射能曲線

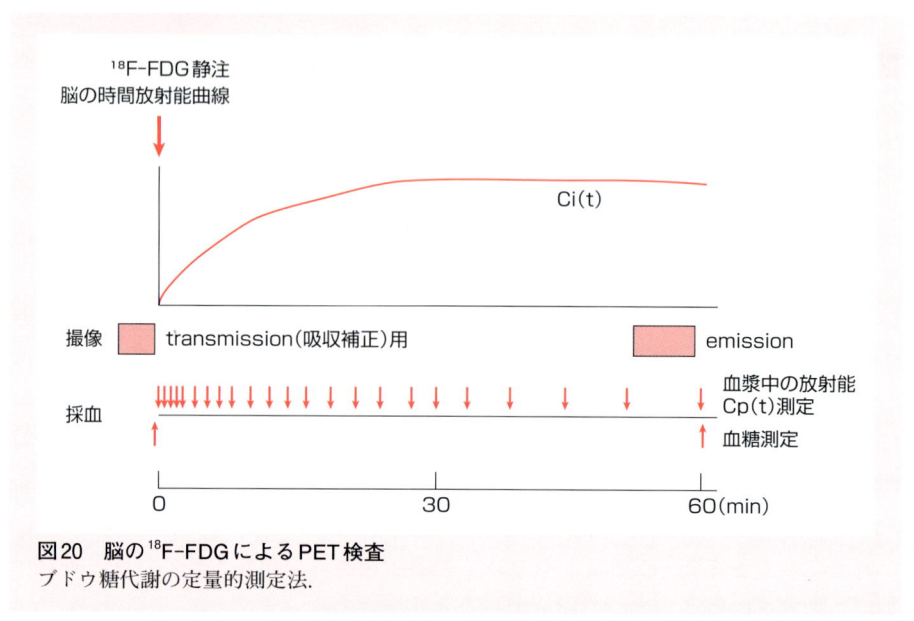

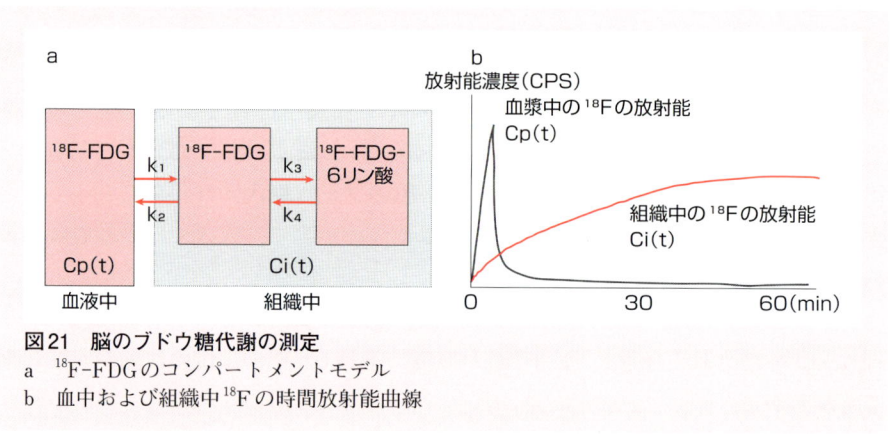

の糖代謝の測定法には大きく分けて二つの方法がある．一つは^{18}F-FDGの投与と同時に連続的な脳の画像を撮像（ダイナミックスキャン）し，経時的に動脈採血を行う**オートラジオグラフィ法**である（図20）．この方法は，血中の^{18}F-FDG，細胞内の^{18}F-FDG，細胞内で代謝された^{18}F-FDG-6リン酸の3コンパートメントに近似して，細胞膜を介する輸送の速度定数をk1とk2，細胞内でのリン酸化と脱リン酸化の速度定数をk3とk4で表し，定量するものである（図21）．このよ

うにして ^{18}F-FDG 投与後一定時間の画像から脳局所の**ブドウ糖代謝率**（rCMRglu）の絶対値を求める．

> **MEMO** ^{18}F-FDG 集積は種々の因子に影響を受ける．血糖値が大きく影響し，血糖値が高いと ^{18}F-FDG の脳への集積は低下する．また，刺激により賦活された機能の局在部位は代謝が亢進する．視覚や聴覚の刺激，運動によりそれらを司る中枢が賦活されて局所的に ^{18}F-FDG が高い集積を示すことがある．そのため ^{18}F-FDG 投与前後は，安静を保たなければならない．

4 ‖ PETによる脳血流と酸素代謝の測定

PETを使うと，脳の局所血流量を最も正確に測定できる．PETによる脳血流画像の有用性が明らかになり，SPECTによる脳血流画像が開発された．脳血流の測定法には，主として ^{15}O ガスを用いる方法と $H_2^{15}O$（水）を用いる方法がある．いずれも動脈血を採血して血中の ^{15}O の放射能を測定し，脳の放射能をPETで計測して局所脳血流量を測定する． ^{15}O の物理学的半減期は2分である．

1）^{15}O ガスを用いる脳血流測定法と酸素代謝率および酸素摂取率の測定

この方法は一定濃度の $C^{15}O_2$ ガスを持続吸入させ，脳組織の放射能が平衡状態に達した状態で脳の放射能を測定し，その間に動脈血採血を3回行って脳への入力関数となる動脈血の放射能を求め，その比から**局所脳血流**（rCBF）を測定する．この方法を **steady-state法**という．この方法は測定が簡便で，吸入される $C^{15}O_2$ が一定で平衡状態が保たれれば正確である．

入力関数が変化することを考慮して，平衡相ではなく動態モデルに基づいて脳血流を測定する方法が，**オートラジオグラフィ法**（ARG法，autoradiography法）である．この方法は吸入した $C^{15}O_2$ が入力関数となって脳の放射能が増加していく過程で動脈血採血を連続的あるいは頻回に行い，正確な入力関数を得る．この間の脳の放射能をPETで計測する．平衡状態になるまで待つ必要がなく， $C^{15}O_2$ の吸入が不安定で一定していなくても，実際の入力関数と脳の放射能を測定するため正確である．この方法の欠点は，手技が煩雑なこととモデル化の誤差が大きくなりがちな点である．

^{15}O ガスを用いる方法では， $^{15}O_2$ ガスを吸入して酸素代謝率を測定するとともに， $C^{15}O$（一酸化炭素）ガスを吸入して**脳血液量**を測定することができる．吸入された $C^{15}O$ ガスは肺胞で直ちにヘモグロビンと結合するため，このときのRI分布は

赤血球の分布，すなわち血液の分布となり，PETで計測した放射能と動脈血中の$C^{15}O$濃度から血液量を測定できる．

$^{15}O_2$（酸素）ガスを吸入すると$^{15}O_2$は肺胞で血液中のヘモグロビンに結合し，脳血流に応じて脳組織に運ばれる．脳組織に運ばれた$^{15}O_2$ヘモグロビンは，脳局所の酸素消費量に応じて代謝されて最終的には水に変わり，体外に排泄される．したがって$^{15}O_2$の放射能分布は，吸入したときの酸素消費量を表すため，採血した動脈血の酸素ガス分圧と放射能，そして脳の放射能とから脳の**局所酸素代謝率（rCMRO$_2$）**を求めることができる．また$C^{15}O_2$で求めた局所脳血流量と$rCMRO_2$から**酸素摂取率（OEF）**すなわち供給された酸素のうち局所で摂取された割合が求められる．$^{15}O_2$による脳の局所酸素代謝率の測定も$C^{15}O_2$ガスによる局所脳血流測定と同じように，steady-state法とオートラジオグラフィ法がある．このように^{15}Oで作られた三つの薬剤$C^{15}O_2$（二酸化炭素），$^{15}O_2$（酸素），$C^{15}O$（一酸化炭素）の検査をセットで行い，正確な脳の局所血流量，酸素代謝率，および酸素摂取率を求める．検査に1時間半から2時間必要であり，被検者の負担は少なくない．

2）$H_2^{15}O$（水）を用いる脳血流測定法

$H_2^{15}O$を静注し直後から脳のPETを撮像する．同時に連続的に動脈血を採血して動脈血中の放射能濃度を測定し，前述の$C^{15}O_2$と同様にオートラジオグラフィ法を用いて局所脳血流量を計算できる．1回の検査に要する時間が短く，^{15}Oは半減期が2分のため何度も繰り返すことができる．安静時と種々の刺激や賦活検査後に行うことで，脳のどの部位が活動しているか，刺激に対する反応や賦活試験における局所脳の神経活動と血流との関連などを調べることができる．

> **MEMO** PETで脳の部位と神経活動との関係が明らかになると，より簡便なMRIを用いて脳の神経活動をみる方法が開発された．**ファンクショナルMRI（fMRI）**と呼ばれ，脳の研究に応用されている．

5 ∥ PETによる脳疾患の診断

1）脳血管障害

脳血管障害は虚血性脳血管障害，出血，および血管異常に分けることができる．虚血性脳血管障害は動脈硬化に起因する主幹動脈あるいは細動脈の閉塞による脳梗塞と心臓にできた血栓が脳の動脈に詰まる心原性の血栓塞栓症による脳梗塞が代表的である．前者のうち，主幹動脈の閉塞は動脈硬化が原因で徐々に脳の血管

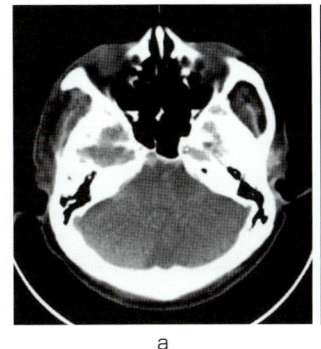

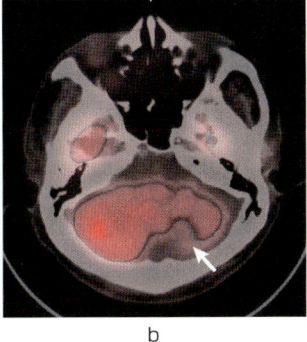

図22 脳梗塞（小脳）．^{18}F-FDG による脳 PET 横断像
a 脳CT横断像
b 脳PET/CT横断像
小脳の梗塞部への ^{18}F-FDG の取り込み低下（矢印）を認める．

が細くなるものであり，脳の灌流圧が一過性に低下することにより麻痺や言語障害などを起こすことを**一過性脳虚血発作（TIA）**と呼ぶ．長期間を経て徐々に進行するため，バイパスとしての側副血行路や脳血管の自動調節能が発達して臨床症状の出現が抑えられる．このような状態では脳血流は正常に保たれている場合もあるし減少していることもあるが，脳の酸素代謝は何とか正常に保たれている．

病気が進んでさらに動脈が狭窄して側副血行路の発達が間に合わない場合や，自動調節能ではまかないきれないほどに動脈の灌流圧が下がった場合には，脳の酸素代謝が低下して症状が出現する．さらに脳の酸素分圧が低下すると，細胞の浮腫や細胞膜の非可逆的な障害が生じ脳梗塞となる．脳梗塞の病巣は血流，ブドウ糖代謝がないため，PETでは血流や ^{18}F-FDG 集積が欠損となる（図22）．

脳の血栓塞栓症の原因となる心疾患には心房細動や心房粗動などの不整脈，心筋梗塞，心弁膜疾患，心不全などがあり，これらの病態では心臓の内腔に血栓が形成され，それが血流に乗って流れていき，一部は脳に至り脳動脈を塞栓する．これは突然に発症して麻痺などの症状が完成するのが特徴である．脳組織は虚血に弱く，動脈が閉塞して血液の供給すなわち酸素供給が途絶えると数分で細胞死に至る．発症直後から病巣は脳血流，酸素代謝ともほとんど消失している．

脳出血は脳実質に出血を起こす脳出血と脳の表面に出血を起こすくも膜下出血に分けることができる．脳出血は高血圧を原因とする穿通枝領域の出血が最も多い．出血部位は血流や酸素代謝が欠如しており，急性期には出血部位周囲の血流や酸素代謝も低下している．

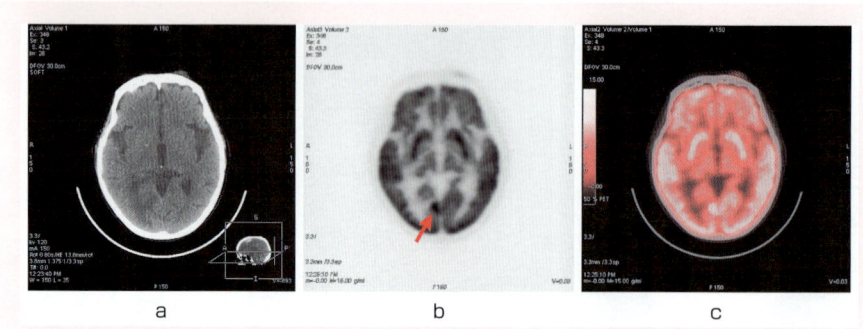

図23 転移性脳腫瘍
a　脳CT横断像
b　脳PET横断像
c　脳PET/CT横断像
腫瘍は^{18}F-FDG陽性である．脳のPET (b) は美しいブドウ糖代謝画像を提供する．

2）脳腫瘍

　悪性度の高い腫瘍細胞はブドウ糖をたくさん消費するため，**悪性の脳腫瘍は**^{18}F-FDGの集積が高い．脳腫瘍には原発性腫瘍と転移性腫瘍がある．脳には多くの癌が転移する（図23）．脳はブドウ糖を唯一のエネルギー源としているため，^{18}F-FDGは正常の脳にも高い集積を示し，^{18}F-FDGが高集積となる悪性脳腫瘍であっても診断が困難なことがある．しかし悪性脳腫瘍は周囲の脳実質に浮腫をきたしたり，代謝を低下させたりするため，^{18}F-FDGが正常の脳と同様に高く集積する腫瘍であっても診断することは可能なことが多い（図23）．腫瘍の中心部は血液供給が不足して組織が酸欠状態になり壊死に陥ることが少なくない．そのような場合には腫瘍辺縁部の活動性の盛んな部分と中心部の壊死部との差からリング状の集積を示す（図24）．悪性度の低い腫瘍は正常な脳組織よりも^{18}F-FDG集積が低いことも多い．

　脳腫瘍の診断における^{18}F-FDG PETの役割は，1) 腫瘍と非腫瘍の鑑別，2) 腫瘍の悪性度の判定，3) 転移性脳腫瘍の原発巣診断，4) 治療効果判定と再発の診断，などである．したがって転移性脳腫瘍の原発巣診断には全身像の撮影が欠かせない．

3）認知症

　認知症では脳の血流や代謝が低下している．脳細胞はブドウ糖の代謝で得られたエネルギーを細胞が生きるためだけでなく，主として細胞の活動つまり機能

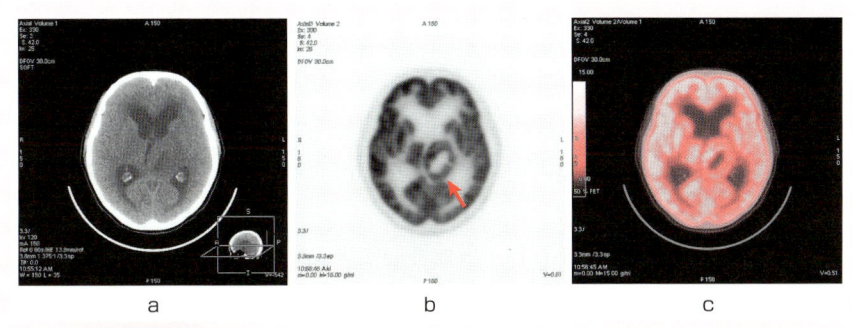

図24 悪性神経膠腫
a 脳CT横断像
b 脳PET横断像
c 脳PET/CT横断像
脳腫瘍にリング状のRI集積（矢印）を認める．

を発揮するためにも用いている．そのため脳機能の低下に伴い脳血流やブドウ糖代謝が低下する．したがってアルツハイマー病，認知症の診断にも脳血流や^{18}F-FDG PETが役立つ．認知症はアルツハイマー病のほかに前頭側頭型（ピック病を含む），レビー小体病，脳血管障害性などその原因は多い．認知症の診断に頭部のCT，MRI，PET，SPECTなどの画像診断はきわめて有用である．アルツハイマー病では海馬，頭頂葉，後部帯状回の糖代謝低下が典型的である．アルツハイマー病の初期とされる**MCI（軽度の認知障害）**の段階で内服治療（商品名アリセプト）を開始すると病状の進行を抑えられる可能性があるため，初期診断を的確に行うことが重要になった．なお^{18}F-FDG PETは現在のところわが国では認知症に対して保険適応となっていない．

4）てんかん

てんかんは脳細胞が異常な刺激伝達をしてしまうことにより，意識障害を起こしたり意思にはそぐわない運動をしたりしてしまう疾患である．原因にはさまざまなものがあり先天的な奇形や発達異常のほかに腫瘍や外傷などがある．てんかんの原因となる病巣をてんかんの焦点と呼ぶ．てんかんの焦点は発作時には代謝が活発になるため，血流や^{18}F-FDGの集積が増加するのに対し，非発作時にはてんかん焦点は，血流や^{18}F-FDGの集積が低下している．

（織内　昇）

X．心臓

^{18}F-FDG PETは，冠動脈疾患が原因となって左室機能低下をきたした症例に施行される．冠動脈血行再建術後に心機能が回復するための**生存心筋細胞**が存在するかどうかを調べる．

冠動脈疾患は年々増加しており，虚血性心疾患が原因である心不全症例が増加している．冠動脈血行再建術はこれら心不全症例の心機能改善，予後改善，そして生活の質の改善に重要な役割を果たしている．しかし術中，術後の患者負担も大きく，この適応は慎重に検討する必要があり，心臓の^{18}F-FDG PETが良い指標となる．

1 ‖ 心臓^{18}F-FDG PETの原理

正常心筋細胞のエネルギーは主に遊離脂肪酸とブドウ糖である．しかし心筋を栄養する冠動脈に狭窄が生じると，心筋細胞は虚血に陥る．虚血に陥った心筋細胞のエネルギーは，速やかに脂肪酸から**ブドウ糖代謝**に移行する．

心筋細胞が高度の虚血に陥っても，ブドウ糖代謝は維持されるが，心筋梗塞になるとその部位の血流もブドウ糖代謝も消失する．つまり^{18}F-FDGが集積する心筋細胞は治療の効果が期待できる．

生存心筋細胞を描出するためには，心筋細胞に十分な^{18}F-FDGを集積させなければならない．癌診断のPET検査が空腹時に行うのとは異なり，心臓PETは検査前にブドウ糖を負荷する(図25，26)．

> **MEMO**
> メタボリックシンドロームで注目されているように，冠動脈に狭窄を起こす症例では，糖尿病を合併する割合が高い．糖尿病の症例では耐糖能異常のため，心筋へのFDG集積が十分でなくなってしまう．このため簡便法として**ブドウ糖負荷**後の血糖値が160mg/dL以上となる場合，即効性インスリンを2～4単位静注し，10分後にFDGを静注する方法がとられている．

心臓^{18}F-FDG PETの評価は単独で行う場合と，血流イメージと併せて行う場合とがある．PET画像は心臓SPECT検査と同様の再構成画像(心軸の短軸像，長軸像)を使用するため，両者の比較が行いやすい(図27)．

通常，PET検査を依頼される症例は，心筋血流シンチグラフィ，SPECT検査

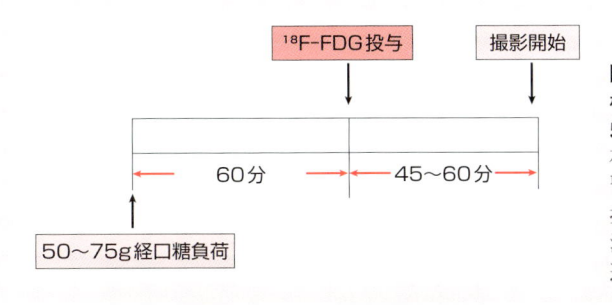

図25 ブドウ糖負荷PET検査プロトコール
50～75g経口ブドウ糖負荷を行ってから60分後に^{18}F-FDGの静注を行う．撮像開始時間はFDGを静注してから45～60分後が適当とされる．

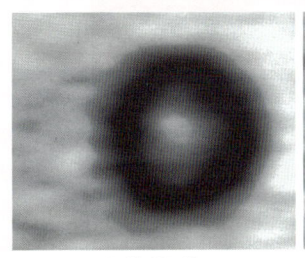

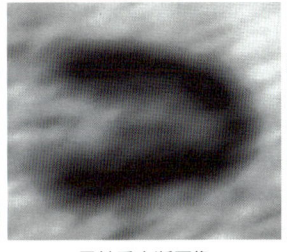

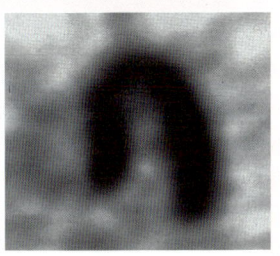

図26 ^{18}F-FDG PET（正常像）
ブドウ糖負荷心筋像は左室心筋に良好な分布を観察する．^{18}F-FDGが取り込まれている部分には，正常心筋のほか虚血心筋が含まれる．画像評価に，このブドウ糖代謝イメージと血流イメージを合わせることでより正確な判断ができる．

で判定が困難なむずかしい症例が多く，**血流と糖代謝のミスマッチ**所見は心機能回復の目安となる．

　虚血による**障害心筋**のうち瘢痕（細胞壊死，線維化）にまで至らない心筋の状態には次のような状態がある．一つは**気絶心筋**である．急性心筋梗塞の再還流法を施行後，^{18}F-FDGの集積が該当部位に著しく増加することを観察する．これは心筋のviabilityを示すとともに，炎症やカテコラミンの影響が推測される．もう一つは**冬眠心筋**で，慢性の血流低下，繰り返される一過性虚血が原因とされる．心筋梗塞後の左室機能障害症例で冠血行再建術を施行すると，術後顕著に左室機能が改善する．心筋への血流が慢性的に低下していたため，同部位の心筋収縮力が低下し，心筋酸素消費量を抑制することより心筋壊死を免れたものと考えられている．

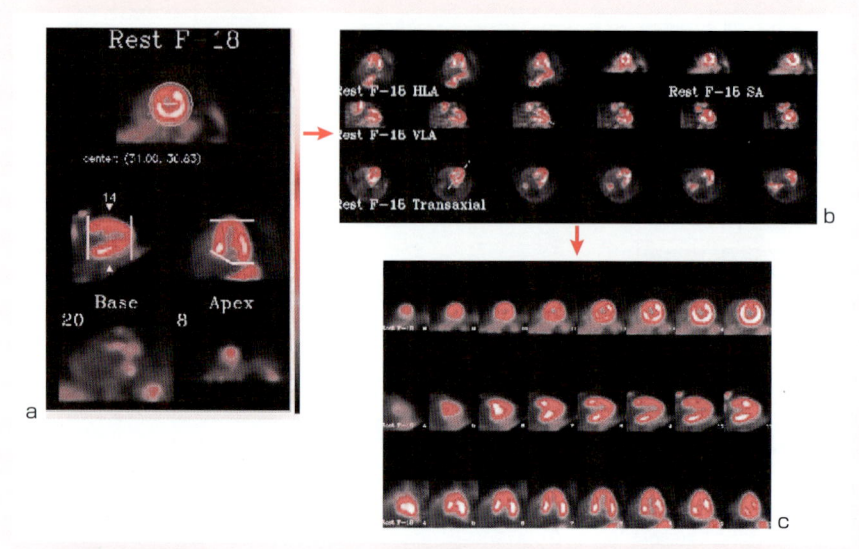

図27 画像の再構成
再構成画像を作成する手順は，心筋SPECT像を作成するのと同様である．まず心筋の範囲を決める(a)．次に心臓の軸を決める(b)．最後に左室短軸像，長軸垂直断層像，長軸水平断層像ができ上がる(c)．

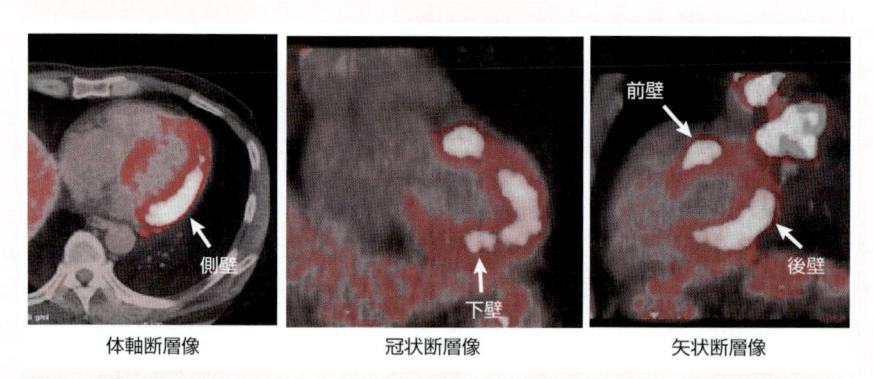

図28 心臓PET/CT
心臓PET/CTはCTで見慣れた体軸断層像に加えて，左室心筋の下壁，後壁，前壁の観察がより簡便になる，冠状断像，矢状断像での観察が可能となる．

2 ‖ 心疾患のPETによる診断

心サルコイドーシスの患者にもPETが行われるが癌診断と同様に空腹時に行

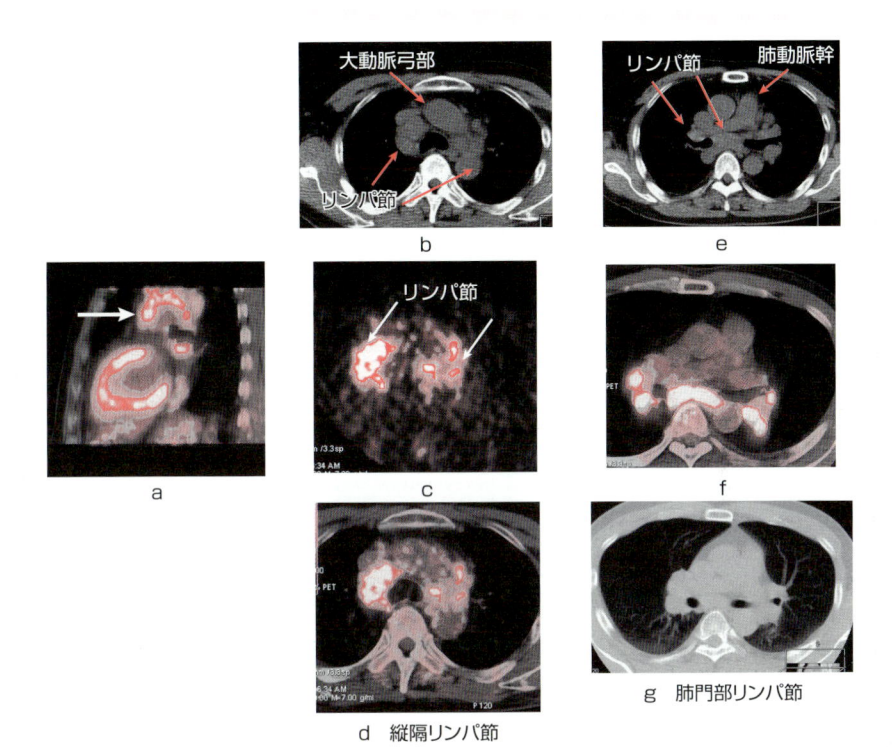

図29 サルコイドーシス症例. ^{18}F-FDG PET
サルコイドーシス症例で心臓観察時 (a)，矢印部分に FDG の強い集積を観察する．CT (b) で腫大した縦隔リンパ節を観察する．PET だけでは位置情報が不足である (c) が，CT と重ね合わせた PET/CT 画像を見るとリンパ節に FDG の強い集積を観察する (d)．肺門部リンパ節も同様に縦隔条件 (e)，重ね合わせ像 (f) で観察できる．また CT の条件を変えると肺野の情報も得られる (g)．サルコイドーシスの病勢を把握するのに PET/CT は有用である．

う．ただ空腹時の PET は虚血心筋の描出に優れているが，心筋の ^{18}F-FDG 分布には個体差があり，評価に注意が必要である．**サルコイドーシス**の核医学診断には ^{67}Ga シンチグラフィが一般的で，病変部に ^{67}Ga が集積する．しかし肺野病変に比べ心サルコイドーシス病変の ^{67}Ga による検出率は必ずしも高くない． ^{18}F-FDG PET は心サルコイドーシス診断の一助になり，病変の活動性，ステロイド治療の効果判定に利用される．PET 単独から PET/CT が一般的となり，心筋や縦隔リンパ節の評価が容易にできるようになった (図28, 29)．

(小山恵子)

XI. なぜこんな失敗を

　よりきれいで定量的なPET画像を提供するために吸収補正が行われる．頭頸部には金属アーチファクトによる影響も強い(図11)．心臓ペースメーカーのリード周囲に強い^{18}F-FDG集積を思わせる像を観察する(図30)．これは義歯や人工関節などでも経験するのと同じ，**アーチファクト**と考えられている．
　ペースメーカーの種類によってはX線通過時に設定が初期化してしまうおそれがあり，ペースメーカーを装着した患者のPET/CTを行うにあたっては主治医に確認が必要である．
　吸収過補正の際には腫瘍の^{18}F-FDG取り込みが低いPET画像となる．
　肺，腹部病変は呼吸により移動する．2 cmより小さい腫瘍では実際よりも^{18}F-FDG取り込みが少ない，見かけ上SUVも低い値となる．
　筋肉運動，神経活動のエネルギーとしてブドウ糖が使われ，^{18}F-FDG集積を生じる．^{18}F-FDG投与，撮影に際しては不要な運動を避け，安静を保つよう努めなければならない．ジョギングすれば運動した筋肉に，ガムなどをかんだり，会話をした場合には，それらに関係した筋肉への^{18}F-FDG集積を起こす．

XII. ワンポイントアドバイス

　技術の進歩はめざましく，PETカメラはPET/CT一体型装置が一般的となり，癌診断能は画期的に進んだ．さらにPETカメラとMRIを一つにしたPET/MRI一体型装置が開発され，主に脳研究に利用されるようになりつつある．PET検査に従事するには，PET，RIの知識に加えてCT，MRIの技術も習わなければならない．
　PETといえば^{18}F-FDGを用いたPET検査を指すなど，ブドウ糖代謝画像は癌の臨床に欠かせないものとなった．^{18}F-FDG以外の新しいPET薬剤の研究開発も活発に行われている．^{18}F以外に^{11}C(炭素)を使った新しい薬剤の開発が最も進んでいる．さらに^{13}N(窒素)，^{62}Cu(銅)，^{64}Cu，^{68}Ga(ガリウム)，^{77}Br(臭素)，^{82}Rb(ルビジウム)，^{124}I(ヨード)などである．
　このうち^{62}Cu，^{68}Ga，^{82}Rbはジェネレーターで溶出される．^{99m}Tcと同じ原理で使われるため施設内にサイクロトロンが不要となる．ジェネレーターから得られるPET核種は，いずれも臨床応用されつつありその発展が待たれる．

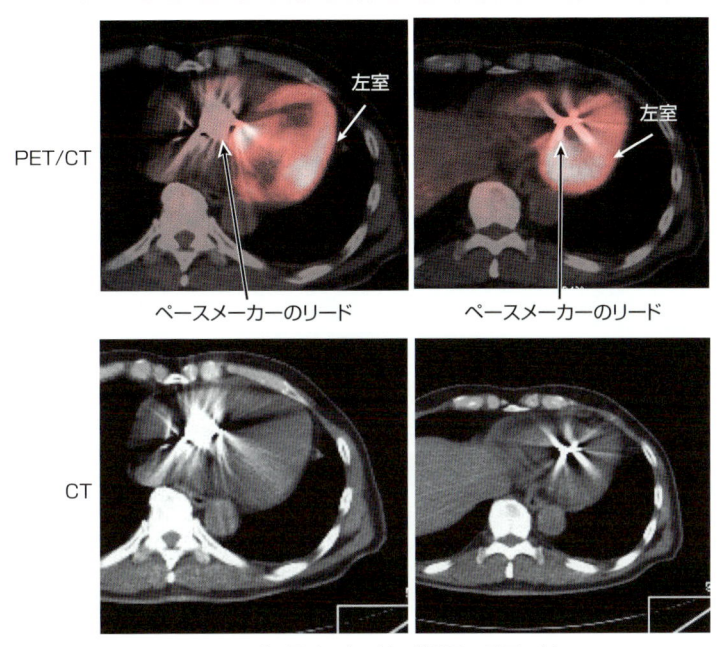

図30 ペースメーカーのリードによるアーチファクト
上：胸部PET/CT横断像，下：胸部CT横断像
下段CT像で観察されるペースメーカーのアーチファクトに近接して，上段PET/CT像でFDGの強い集積を観察する．ペースメーカーによるアーチファクトである．

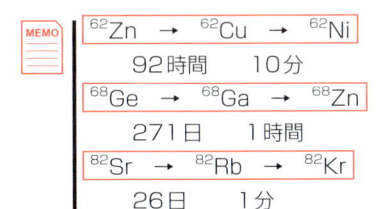

MEMO

$^{62}Zn \rightarrow {}^{62}Cu \rightarrow {}^{62}Ni$
　92時間　10分
$^{68}Ge \rightarrow {}^{68}Ga \rightarrow {}^{68}Zn$
　271日　1時間
$^{82}Sr \rightarrow {}^{82}Rb \rightarrow {}^{82}Kr$
　26日　1分

ジェネレーターから取り出されるPET核種
半減期の長い親核種から半減期の短い娘核種を取り出し，PET検査に使われる．^{68}Ga標識化合物は腫瘍診断に，^{82}Rbは心筋血流製剤として利用される．

（遠藤啓吾）

第2章

臨床核医学検査

骨・関節系

1 ‖ 基礎

1）正常像

　全身の体格を保つために骨は欠かせない（図1）．背がどんどん伸びる成長期の子供の**成長板**は，代謝が活発なので骨シンチ用 RI が集積するのに対し，成長の止まった成人では，成長板への RI 集積を認めない（図2）．

　癌の骨転移の有無を知るには**骨シンチ**が最も優れており，最も件数の多い核医学検査となっている．

2）これまでの歴史

　骨の核医学診断薬剤として ^{67}Ga，^{18}F（PET 核種）などの研究開発が行われた．1970 年ごろに ^{99m}Tc- 標識リン酸製剤が開発されると，早期の骨転移が発見されることから，癌の骨転移診断に骨シンチが役立つことが明らかとなり，一気に普及した．なお PET 検査が多くの施設で行われるようになると，^{18}F による骨転移の診断も再び研究されるようになった．

3）用いる放射性薬剤とその集積機序

　^{99m}Tc-MDP，^{99m}Tc-HMDP という ^{99m}Tc- 標識リン酸製剤が発売されているが，診断能，陽性率はほとんど同じで，よく似たシンチグラム像を示す．^{99m}Tc- 標識リン酸塩は，骨代謝の活発な部位に取り込まれ，多くの骨転移部位は陽性像を呈する（図3）．

　^{99m}Tc- 標識リン酸塩は，骨病変部周囲のハイドロキシアパタイトに結合し，陽性像を示すもので，腫瘍細胞に取り込まれるのではない．悪性骨腫瘍だけでなく，骨代謝の亢進した良性骨腫瘍や骨折，骨髄炎なども陽性像を呈する．

　取り込まれなかった RI は，腎臓から膀胱を経て尿として排泄される．

2 ‖ 臨床的有用性

　多くの癌は末期になると骨に転移し，痛みを生じる．特に前立腺癌，乳癌，肺

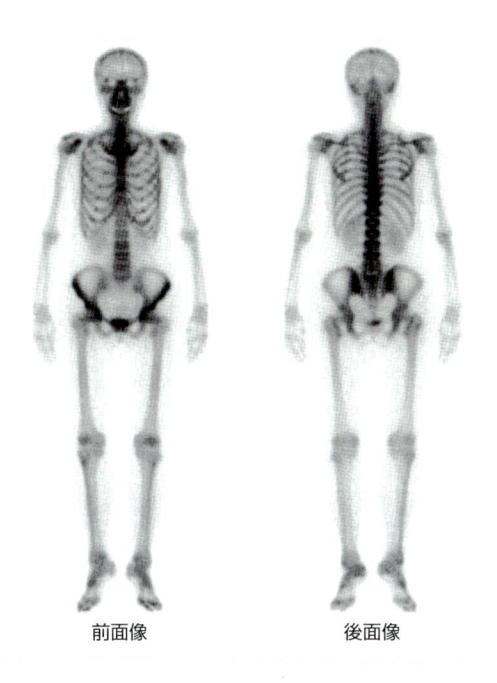

図1 ^{99m}Tc-標識リン酸製剤.
骨シンチグラム　正常像
RI投与3時間後に全身骨前面像と後面像を2検出器型ガンマカメラで撮影する.

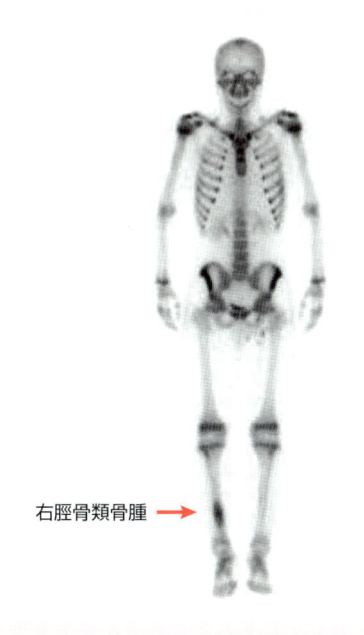

前面像　　　後面像

右脛骨類骨腫 →

図2　16歳，男性．右脛骨良性骨腫瘍．骨シンチグラム
右脛骨に発生した良性骨腫瘍（矢印）および成長板へのRIの集積を認める．

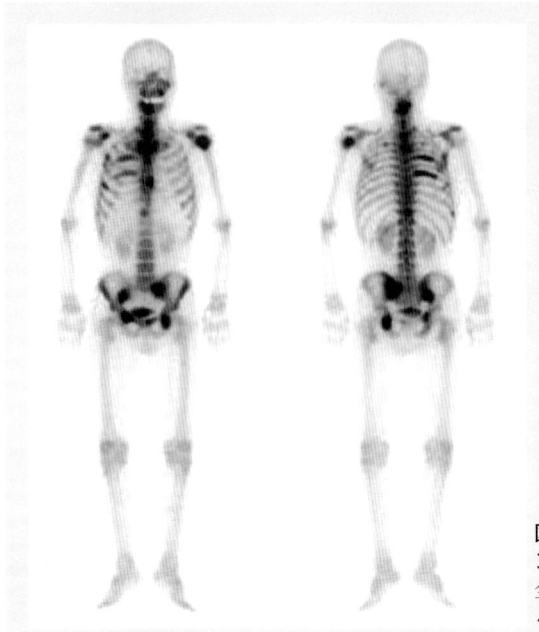

図3 前立腺癌多発性骨転移. 骨シンチグラム
全身の骨転移部にRIの集積を認める.

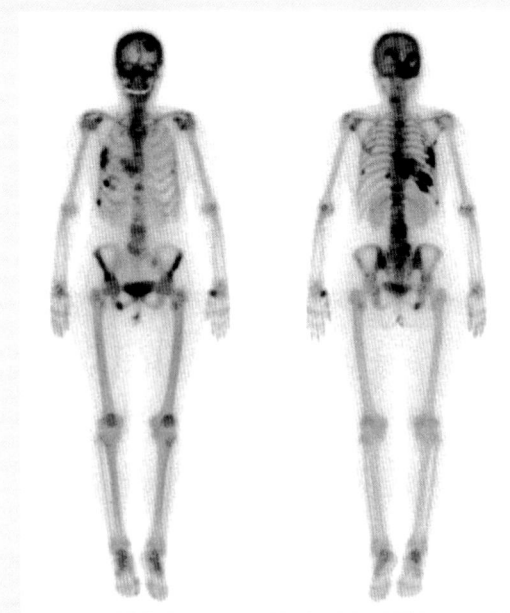

図4 乳癌多発性骨転移. 骨シンチグラム
頭蓋骨,脊椎,肋骨,骨盤骨にRI集積があり.多発性の骨転移である.

癌，腎臓癌，甲状腺癌などは，早い時期から**骨転移**をきたしやすい(図4)．全身のどの骨に転移するか不明な癌の骨転移診断には，全身像を一度に撮影できる骨シンチが最も役立ち，癌の骨転移診断の第一選択となっている．

^{99m}Tc-リン酸塩は骨転移だけでなく，骨折，骨髄炎，良性骨腫瘍でも陽性像を示す．したがって骨シンチが陽性でもすべてが転移というわけではない．転移かどうか疑わしい場合，骨シンチの陽性部位を単純X線写真あるいはMRIなどで確認しなければならない．SPECT/CT一体型装置が開発され，これまでに比べ陽性部位の確認がより正確になった(図5a～c)．

もし骨X線写真を使って，全身の骨転移を診断すると，何十枚ものX線撮影が必要となるし，MRIは微細な病変を見つけるには威力を発揮するが，全身を撮影するのは実用的でない．

骨転移部位は1箇所よりも複数箇所のことが多い．骨転移がさらに進み末期になると，骨全体に転移することがある．骨転移部位に強く取り込まれたRIがより，骨シンチでびまん性の陽性像を示すと，一見すると正常像に見えることがあり，かえって骨転移の診断がむずかしい．このようなびまん性の転移像を示したシンチを「superscan(スーパースキャン)」という(図6)．

多くの骨転移は骨シンチで陽性像を呈するが，一部の癌，例えば甲状腺癌や腎臓癌などX線写真で溶骨性骨転移をきたす場合，骨シンチは陰性となる．このような骨シンチで陰性の場合，小さい骨転移の診断がむずかしく，痛みなどの症状が出現して初めて骨転移が見つかることが多い．

> **MEMO** 骨転移による痛みの治療薬**メタストロン**(^{89}Sr)は，骨シンチの分布と同じ体内動態をとる．骨シンチ陽性の部位に集積し，^{89}Srの放出するβ線の放射線作用により痛みを軽減する．したがって痛みの部位が骨シンチ陽性の患者がメタストロン治療の適応となる．

3 ‖ なぜこんな失敗を

RIは腎臓から膀胱を経て尿として排泄されるので，尿によるRI汚染に注意する．またしっかり排尿し，膀胱を空にしてから骨シンチを撮影する．

骨転移が進み末期となったスーパースキャンでは，RIは上肢骨，下肢骨末梢部を除いた体幹部に強いRI集積を示す．スーパースキャンの診断には，コントラストをつけたシンチ像とつけないシンチ像のコントラストを変えた二つのシンチグラムがあると，診断が容易となる(図7)．

(遠藤啓吾)

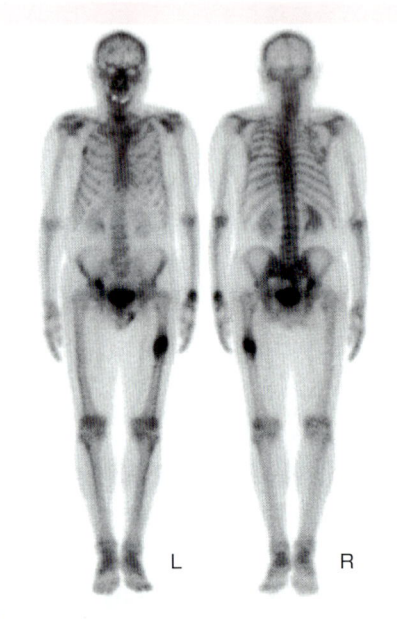

図5 前立腺癌骨転移
a 骨シンチグラム 全身像（左：前面像，右：後面像）
b，c 向かって左より骨盤部CT冠状断像，同骨シンチSPECT，同SPECT/CT．SPECT/CTではRI陽性部位の解剖学的位置がより正確に診断できる．cはbのより後面像．

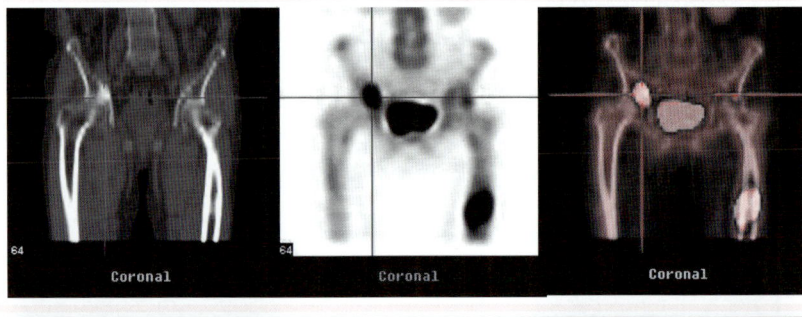

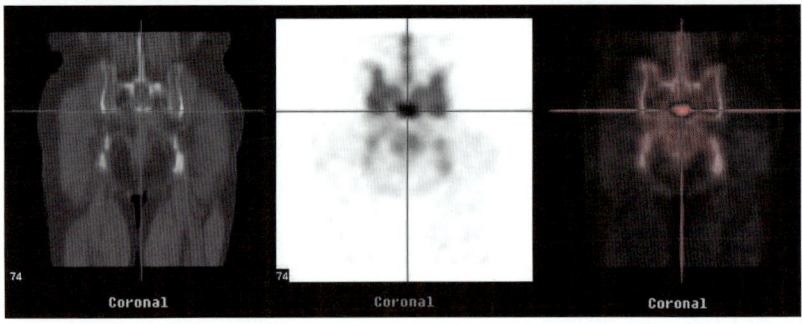

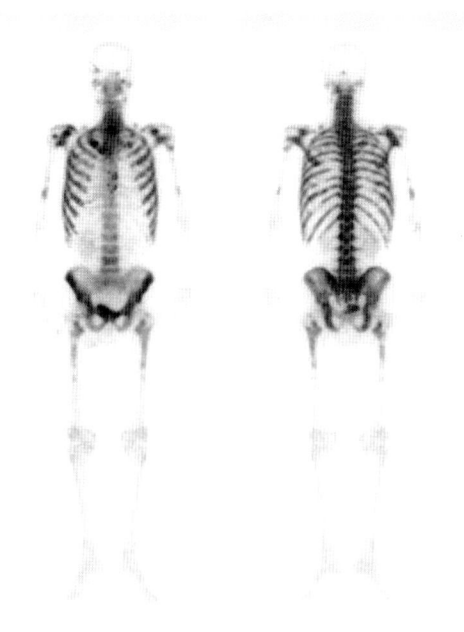

図6 前立腺癌びまん性全身骨転移．スーパースキャン．骨シンチグラム
全身像（左：前面像，右：後面像）．
投与したRIが全身骨に強く集積し，あたかも正常シンチのように見える．

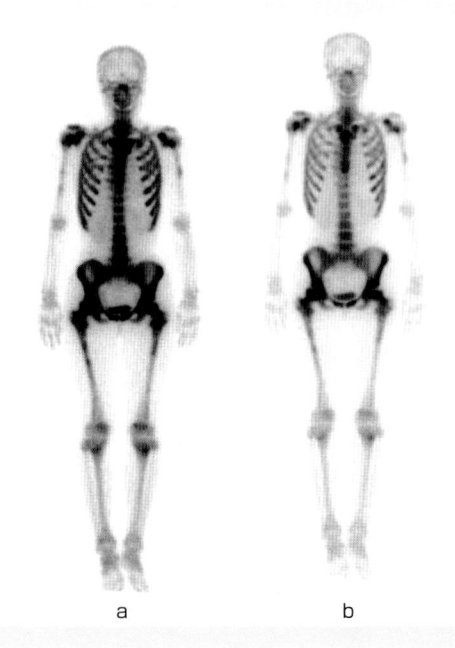

図7 乳癌びまん性全身骨転移．スーパースキャン，骨シンチグラム
全身像（a コントラストをつけたもの，b コントラストをつけなかったもの）．
bの画像を見るとあたかも骨転移がないように思われる．しかしコントラストをつけたaでは全身の肋骨，脊椎，骨盤骨，大腿骨上部までRIの強い取り込みを認める．

循環器系

I. 心臓

1 ║ 基礎

1）心臓の働き

　心臓は左胸郭内，正中から左寄りの横隔膜上に存在し，全身に血液を循環させるポンプの役割をもっている（図1，2）．心臓は主に筋肉で構成されており，筋肉が収縮し血液を全身に送り出す．

　核医学検査で心筋の状態を評価する方法として
① 心筋の血流を評価する**心筋血流シンチグラフィ**，
② 心筋のエネルギー代謝を評価する**心筋脂肪酸代謝シンチグラフィ**，
③ 心機能に大きな影響を与える交感神経機能を評価する**心筋交感神経機能シンチグラフィ**，
④ 心臓のポンプ機能を評価する**心プールシンチグラフィ**がある．
　またPETを用いて，
⑤ ブドウ糖代謝を評価する心筋 ^{18}F-FDGを用いるPET，
⑥ 心筋血流を見る ^{13}NH$_3$ や H$_2$ ^{15}O，^{82}Rbを用いるPETも一部の施設で行われる．

　心筋は冠動脈から血液を供給されており，冠動脈からの血液供給が十分でないと，狭心症や心筋梗塞を生じる（図3）．心臓の核医学検査では，近接する多臓器との重なり，心筋自身の重なりの影響を受けるため，プラナー像だけでは診断が不十分で，SPECTを撮影する．SPECT像は多方向からのデータを収集するため，局所病変の描出や病変のある冠動脈の推定において優れる．SPECTは体軸横断像から左室長軸と直交する**短軸断層像**（short axis），そして**長軸垂直断層像**（vertical long axis），**長軸水平断層像**（horizontal long axis）の3方向の断層像を作成する（図4）．

　診断にあたっては冠動脈支配と心筋部位との位置関係が重要になってくる（図5）．心筋血流SPECT正常像は，RIが左室心筋に均一に分布しているのに対し，右室は薄く，かろうじてわかる程度である（図6）．心筋細胞の主なエネルギー源

循環器系

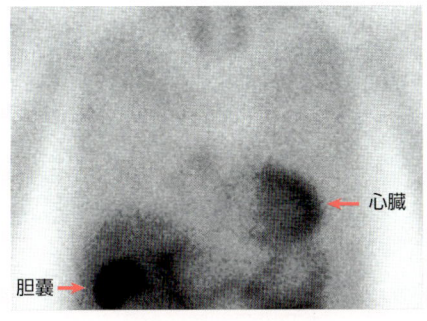

図1　心臓：^{99m}Tc-MIBI胸部正面像
心臓は左胸郭内の正中寄りから左の横隔膜上に存在する.
^{99m}Tc-MIBIは胆嚢にも強く取り込まれる.

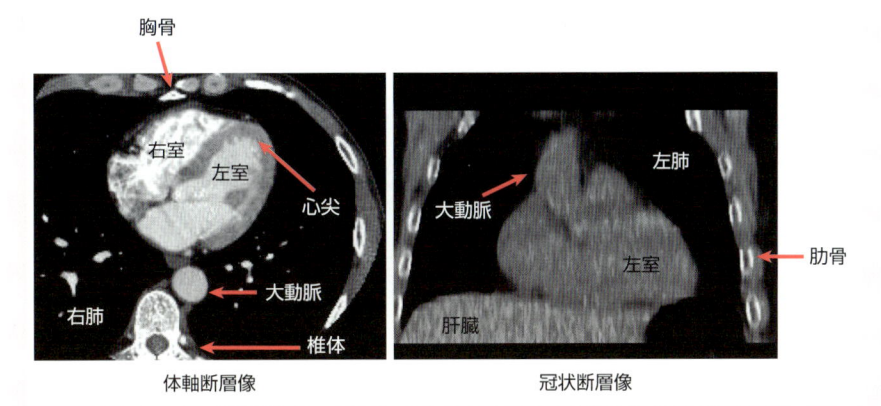

体軸断層像　　　　　　冠状断層像

図2　心臓造影CT横断断層像
心尖は個体により腹側から左外側と向いている方向（軸）が異なる. 再構成画像を作成するときに注意が必要である.

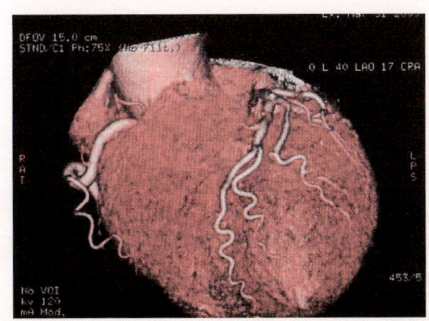

図3　左室と冠動脈の走行：左冠動脈造影CT
冠動脈は左室の前壁, 側壁を走行する. 右冠動脈は左室の後壁, 下壁に沿って走行する.

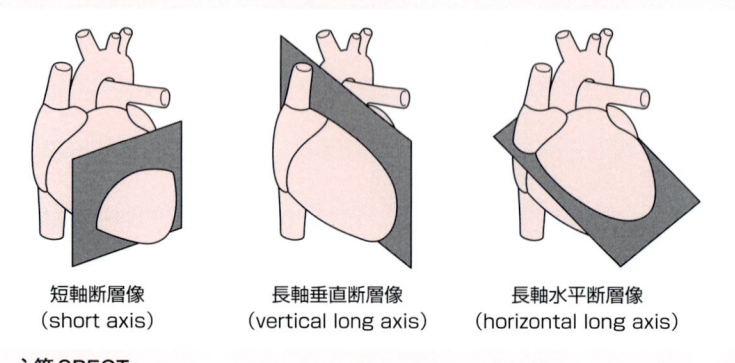

図4　心筋SPECT
各スライスは図示された平面に平行な断面で複数構成され，病変の検出にはこれらを総合して判断する．

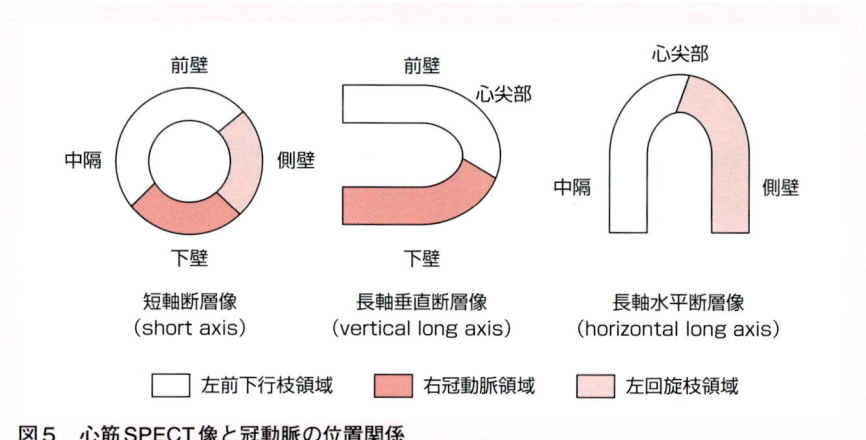

図5　心筋SPECT像と冠動脈の位置関係
左冠動脈前下行枝 (LAD) は前壁中隔，心尖に分布し，左回旋枝 (LCX) は側壁に分布する．右冠動脈 (RCA) は下壁に分布している．この冠動脈の分布は診断にあたって重要である．

は脂肪酸であるため，心筋脂肪酸代謝シンチグラフィは心筋血流シンチグラフィとよく似た像が得られる（図7）．心筋交感神経機能シンチグラフィでは全身像で心臓と肝臓に主な集積を観察し，筋肉にも淡い集積を観察する．交感神経は心臓に豊富に分布するが，正常心筋の分布は均一でなく，下壁で相対的に低下する（図8）．また ^{123}I-MIBG は心筋と肝臓に強く取り込まれるが，肺野の取り込みもわずかに観察する場合がある．このため下壁の評価には注意が必要である（図9）．心プー

循環器系　57

負荷時			
安静時			
	短軸断層像 (short axis)	長軸垂直断層像 (vertical long axis)	長軸水平断層像 (horizontal long axis)

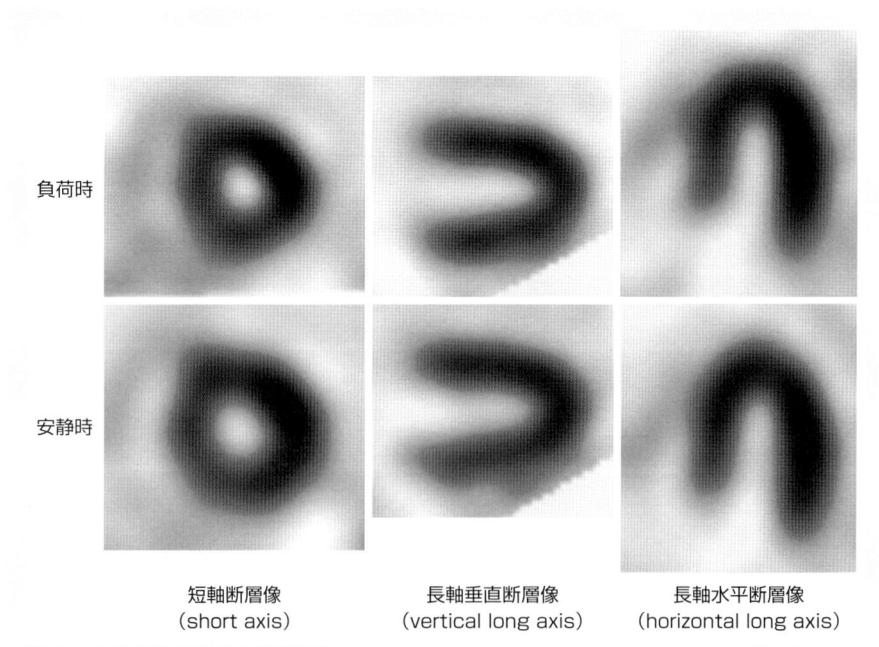

図6　心筋血流SPECT（正常例）
安静時と負荷時でほぼ同じように左室心筋に均一に分布している．

ルシンチグラフィは，心臓の収縮と拡張を時間的に追ったものである（図10）．

2）これまでの歴史

　心筋血流製剤として臨床的有用性を明らかにしたのは，カリウム（K）とよく似た体内挙動を示す塩化タリウム（^{201}TlCl）である．早期像，遅延像を比較し，再分布の状態から心筋虚血の有無を推測することができる．ついで大量に投与でき，画質の美しい^{99m}Tc標識心筋血流製剤が登場した．^{99m}Tc製剤はイメージング，定量評価に適しており，心筋血流製剤は徐々に^{99m}Tc標識製剤に代わりつつある．
　心筋のエネルギーは主に脂肪酸から得られる．脂肪酸代謝を見るには^{123}I標識化合物の脂肪酸の誘導体^{123}I-BMIPPが用いられ，心機能に多大な影響を与えている交感神経分布の画像化には^{123}I-MIBGが用いられる．また心筋のブドウ糖代謝は^{18}F-FDGを用いるPETで見ることができる．

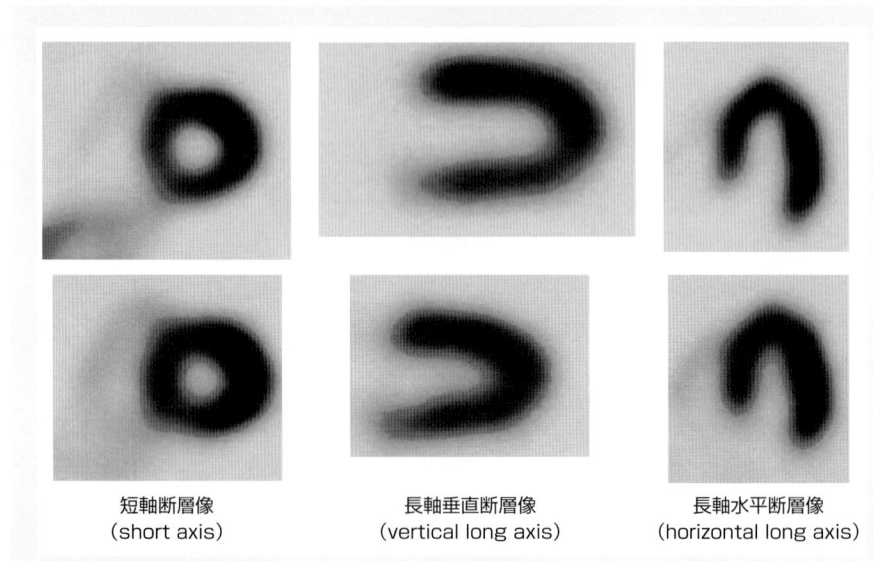

| 短軸断層像 | 長軸垂直断層像 | 長軸水平断層像 |
| (short axis) | (vertical long axis) | (horizontal long axis) |

図7 ^{123}I-BMIPP 正常像
心筋血流シンチグラフィと同様にほぼ均一な RI 分布を示す．

3）用いる放射性医薬品と撮影方法

a）心筋血流シンチグラフィ

心筋血流製剤として ^{201}Tl または ^{99m}Tc 製剤（^{99m}Tc-MIBI，^{99m}Tc-テトロホスミン）を用いる（表1）．冠血流に比例して心筋細胞に取り込まれるため，非侵襲的に心筋血流を評価できる．狭心症や心筋梗塞で血流が低下すると，病変部は陰性像を呈する．虚血心筋と正常心筋とをコントラストをつけて表示するとともに，さまざまな画像処理を施し，定量的な心機能評価を行うことができる．また運動や薬剤による負荷血流検査が比較的容易に行え，虚血心筋の診断や評価，梗塞心筋との鑑別，治療方法の選択に役立つ．

^{99m}Tc 製剤は ^{201}Tl よりも大量に投与することができるため，画質に優れており，ジェネレーターから抽出した ^{99m}Tc で標識し，緊急検査への対応も可能，などの長所を有する．^{99m}Tc-MIBI，^{99m}Tc-テトロホスミンのどちらを使用してもほとんど同じ結果が得られる．

^{201}Tl 投与後，早期は冠血流に比例して心筋に分布し，梗塞心筋には取り込まれず欠損像となる．経時的に心筋から洗い出されてその分布が変化し，投与後数

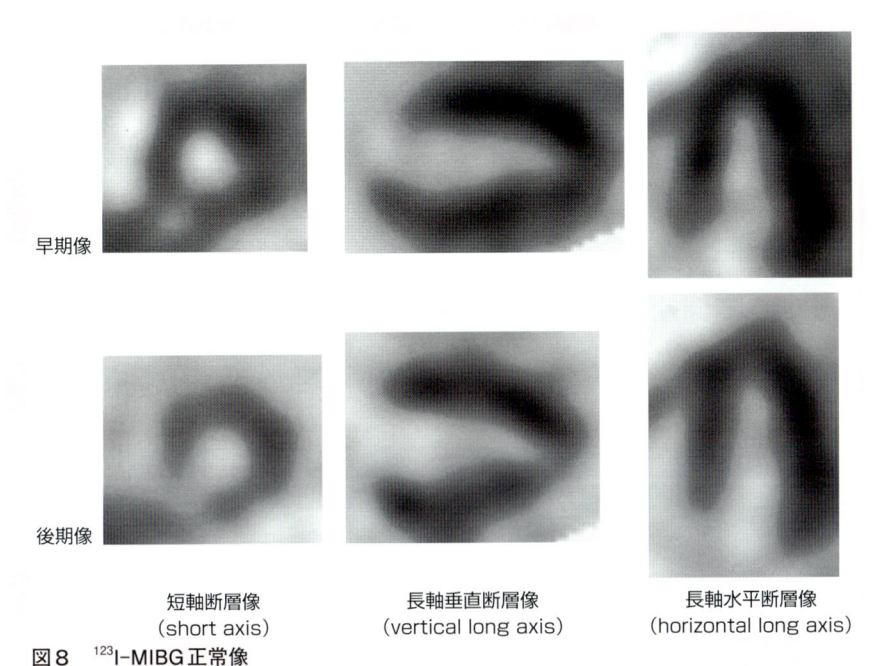

循環器系

早期像

後期像

| 短軸断層像 | 長軸垂直断層像 | 長軸水平断層像 |
| (short axis) | (vertical long axis) | (horizontal long axis) |

図8 ^{123}I-MIBG 正常像
下壁に相対的な集積低下を軽度認める．後期像でもなお下壁の集積低下と肝臓の^{123}I-MIBG集積を観察する．

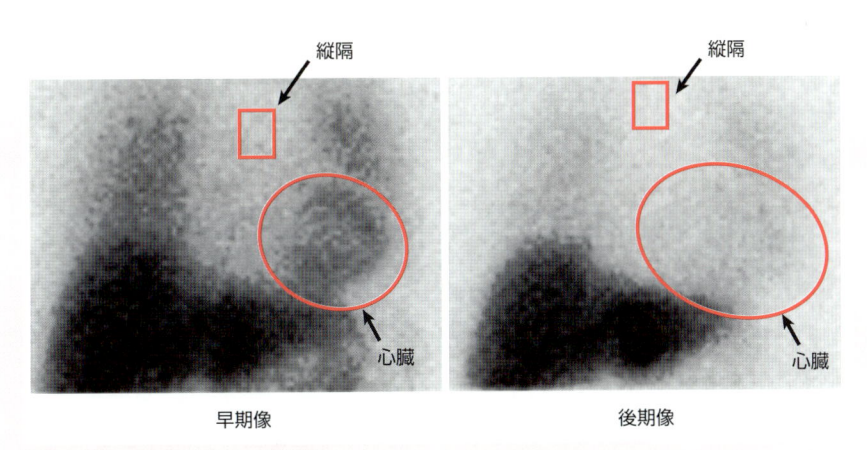

早期像　　　　　　　　　　後期像

図9 ^{123}I-MIBG プラナー正常像
RIの心筋への取り込みと，肝臓，肺への取り込みを観察する．

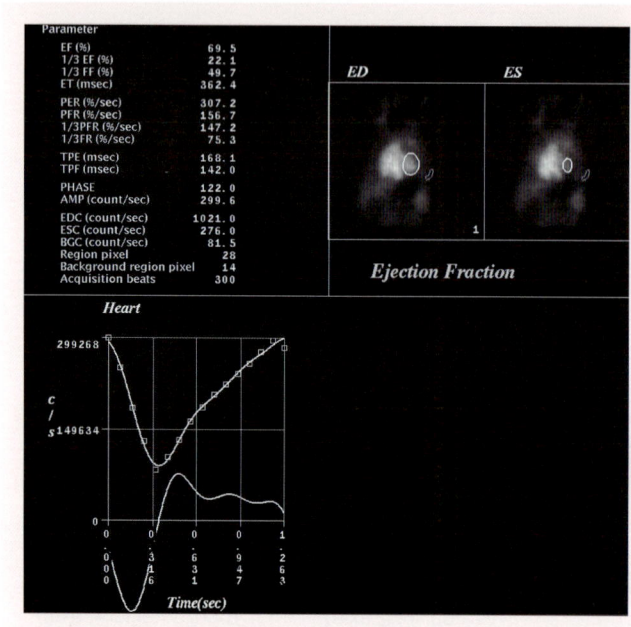

図10 心プールシンチグラフィ正常例
左室容量曲線と各パラメーターを記す．1心周期に変化する左室容量を観察する．

表1　心臓の核医学検査に用いられる放射性薬品

	半減期	投与量	目的
^{201}TlCl	3日	74〜111MBq	心筋血流
^{99m}Tc-MIBI	6時間	555〜740MBq	心筋血流
^{99m}Tc-テトロホスミン			
^{123}I-BMIPP	13時間	74〜148MBq	脂肪酸代謝
^{123}I-MIBG	13時間	111MBq	交感神経機能
^{99m}Tc-PYP	6時間	370〜740MBq	心筋梗塞
^{99m}Tc-HSA-D	6時間	740MBq	心プール
^{99m}Tc-赤血球			

時間以後では心筋のviability（バイアビリティ）を反映した分布像（**再分布像**）が得られる（図11）．これに反し，^{99m}Tc心筋血流製剤は冠血流に応じて心筋細胞に取り込まれ，細胞に長く保持されるが，^{201}Tlと異なり再分布しない．負荷検査では，負荷時と安静時の2回，^{99m}Tc製剤投与が必要となる．

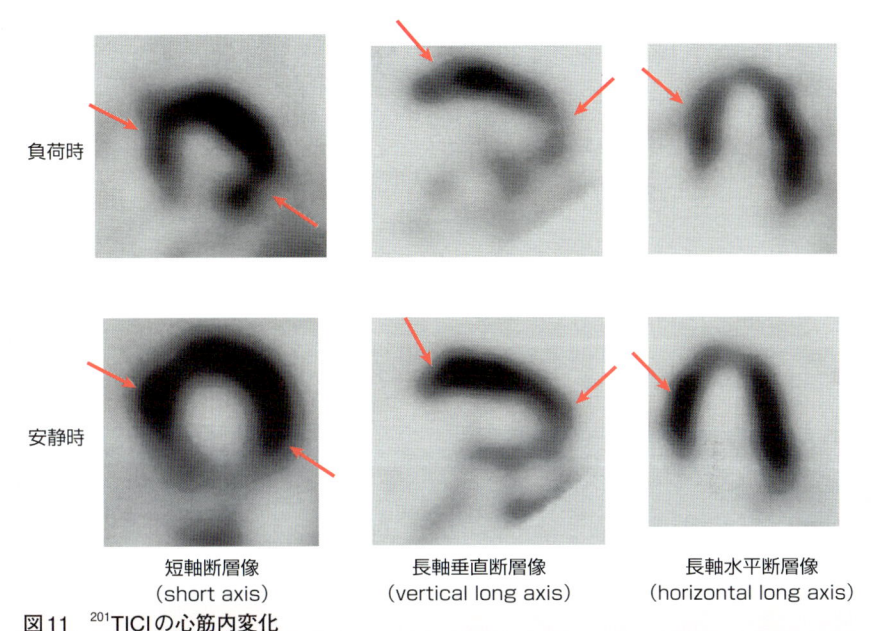

図11　^{201}TlClの心筋内変化
生きている心筋が存在すると，矢印のように安静時に周囲正常心筋との^{201}TlCl集積の差が小さくなる．

負荷時 / 安静時
短軸断層像（short axis）　長軸垂直断層像（vertical long axis）　長軸水平断層像（horizontal long axis）

> **MEMO**
> ^{201}TlによるSPECT像は正常例でもγ線の吸収の影響を受けやすい心筋中隔，男性では横隔膜による吸収で下壁，女性では乳房のために前壁が，γ線の吸収により見かけ上，集積低下して見えることがある．^{99m}Tc心筋血流製剤は^{201}Tlに比べてエネルギーが強いため，^{201}Tlほど深部のγ線減弱を認めないが，肝臓や胆道系へのRI排泄のため心筋，特に下壁への影響を受けることがある．

① 安静時心筋血流シンチグラフィの場合

^{201}TlClは74〜111MBq，また^{99m}Tc製剤は555〜740MBqを肘静脈から静注し，血管内にRIが残存しないように生理食塩水を急速注入する．^{201}TlClではRI注射約10分後（図12），^{99m}Tc製剤ではRI注射後約30分以上たってから撮影する（図13）．

心筋シンチグラフィではSPECT撮影が不可欠である．^{201}TlClでは心臓と重なる肝臓への集積増加を防ぐため検査前の一食を絶食し，空腹時に撮像する．また良好な画像を撮影するために，SPECT像はできるだけカウントを得るように努

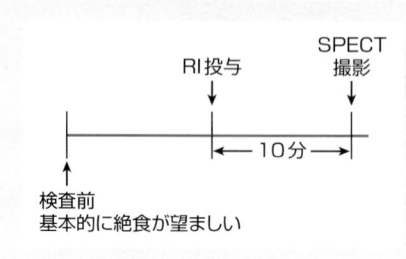

図12 安静時心筋血流シンチグラフィ撮影プロトコール（^{201}TlCl）
RI注射約10分たってから撮影する．^{201}TlClでは心臓と重なる肝臓への集積増加を防ぐため，検査前の一食を絶食し，空腹時に撮像する．

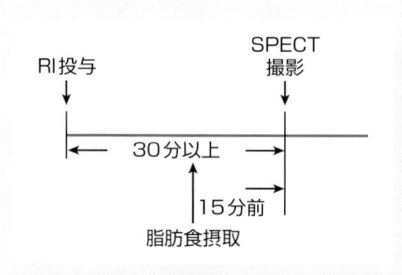

図13 安静時心筋血流シンチグラフィ撮影プロトコール（^{99m}Tc心筋血流製剤）
^{99m}Tc製剤は心臓と重なる肝臓など近接するバックグラウンドに集積が多いため，RI注射約30分以上たってから撮影する．また胆嚢のカウントを減らすために脂肪食（玉子，牛乳など）の摂取を行うとよい．

力する．^{99m}Tc製剤は肝臓などバックグラウンドに集積が多いため，薬剤投与30分以上たってからの撮像が適当である．脂肪食（玉子，牛乳，チョコレートなど）を食べると胆嚢のカウントを減らすことができる．SPECT撮影にあたっては，検出器をできるだけ心臓の位置に近接させるために，体位やカメラの位置に工夫を凝らす．

② ^{201}TlClによる負荷心筋血流シンチグラフィの場合

心筋血流シンチグラフィの負荷には**運動負荷**と**薬剤**（ジピリダモール，アデノシン，ドブタミン）による負荷がある（図14）．静脈ルートを確保し，心電図と血圧をモニターしながら運動または薬剤による負荷検査を行う．運動が十分にできない症例に，**薬剤負荷**の心筋血流シンチグラフィが施行される．ジピリダモール（商品名ペルサンチン）やアデノシン（商品名アデノスキャン）は冠動脈拡張を引き起こし，正常冠動脈と有意狭窄のある冠動脈とに血流差を生じさせる．またドブタミンは強心薬で虚血を誘発する．アデノシンと拮抗するテオフィリンやカフェインを含む食品（コーヒー，日本茶，紅茶）は検査前に摂取しないよう注意する．

^{201}TlClを111MBq投与し，負荷直後の**初期像**（early imageアーリーイメージ）と**後期像**（delayed imageディレイドイメージ）の2回撮影する．負荷時間と，RI

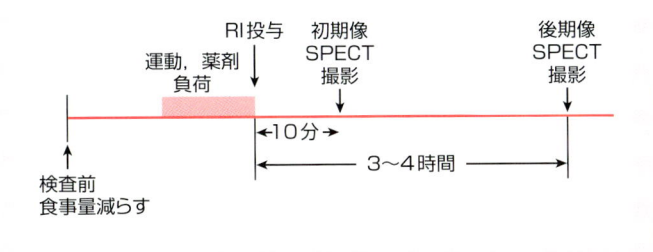

図14 負荷心筋血流シンチグラフィプロトコール（^{201}TlCl）
^{201}TlClを投与し、負荷直後の初期像と後期像の2回撮影する．

　注射から後期像撮影終了までを含んで約3〜4時間を検査に要する．通常は空腹時に検査を施行する．

　運動負荷では静脈ルートを確保し、心電図と血圧をモニターしながらエルゴメーターを用いて多段階の運動負荷を行う．運動負荷終了の1分から1分30秒前に^{201}TlClを静注し、血管内にRIが残存しないように生理食塩水を急速注入する．薬剤負荷とRIの静注タイミングは、アデノシンなら120μg/kg/分を6分間かけて静脈内投与し、自覚症状や心電図に変化があれば速やかにRIを静注、異常がなければ、薬剤投与終了3〜4分後にRIを静注する．負荷の終了点は目標心拍数85％、心電図変化、胸痛および副作用である．SPECT撮影はRI投与約10分後に開始する．撮影は負荷後30分以内に終了し、3〜4時間後に再分布像を撮影する．

③ **^{99m}Tc製剤による負荷心筋血流シンチグラフィ**

　負荷方法には、負荷像と安静時像を2日に分けて撮像する**隔日法（2日法）**と1日で施行する**同日法（1日法）**とがある．外来受診が1日でよく、速やかに結果のわかる、同日法（1日法）を採用する施設が多い．2回目の^{99m}Tc製剤投与量は1回目の2〜3倍が適当で、1回目は少量の^{99m}Tc製剤を投与し、合計1,000〜1,110MBqを投与する．負荷方法は^{201}TlClを用いる心筋シンチグラフィと同様、運動負荷と薬剤負荷とがある．薬剤負荷では^{99m}Tc製剤の肝臓からの減少が運動負荷より遅延するため、撮像開始時間はRI投与60分後が目安となる．1回目の撮像開始から3〜4時間後に2回目の撮像を開始する（図15）．

④ **心電図同期心筋血流SPECT（gated SPECTゲイティドスペクト）**

　心電図と同期させて心筋血流をみるgated SPECTは^{99m}Tc製剤では^{201}Tlよりも大量のRI投与できることと、2検出器型ガンマカメラが開発されたことによって一気に普及した．**QGS（quantitative gated SPECT）**と呼ばれる解析ソフトを

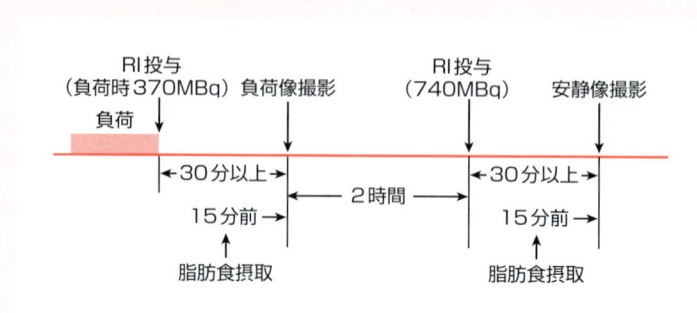

図15 負荷心筋血流シンチグラフィプロトコール（^{99m}Tc製剤） 同日法（1日法）

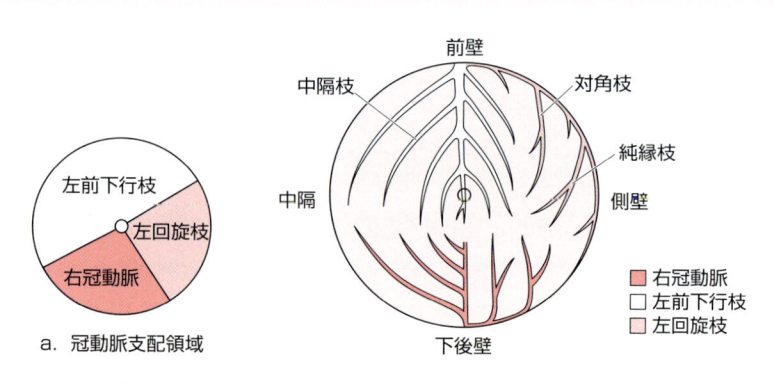

図16 polar map表示（冠動脈との対比）
左室の短軸像を心尖部から心基部まで，同心円上に並べ，左室心筋全体を表示することができる．ただし同心円上の表現のため，心基部では虚血病変を過大評価してしまう可能性もある．

用いて，心筋血流と心機能を同時に評価できるので，臨床的な有用性が高い．短時間のデータ処理で心筋局所の壁運動や壁厚の評価（**polar map** ポーラーマップ表示）と，心筋自動輪郭抽出により心内腔体積指標や左室駆出率（EF）を求める（図16）．QGS解析などから得られる各種の心機能指標は，左室造影の結果と高い相関が報告され，臨床的に役立つ（図17）．

b）心筋脂肪酸代謝シンチグラフィ（^{123}I-BMIPP）

脂肪酸は正常心筋細胞の主なエネルギー源である．側鎖脂肪酸製剤である^{123}I-BMIPPは，濃度勾配により心筋細胞内に入り，β酸化されエネルギーとして使

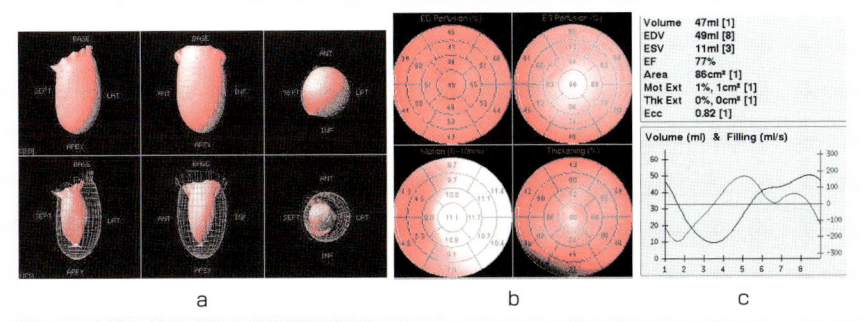

図17 心筋血流の表示（心機能正常例）
a QGS解析．aより左室心筋の収縮期，拡張期のデータをそれぞれ抽出し，上段に拡張期，下段に収縮期を示す．図bはpolar map表示で心筋血流，心筋局所壁運動，壁厚を示している．白く表示されている部分が多く，良好な値の部分が多い．図中cのように心筋自動輪郭抽出にて心内腔の体積指標や左室駆出率（EF）を求める．
カーブの変化が大きく，拡張期と収縮期の差が大きく，EFが77％と，心機能がよいことがわかる．

われるが，心筋からの洗い出しが遅く，長く保持される特徴がある．虚血になった心筋細胞ではエネルギー産生は脂肪酸からブドウ糖に移行するため，脂肪酸代謝イメージングで虚血心筋は集積低下となる．検査前の一食の絶食状態が好ましい．RI注射から撮影まで約30分を要する．^{201}Tlを同時投与し，心筋血流と脂肪酸代謝を同時に観察するプロトコール（**二核種同時収集**）も行われる．心筋，肝臓，筋肉など脂肪酸代謝を行う臓器に集積する．尿には20％余り排泄される．

c）心筋交感神経機能シンチグラフィ（^{123}I-MIBG）

心臓には交感神経が豊富に分布する．交感神経ノルエピネフリンの誘導体である^{123}I-MIBGは副腎髄質のほか，心筋細胞にも集積する．

虚血にさらされた心筋は壊死をきたすより早くに交感神経機能異常を生じるため，交感神経機能イメージは心筋血流イメージより鋭敏に虚血を描出することがある．

プラナー像から得られる**心筋／縦隔比**や**washout rate**の定量的評価がなされる．RI静注後20～30分後に早期像を撮像し，約4時間後に後期像を撮像する（図18）．

d）心プールシンチグラフィ（^{99m}Tc標識人血清アルブミン；^{99m}Tc-HSA-D，^{99m}Tc-HSA，^{99m}Tc標識赤血球）

撮影のタイミングで，① **心大血管RIアンギオグラフィ**（radionuclide angiography（RNA））と② **心電図同期マルチゲート心プールシンチグラフィ**（multi-

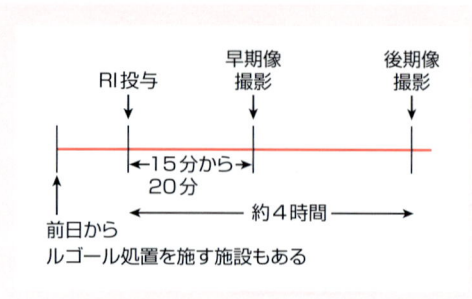

図18 心筋交感神経機能シンチグラフィプロトコール

gated acquisition（**MUGA**））の2通りがある．

　RNAは末梢の血管から急速に静注されたRIが大静脈，右心，肺，左心，大動脈を循環していく様子を一定の時間間隔で連続的に画像化する方法である（ダイナミック撮影）．心臓，大血管の形態異常や循環異常を見つけることができる．これらのデータから循環動態の定量指標（心拍出量，肺循環時間，肺血液量，シャント率，右室，左室駆出率）が測定される．

　MUGAはRIの血中濃度が一定となる静注後5〜10分以後（平衡時間）に，心電図同期下に複数回の心拍データ加算収集し，1心周期内の心室血液プール像を描出する方法である．図10のように心室の形態や壁運動異常，心室容積曲線から心機能指標（左室容積，駆出率，駆出速度，充満速度）を算出できる．

2 ‖ 臨床での有用性

1）狭心症

　狭心症は心筋への血流不足によって心筋が一時的な虚血に陥り，前胸部に痛みなどの症状を生じる．普通よりも多くの心筋への血流を必要とする運動時には狭心症を発症しやすい．

　心筋は**冠動脈**によって灌流されるが冠動脈は心臓の外膜側表面を走行するので，心筋内膜側がより虚血に陥りやすい．左室心筋への血液供給は，安静時では冠動脈の狭窄が約80％以内であればほぼ保たれている．運動などの負荷が生じた場合に冠動脈は拡張し，冠血流を安静時の最大4倍強に増加させることができる．しかし，冠動脈の狭窄が50％以上になると心筋への血流が不足し，心筋虚血を生じてくる（図19）．心筋の正常部と冠動脈狭窄部の血流の差は負荷時に増加する．

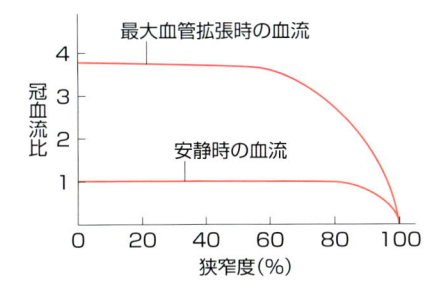

図19 冠血流と冠動脈狭窄との関係
安静時では冠動脈の狭窄が約80％以内であれば心筋への血液供給は保たれる．しかし負荷時に多くの血流を必要とする状態では，冠動脈の狭窄が50％以上になると心筋への血流が不足し，胸痛などの症状が出てくる．

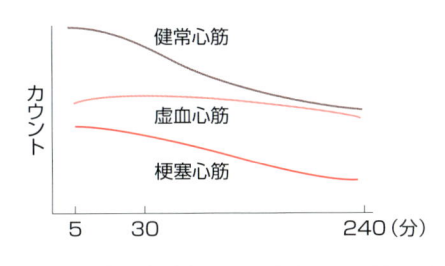

図20 ^{201}TlClの心筋内の放射能の経時的変化
投与された^{201}TlClは冠動脈の血流に比例して心筋に分布し，時間とともに^{201}TlClは心筋から洗い出される．

これを利用して負荷心筋血流シンチグラフィは虚血心筋を描出する．

投与された^{201}TlClは冠動脈の血流に比例して心筋細胞に取り込まれ，時間とともに^{201}TlClは心筋から洗い出されてその分布が変化する．負荷直後の初期像でRI集積低下を示した領域で，3〜4時間経過した後の後期像でRI集積低下の程度が小さい領域を**心筋虚血部位**とみなす(図20)．**washout rate**(洗い出し割合)という示標があるが，初期像のRIカウントと後期像のRIカウントの比で求め，初期像から後期像で何％洗い出されたかを示す指標である．血流の低下した心筋ではこの値が低くなる．投与後数時間以後では心筋の**viability**を反映した分布像(**再分布像**)が得られる(図21)．^{99m}Tc製剤では**fill in**(フィルイン)として観察される心筋虚血部位である(図22，表2)．

正常心筋は主に脂肪酸をエネルギーとして利用しているが，虚血によって心筋細胞のエネルギー代謝が脂肪酸代謝から糖代謝へ変化する．症状がない無症候性ハイリスク群のスクリーニングや不安定狭心症などの症例では，^{123}I-BMIPPシ

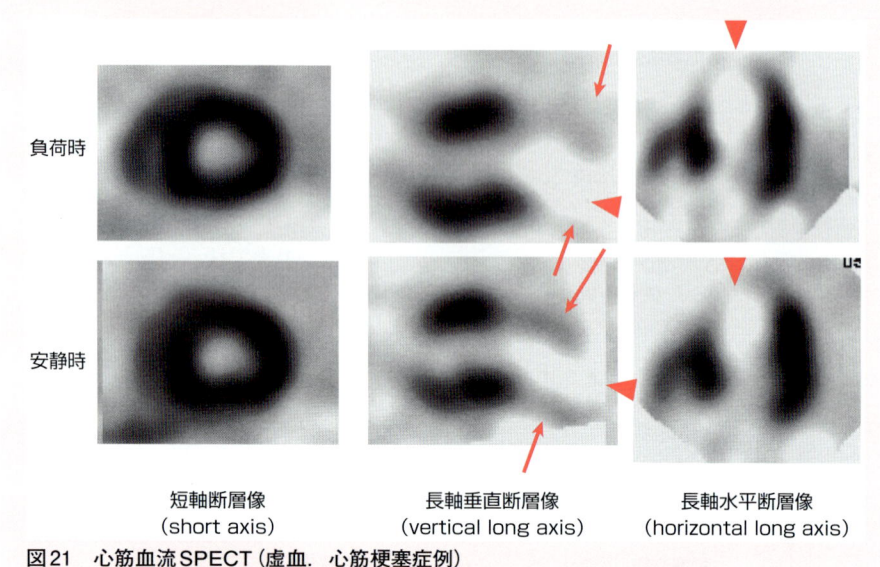

	短軸断層像 (short axis)	長軸垂直断層像 (vertical long axis)	長軸水平断層像 (horizontal long axis)
負荷時			
安静時			

図21 心筋血流SPECT（虚血，心筋梗塞症例）
図中の矢印は負荷時にRI集積がみられない部位（中部から心尖側の前壁，下壁）であるが，安静時に弱い集積を認める．不十分なRI再分布といい，虚血の部位を示している．矢頭は負荷時，安静時ともにRIの集積を観察せず，欠損している．心筋梗塞の部位を示している．

ンチグラフィで取り込みが低下する．また冠動脈攣縮などで心筋が一時的に虚血にさらされると，心筋血流が回復した後も，交感神経機能障害が残るため，この時期にMIBG検査を施行すると，過去の虚血を検出することができる（**memory image**）．脂肪酸やMIBGによるシンチでは虚血領域は集積低下として観察される（図23）．

2）心筋梗塞

心筋梗塞は冠動脈の血流量が絶対的に不足し，心筋が虚血に陥り壊死をきたした状態をいう．狭心症の胸痛は数分程度なのに対し，心筋梗塞は安静にしていても30分以上続く強い胸痛のことが多い．死に至る重篤な疾患である．投与された^{201}TlClは冠動脈の血流に比例して心筋に分布し，**梗塞を起こした心筋（梗塞心筋）**には安静時にも負荷時にもRIは取り込まれない（図24，表2）．^{123}I-BMIPP，^{123}I-MIBGも集積しない．

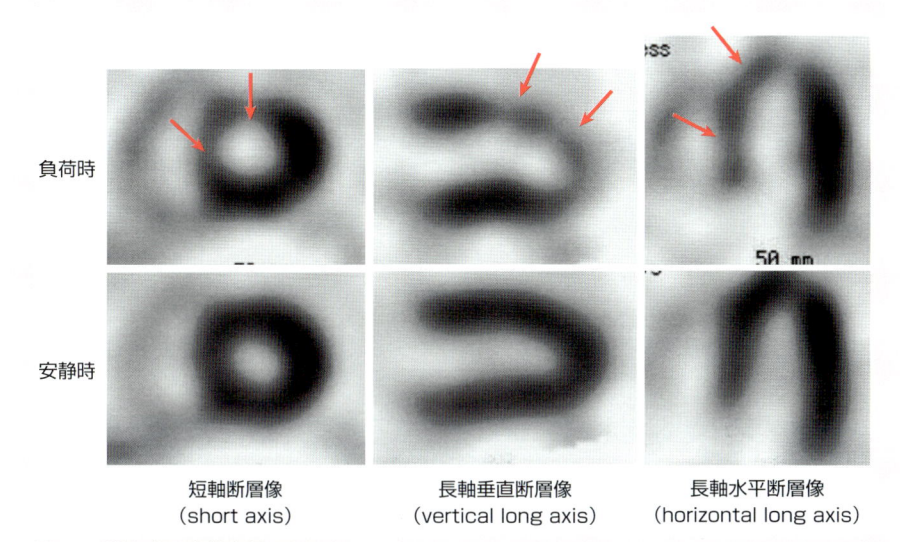

図22　狭心症の心筋血流SPECT
図中の矢印は負荷時にRI集積がみられない部位（前壁，中隔）で安静時には同じ部位に集積を観察する．虚血の部位を示しており，再分布またはfill inといわれる．

表2　心筋の状態と血流の関係

	安静時	負荷時
正常心筋	血流あり	血流あり
虚血部*（狭心症）	血流あり	血流なし
心筋梗塞	血流なし	血流なし

＊PCIやCABGなどの治療後に改善するため，これら治療適応を示す．

3）心筋症

　心筋症には心筋が肥厚する**肥大型心筋症**と，心筋が薄くなり心室が拡大する**拡張型心筋症**などがある．心筋血流シンチグラフィは，肥大型心筋症では心筋が肥厚した中隔や心尖部心筋のRI集積亢進，また進行した症例では病的肥厚部位でRI集積低下を観察する．拡張型心筋症では左室あるいは左右の心室の拡張と収縮不全を特徴とする．心筋血流シンチグラフィで冠動脈支配領域に一致しないRI集積低下を示す．心筋の厚さが低下した部位で集積低下や欠損像を観察する

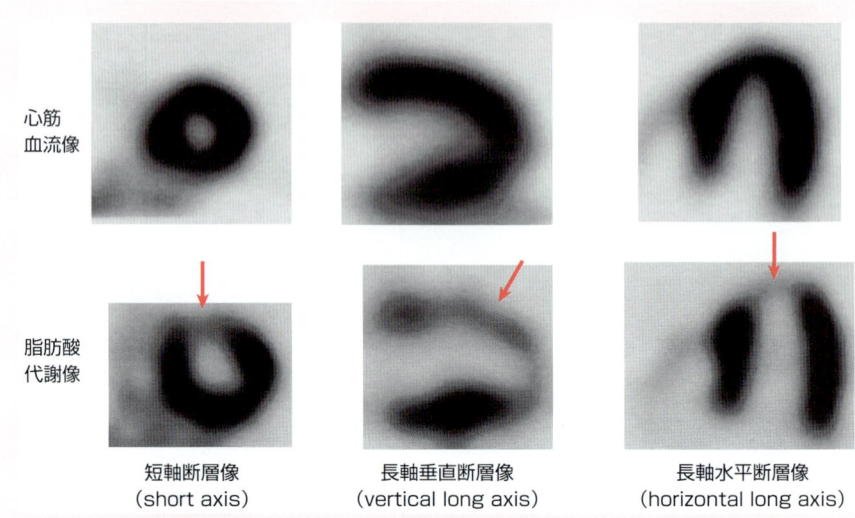

図23 狭心症治療症例の心筋血流SPECT（上），脂肪酸代謝像（下）
前壁に虚血を観察したが，治療により心筋血流（上）は回復した．しかし脂肪酸代謝（下）は同部の取り込み低下を認め，治療直後には回復していない．

（図25）．拡張型心筋症で交感神経機能は心不全の進展に大きくかかわっており，MIBGシンチグラフィは患者の予後予測と治療効果の判定に役立つ．**心／縦隔比**や**洗い出し率**が治療リスクの高い症例の事前予測や，治療効果のモニタリングに有用で，心／縦隔比が低いほど重症である（図26）．

4）心不全

心不全は左心室のポンプ機能が低下した状態をいう．虚血性心疾患で心筋が広範に傷害されたり，心筋症で心筋細胞が脱落し，左室の収縮や拡張がうまくできなくなった状態をいう．心不全の心機能評価に**心電図同期心筋血流SPECT（gated SPECT）**（図27）や**心プールシンチグラフィ**が有用である．

心筋血流SPECTは左室心筋のほかに右心負荷を観察することができる．心機能が正常ならば右室へのRI集積を軽度認めるのみであるが，強い集積を認めるものは右室に圧負荷を考え，SPECT作成時に右室を含めるとよい（図28）．

循環器系

心筋
血流像

脂肪酸
代謝像

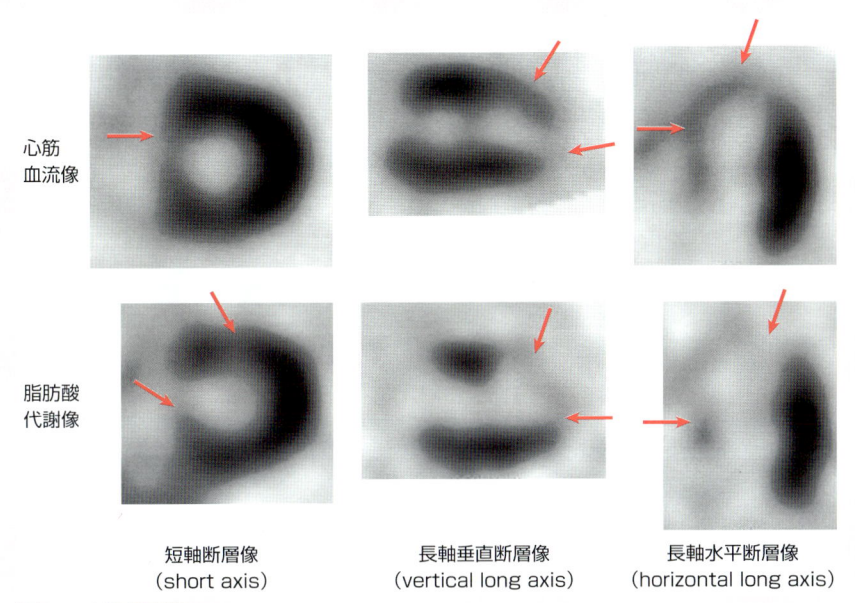

短軸断層像　　　　　　長軸垂直断層像　　　　　長軸水平断層像
（short axis）　　　　（vertical long axis）　（horizontal long axis）

図24　心筋梗塞像
安静時に行われた^{201}TlCl心筋血流SPECTでは中隔，前壁の矢印の部分にRIの集積欠損，低下を観察し，心筋梗塞と診断される．同時に撮像された脂肪酸代謝像ではより広い範囲の集積低下を観察する．

> **MEMO**　その他の疾患における心筋シンチグラフィの有用性：① ^{123}I-MIBGの心筋集積はパーキンソン病や糖尿病でも低下する．② サルコイドーシスの心病変には^{67}Gaが強く取り込まれるが，心筋血流イメージでは類上皮肉芽腫や線維化した瘢痕性病巣で集積低下や欠損像として観察される．^{123}I-MIBGや^{123}I-BMIPPシンチグラフィで病変部位は集積低下を示す．

3 ‖ なぜこんな失敗を：心筋血流SPECTで観察されるアーチファクト

① 減弱によるアーチファクト：前壁の減弱（乳房），下壁の減弱（横隔膜，心内腔拡大）を観察する．病的変化かどうかは壁運動と併せて評価する．

② 肝臓，胆嚢の集積増加によるアーチファクト：下壁の集積低下として観察する．対策として「撮像時間を肝臓，胆嚢の集積が低下する時期に合わせる」や「再構成法を工夫する」など試みられている．

③ 体動のアーチファクト：撮像時の体動でゆがみ，集積の不均一，不自然な部分的高集積，欠損像を観察する．「被検者の検査内容理解に努める」「撮影時の

基部　　　　中部　　　　心尖

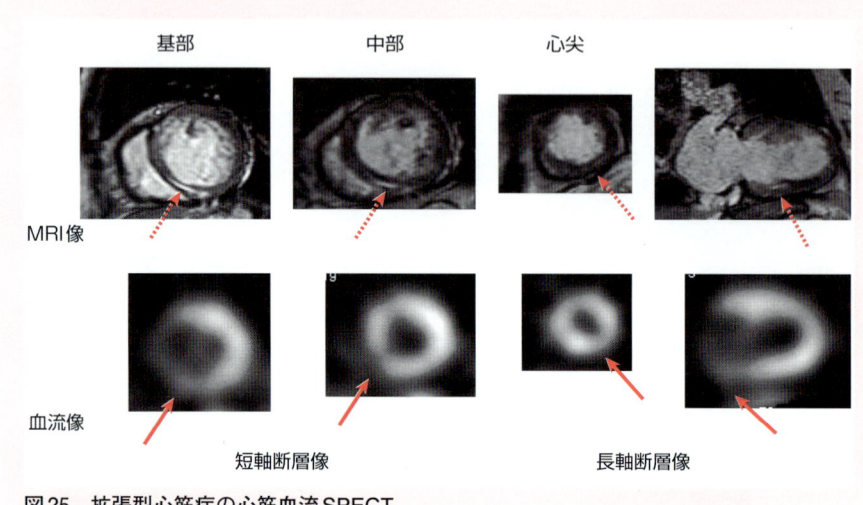

MRI像

血流像　　　　短軸断層像　　　　　長軸断層像

図25　拡張型心筋症の心筋血流SPECT
心臓造影MRI（上）．MRIと対応する断面の心筋血流SPECT像（下）．
破線矢印はMRIで遅延造影効果を示し，傷害心筋と考えられる．矢印は心筋血流が低下した部位を示す．集積低下部位は下壁，中隔下部，中隔壁後方で観察されやすい．

体動が起こりにくいような体位を工夫する」などの対策と，もし体動のアーチファクトに気づいたら補正ソフトウェアを試してみる．

④ 体格によるアーチファクト：大柄な被検者ではノイズの多い画像になることがある．このようなときは「投与量を調節する」「収集時間を延長する」など対応するほか，血流製剤としてエネルギーの高い^{99m}Tc製剤を検討してみる．

⑤ 輪郭のトレースがむずかしいことでgated SPECT解析に影響を与える症例：大きな血流欠損がある症例．小さな心臓の症例は，容積は小さく，駆出分画は過大評価されやすい．拡大収集が薦められている．

II．末梢血管シンチグラフィ（RIベノグラフィ）

1 ‖ 基礎

1）下肢静脈の解剖

下肢深部静脈は大腿静脈，外腸骨静脈，総腸骨静脈，下大静脈から右心房に流入する（図29）．下肢静脈は深部静脈と表在静脈とがあり，これらの間には交通

循環器系

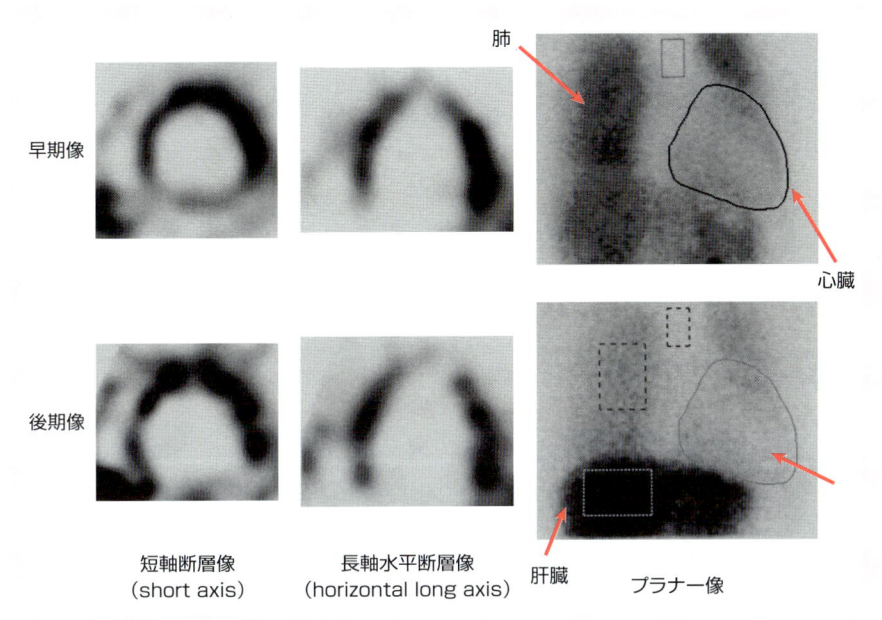

図26 拡張型心筋症の^{123}I-MIBG像
左室の著しい拡張を観察する．左室心筋への^{123}I-MIBG集積はびまん性に低下，特に下壁でこの傾向が強い．プラナー像（右）で心臓へのRI集積は全体的に低下し，肺へのRI集積増加を観察する．

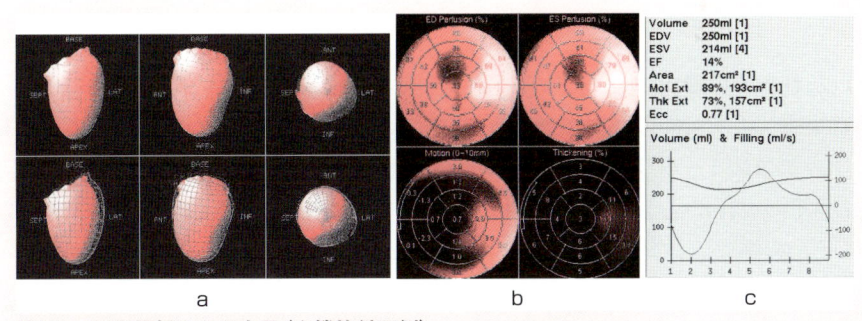

図27 QGS解析による表示（心機能低下例）
正常例（図17）と比較すると，aの左室の拡張期，収縮期の体積の差が小さい．bで白い部分が少なく，cのカーブの変化が小さく平坦で，拡張期と収縮期の差が小さい．左室駆出率（EF）が14％と，心収縮機能が低下しており心機能が悪いことがわかる．

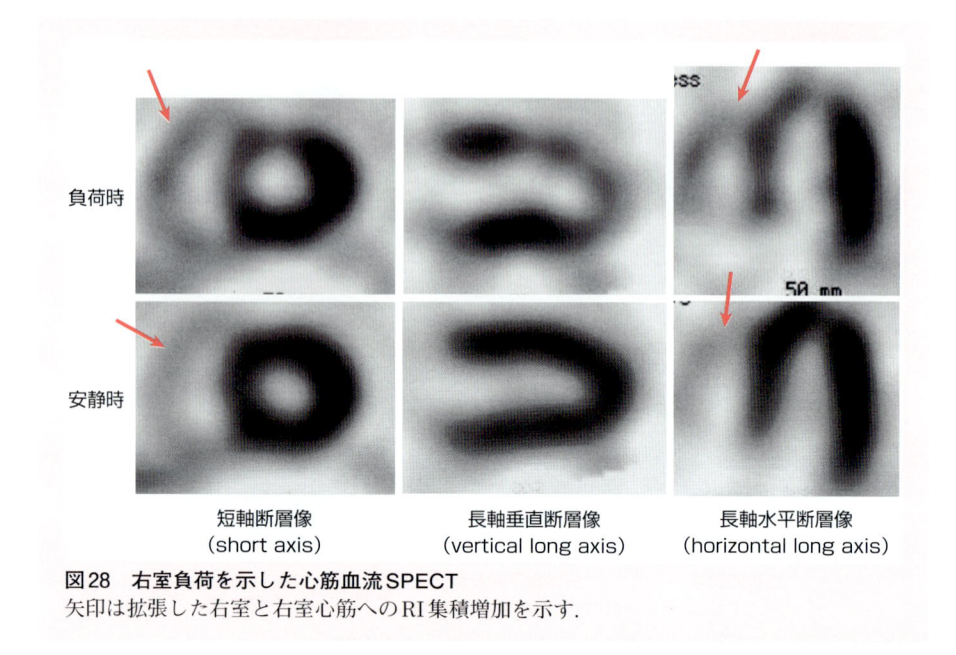

図28 右室負荷を示した心筋血流SPECT
矢印は拡張した右室と右室心筋へのRI集積増加を示す．

があり，下肢の静脈は重力に逆らって血液を心臓に戻すため，逆流を防ぐ静脈弁を有する．

骨盤部の深部静脈が片側で閉塞を起こすと，骨盤の静脈叢を介して健側の深部静脈に流入する．

2）これまでの歴史

航空機による長距離移動の普及，震災被災者の健康に注意が向けられるようになり，**エコノミークラス症候群**への関心が高まった．下肢深部静脈に血栓を生じると，その血栓により肺に塞栓を生じ，**肺塞栓症（PE）**を引き起こす．肺塞栓症診断のための肺血流シンチグラフィと下肢ベノグラフィを併せて施行することが多い．

3）用いる放射性医薬品と撮影方法

肺血流シンチグラフィを併せて施行する場合には，^{99m}Tc-MAA（大凝集ヒト血清アルブミン）を使用する（表3）．^{99m}Tc-RBC（標識赤血球）や ^{99m}Tc-HSA（ヒト血清アルブミン）を使用すると，血液プール像が可能となり，平衡時相の静脈瘤，静脈のうっ滞の程度が観察できる．

図29 下肢静脈の解剖．深部下腿静脈〜大腿静脈〜骨盤内静脈〜下大静脈

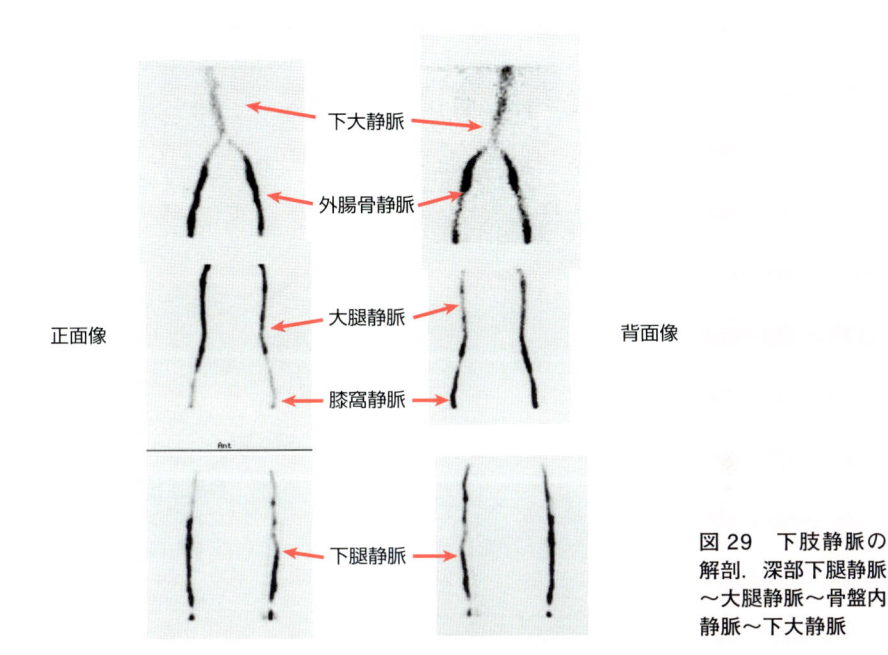

正面像／背面像

ラベル：下大静脈，外腸骨静脈，大腿静脈，膝窩静脈，下腿静脈

表3　末梢血管シンチグラフィ（RIベノグラフィ）に用いられる放射性薬品

	半減期	放出する放射線	主なエネルギー
^{99m}Tc-MAA* ^{99m}Tc-RBC ^{99m}Tc-HAS	6時間	γ線	141 keV

＊^{99m}Tc-MAAを使うと同時に肺血流シンチグラフィにより肺塞栓の有無も知ることができる．

　検査に際しては臥位で足背部の表在静脈に翼状針を刺入し，表在静脈の描出を防ぐために，両下腿下部を駆血する．撮像は下腿，大腿，骨盤部の3回に分けて行う．おのおの^{99m}Tc-MAAを37〜55.5MBq注入し直ちに生理食塩水で後押しする．下肢静脈を撮影した後，肺を撮影すると肺塞栓の有無を知ることができる．

2 ‖ 臨床での有用性

　下肢や骨盤内の深部静脈血栓性静脈炎（深部静脈血栓症）は手術後の患者，70歳以上の高齢者，経産婦，長期臥床者，長期間坐位や立位の就労者に多い．合併症に重篤な肺塞栓症があるため，早期診断と治療が必要である．症状は下肢の腫

正面像　　　背面像

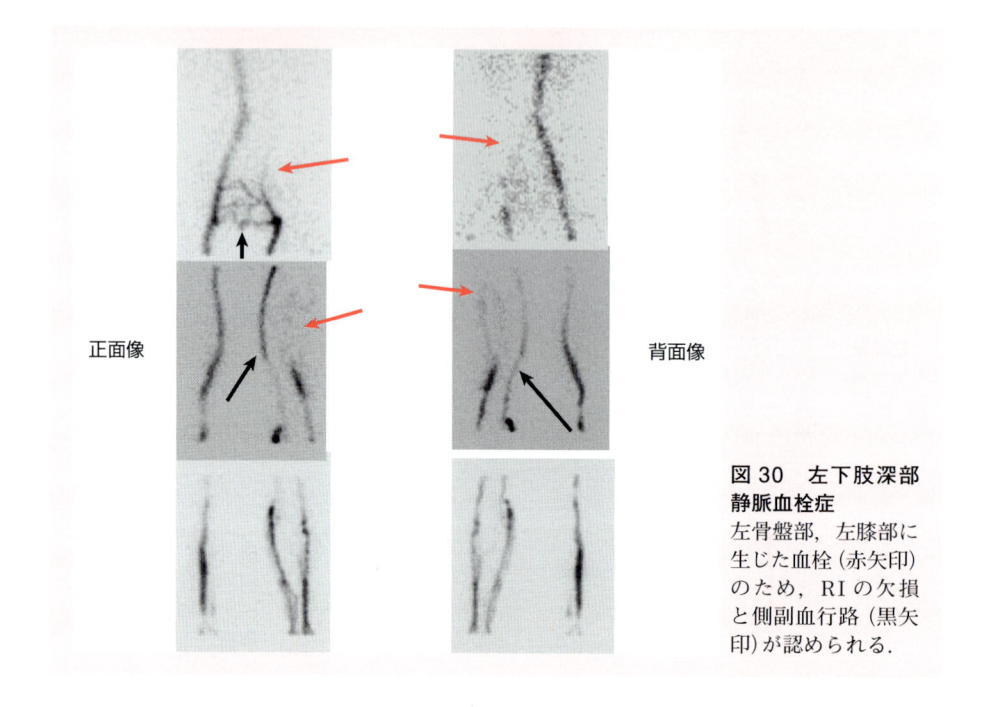

図30　左下肢深部静脈血栓症
左骨盤部, 左膝部に生じた血栓 (赤矢印) のため, RIの欠損と側副血行路 (黒矢印) が認められる.

脹のほか呼吸困難もある.

　通常, 大腿静脈-外腸骨静脈-総腸骨静脈-下大静脈の深部静脈系が描出されるが, この経路の途絶や側副血行路の発達は深部静脈系の高度の狭窄, 閉塞 (血栓, 腫瘍などの外部からの圧排) を示している (図30).

3 ∥ なぜこんな失敗を

　下腿下部の駆血の強さで, 左右下肢深部静脈 (表在) の描出の速度に差が生じてしまう.

　急性期の深部静脈血栓症では側副血行路の発達が不十分で, シンチグラフィ所見は完全閉塞パターンになりやすい. 大伏在静脈と深部大腿静脈の区別をつけるように心がける.

> **MEMO**　足背部の表在静脈から注射されたRIが下肢深部静脈を上行する速さは個人差があるので, 適切なタイミングを逃さないよう十分な撮像時間 (60〜90秒) が必要である.

(小山恵子)

脳神経系

1 ‖ 基礎

1）脳の働き

　脳は重量が体重の2〜3％に過ぎないにもかかわらず，心臓から送り出される血液，すなわち心拍出量の約15％が灌流し，全身で消費される酸素の20％，ブドウ糖の25％を消費している．脳の活動のエネルギーはすべてブドウ糖を利用しているが，脳にはエネルギーの貯えがなく，血流を介して供給される酸素，ブドウ糖を使っている．したがって動脈の狭窄・閉塞やショックによって脳への血流不足が生じると，容易にダメージをきたす．

　脳の血流や酸素代謝，ブドウ糖代謝を測ることにより，脳の活動状態がわかる．脳の構造は複雑なので断層像が不可欠でPETやSPECTを用いて，局所的な脳血流や代謝を画像化する．脳血管障害やアルツハイマー病を代表とする認知症などの疾患では，症状が出る前の病初期から，脳の血流や代謝に変化がみられることが多く，PETやSPECTにより病気の早期診断を行うことができる．

　脳は部位によって異なる働きを分担している．言葉という機能を司る**言語野**は左半球にあり，運動や知覚を司る**運動感覚野**は両側前頭葉の中心溝の前後に，視覚を司る**視覚野**は後頭葉にある．脳が働くときには必ずエネルギーが必要となるので，その部位の血流や代謝が変化する．例えば見る，聞く，あるいは手の指を動かすなどを行ったときに，その機能を司る部位の脳の局所の血流や代謝が変化していることがわかる．このようにして脳機能を解明する方法を**脳賦活検査法**と呼び，特定の刺激により特定の機能を司る部位の状態や反応を調べることができる．

2）これまでの歴史

　脳の核医学診断としては，$^{99m}TcO_4^-$（テクネチウム・パーテクネテート）による検査が古くから行われていた．脳には血中から必要な物質だけを取り込み，組織にとって有害な物質が入ってこないようにするための障壁として**血液脳関門**（blood brain barrier：BBB）が発達している．$^{99m}TcO_4^-$はBBBを通過しないため正常脳には分布しない．しかし脳腫瘍や脳梗塞の病巣では血液脳関門が破綻しており，

表1 脳の核医学検査に用いられる主な放射性医薬品

	半減期	投与量	有用な疾患
^{123}I-IMP	13時間	111MBq	脳疾患
^{99m}Tc-HMPAO	6時間	740MBq	脳疾患
^{99m}Tc-ECD	6時間	600MBq	脳疾患
^{123}I-イオマゼニール	13時間	111MBq	てんかん

^{99m}TcO$_4^-$の集積が陽性となり診断することができる．その後CT，MRI装置が開発されるとともに^{99m}TcO$_4^-$を用いた脳の診断は行われなくなった．脳血流を画像化する試みは古くから行われてきたが，臨床的にその有用性が明らかになったのは^{15}Oを用いるPETによってであった．^{15}Oから^{15}O$_2$（酸素ガス），H$_2$^{15}O（水）を合成し，PETを用いて脳の酸素代謝，血流を見ることができるようになった．

脳梗塞は脳の血管が詰まって血液供給が途絶えるために発症する．脳組織は大量の酸素，ブドウ糖を必要としている．酸素を供給する血流が途絶えると，脳は10分以内に虚血に陥り壊死となる．PETを用いて脳血流を画像化することは，脳血管障害の病態を判定するうえで有用なことが明らかとなり，脳血流を画像化するSPECT製剤が多数開発された．

3）用いる放射性医薬品と投与方法（表1）

脳血流SPECT製剤である^{99m}Tc-ECD，^{99m}Tc-HMPAO，^{123}I-IMPは，いずれも血液脳関門を透過しうる脂溶性の物質である．薬剤により分布がわずかに異なる．

a）^{99m}Tc-ECD

^{99m}Tc-ECDは分子量436のエステル基を有する脂溶性物質である．^{99m}Tc標識した注射薬のほかに，使用時に^{99m}Tc標識するためのキット（商品名　ニューロライト）も発売されている．

b）^{99m}Tc-HMPAO

^{99m}Tc-HMPAOも脂溶性の錯体であるが，^{99m}Tc標識後に時間が経過すると標識率が低下して検査に適さなくなる．そこで標識済みの注射薬は販売されておらず，病院で使用時に標識するためのキット（商品名　セレブロテック）として発売されている．^{99m}Tc標識後30分以内に使用する．

c）^{123}I-IMP

^{123}I-IMPはアンフェタミンという化合物の一種で，神経伝達物質であるノルアドレナリンおよびドーパミンの放出を促進し再取り込みを阻害することによって中枢神経に作用する合成覚醒剤である．検査に用いる^{123}I-IMPは，薬理作用を示さない程度のごく微量であるため，覚醒剤としての作用はない．標識済みの注射薬（商品名　パーヒューザミン，イオフェタミン）として発売されている．

4）脳血流SPECTに用いる放射性医薬品の集積原理

^{99m}Tc-ECDは血液脳関門を通過し，脳局所の血流に比例して脳実質に分布する．ECD分子は脳細胞に取り込まれた後，細胞内にある酵素で加水分解されて水溶性となる．水溶性となった化合物は血液脳関門を通過できないため，細胞内に保持される．健常人における検討では，投与後1分以内に脳への集積が最大になり，投与5分後には約5％が脳実質に存在する．脳からの洗い出しはきわめて緩徐である．体外への排泄経路は尿路系であり，投与後24時間までに投与量の約90％が尿中に排泄される．

^{99m}Tc-HMPAOは血液脳関門を容易に通過して脳組織に分布するが，^{99m}Tc-ECDと比較して脳以外の組織への集積がやや高い．健常人における検討では，脳への集積は投与後1分以内に最大になり，投与後長時間にわたり約5％が脳実質に存在する．脳からの洗い出しはきわめて緩徐である．主な排泄経路は尿路系と肝胆道系で，投与後48時間までに投与量の約40％が尿中に，約30％が胆道系に排泄される．

^{123}I-IMPは静注後まず肺に集積し，その後に主として脳と肝臓に集積する．脳細胞のアミン結合部位への親和性による結合が脳への集積機序である．脳への集積は時間とともに減少し，脳内分布が変化する．排泄経路は主として尿路系であり，24時間で約30％が尿中に排泄される．

^{99m}Tc-ECDと^{99m}Tc-HMPAOのいずれも脳血流を定量しない場合は，投与後約10分から撮像が可能である．長時間にわたって脳内の薬品分布が変わらないため，撮影は時間が経過してからでもかまわない．

脳血流SPECTの長所の一つは，脳局所血流の定量ができることで，いくつかの方法が報告されている．**パトラック・プロット法**という定量法が一般的である．視野の大きなガンマカメラを用い，^{99m}Tc製剤の静注と同時に1秒/フレームのダイナミック収集を頭部と大動脈弓を含む範囲で2分間行う．それに引き続いて頭

部のSPECT像を収集する．ダイナミック像の大動脈弓と大脳に関心領域を設定し，それらの時間放射能曲線からパトラック・プロットを行い，平均脳血流量を算出する．SPECT像を用いて局所脳血流量の機能画像を作成する．脳血流量の正常値は以下のような値である．

```
●脳血流量の正常値
    平均脳血流量（mCBF）
        （全脳平均）                    ：40 mL/100 g/分以上

    局所脳血流量（rCBF）
        （大脳皮質，基底核，小脳）      ：50 mL/100 g/分以上
```

^{123}I-IMPは投与後に脳内の分布が変化するため，3時間後に遅延画像を撮像する場合がある．また^{123}I-IMPが体内で分解されると遊離したヨウ素（^{123}I）が生ずる．^{123}I-IMPを用いても脳血流定量が可能で，マイクロスフェア法やオートラジオグラフィ法などがある．動脈採血が必要，手技が煩雑で，日常の臨床で行うには準備と熟練が必要である．これらは採血を必要としない定量法も開発されている．

SPECT像は早期像を用いて局所脳血流量画像を作成する（図1）．^{99m}Tc-ECD，^{99m}Tc-HMPAO，^{123}I-IMPは脳内分布が全く同じではない．^{123}I-IMPは分配係数が最も高く脳組織への親和性が高いため，理論上は正確な脳血流分布と脳血流量の定量が可能であるといわれている．

2 ‖ 臨床での有用性

脳血流を画像化することにより，脳局所の働き，脳の病気の診断に利用される．

1）脳血管障害

非侵襲的に局所脳血流量を定量できるため，治療適応の決定や，治療効果判定，治療後の経過観察に役立つ．

脳梗塞発症直後の急性期にはCTで異常がみられないことが多いのに対し，脳血流SPECTは血流を直接画像化しているため，発症直後から血流の低下した領域が描出される（図2）．脳血流を定量することで，脳組織の生存可能性（**viability**）が判定できるため，治療法の選択に役立つ．つまり，脳血流が高度に低下してい

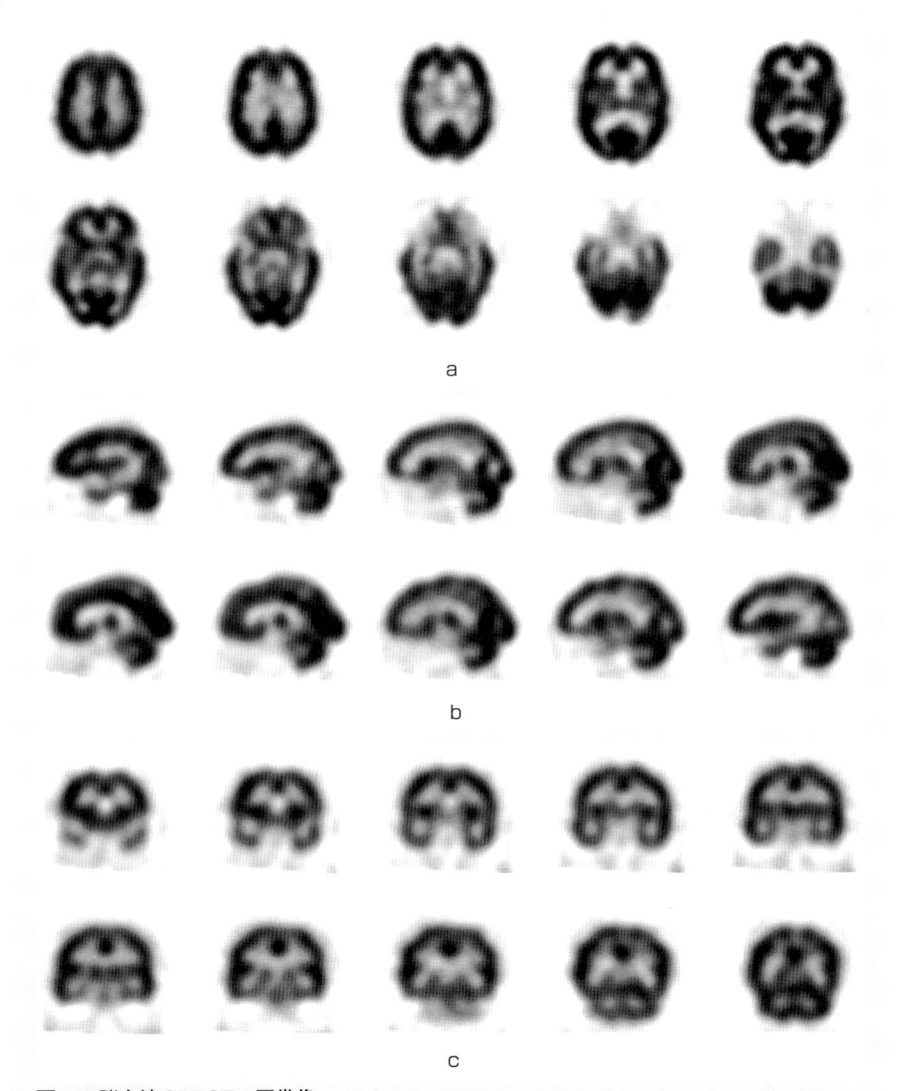

図1 脳血流SPECT. 正常像
 a 横断像, b 矢状断像, c 冠状断像
大脳皮質, 基底核, 小脳の血流が多い. ^{18}F-FDGの分布とほぼ一致する.

る領域は, 血流を再開しても機能が改善しない. SPECTによる脳血流の定量は手技が簡便で複雑な操作やモデル化もないため再現性がよく, 治療効果の判定法

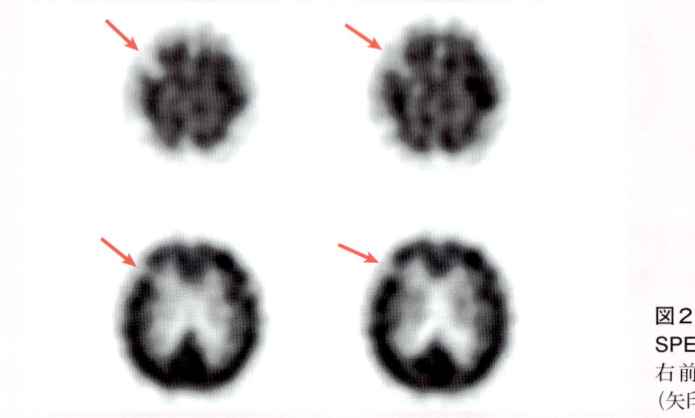

図2 脳梗塞 脳血流SPECT横断像
右前頭葉に血流欠損（矢印）を認める．

として信頼されている．

　脳血流SPECTの異常を客観的に評価するために，統計学的手法を用いた種々の評価法がある．脳血流SPECTの正常パターンを健常志願者のデータから作成しておき，それと被検者の脳血流を比較して統計学的に有意な低下領域を抽出する方法が開発されている．この方法は，通常の視覚的な画像評価よりも客観性が高い．

　血管予備能の判定にも定量が不可欠である．通常はアセタゾラミドを1,000 mg静注した後に，負荷前と比較して血流が増加すれば，予備能ありと判定する（図3）．**予備能がない場合には，血行再建術の適応となる**．負荷前後の血流の比較にはサブトラクション画像や血流増加率の測定が役立つ．

> **MEMO**
> **アセタゾラミド負荷脳血流SPECT**：アセタゾラミド（商品名：Diamox，ダイアモックス）は炭酸脱水酵素阻害薬で組織中のCO_2分圧が上昇して組織が酸性になる．正常な組織では動脈が拡張して血流が増加する．しかし，動脈硬化などで動脈が拡張できない場合にはCO_2分圧が上昇しても血流増加反応がみられなくなる．ダイアモックス投与前後に脳血流SPECTを行い局所血流の増加の有無をみる検査がダイアモックス負荷脳血流SPECTである．1回目の負荷前のRI投与時にダイナミック収集を行い，パトラック・プロット法による定量を実施する．SPECT撮像が終了する10分前にダイアモックス1,000 mgを静注し，撮影終了と同時に，1回目と等量のRIを投与する．2回目はダイナミック収集を行わず，SPECTのみを撮影する．負荷後の定量は，投与RI量が同じため1回目のダイナミック収集のデータを用いてパトラック・プロット法を行うことができる．したがって正確に定量するためには，正確に等量を投与することが重要となる．

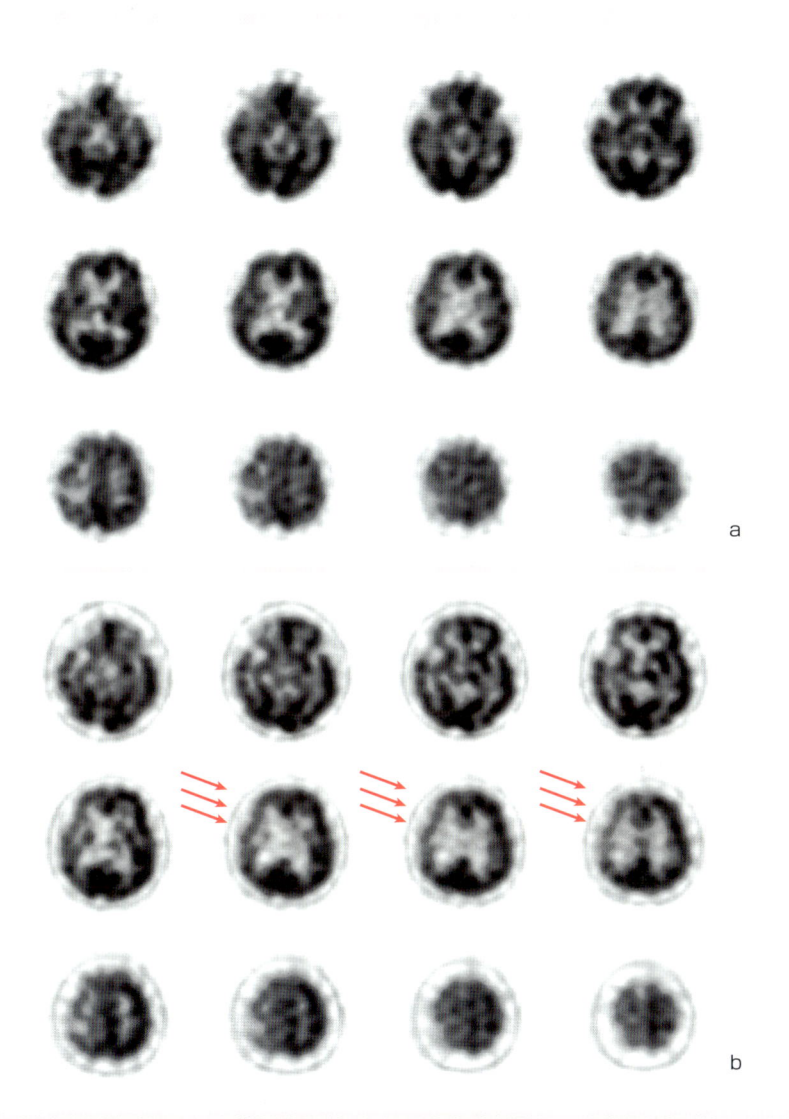

図3 右内頸動脈狭窄症 ダイアモックス負荷脳血流SPECT
a 安静時の脳血流像．右大脳半球に軽度の血流低下が疑われるが，明瞭ではない．
b ダイアモックス負荷後の脳血流像．左大脳半球の血流は増加しているが，右側の前頭葉，側頭葉および頭頂葉の血流は増加せず，左側との差が明瞭になっている（矢印）．これはダイアモックス投与後の右中大脳動脈領域の血流増加が不十分なことを反映しており，血管予備能の低下と判定される．

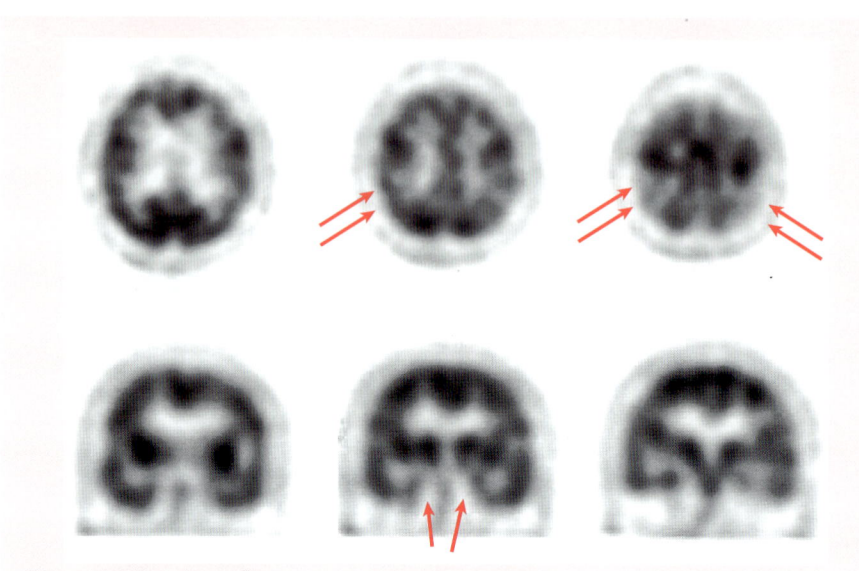

図4　アルツハイマー病
上段；脳血流SPECT横断像．下段；同冠状断像．
^{99m}Tc-ECD SPECT像で両側の頭頂葉から側頭葉後部および海馬領域の血流が低下している(矢印)．アルツハイマー病の場合に血流低下をきたす典型的な部位である．

2）認知症

　脳血流SPECTは認知症をきたす疾患の早期診断，鑑別診断に役立つ．認知症では脳の解剖学的な形態変化よりも血流の低下が早く起こるため，脳血流SPECTが早期の認知症を正しく診断するのに役立つ．

　認知症はアルツハイマー病が代表的であるが，初期から特徴的なパターンの血流低下を呈する場合には診断が容易である(図4)．レビー小体病，前頭側頭型認知症，ピック病，脳血管性認知症，うつ病などにもそれぞれ特徴的な血流低下のパターンがあるため，局所脳血流の詳細な画像判定により病型の診断が可能となる．前述した統計学的な画像評価法を用いると，客観性が増してより正確に診断できることがある．

3）てんかん

　てんかんの焦点はけいれん発作時には血流が増加し，非発作時には血流が低下しているため，発作時に脳血流SPECTを行うと集積が増加し，非発作時に行う

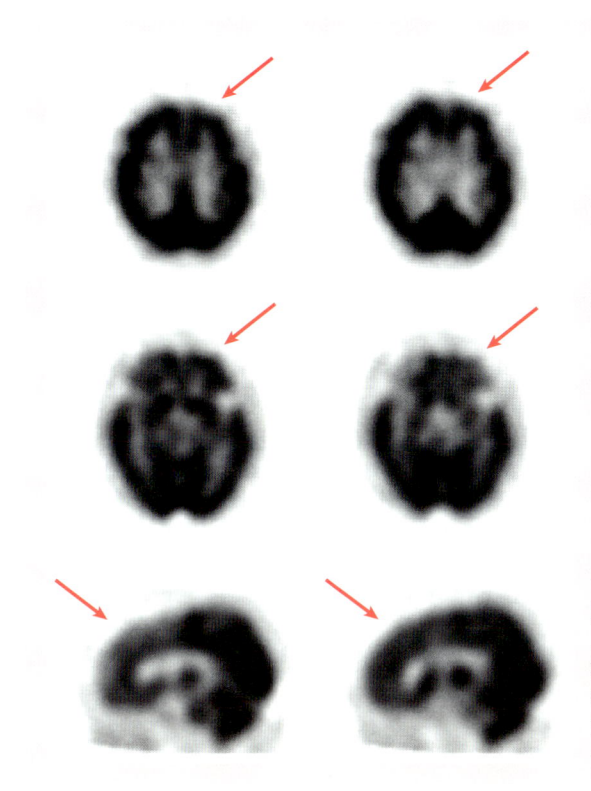

図5 うつ病
上2段は ^{99m}Tc-ECDによる脳血流SPECT横断像．下段は同矢状断像．
両側前頭葉の血流が低下している（矢印）．

と集積が低下している．^{99m}Tc-ECDや^{99m}Tc-HMPAOの脳内分布は，注射後にほとんど変わらないため，発作が始まったら薬剤を注射し，SPECTの撮像は発作が治まってから行えばよい．

　脳血流SPECTによるてんかん焦点の診断能は，発作時に行うSPECTの方が非発作時のSPECTよりも高く，診断能は60〜70％である．発作が高頻度に起きる場合には発作時の脳血流SPECTが可能であるが，多くの患者では非発作時のみしか撮影できない．

　^{123}I-イオマゼニールという薬剤を用いた脳SPECTもてんかんの焦点を同定するのに有効である．イオマゼニールは脳の神経細胞に存在する中枢性のベンゾジアゼピン受容体に結合する薬品であり，てんかん発作の焦点は取り込みが低下する．

4）うつ病

うつ病などの精神疾患の診断にも脳血流SPECTは役立つ．精神疾患では脳の血流や代謝が異常をきたすため，SPECTで異常を検出できる．うつ病では前頭葉の血流低下が特徴的である（図5）．

3 ‖ なぜこんな失敗を

脳血流分布を定性的に評価する撮影法を**スタティック収集**という．その場合には，薬品を正しく静脈内に注射するだけでよいが，定量的評価すなわち脳血流量を定量する場合には，RIを短時間で正確に全量を注射しなければならない．

高精度の画像を撮像するためには，被検者がじっとして頭を動かさないようにすることが必須である．そのため安静を保てない場合や無意識に頭部を動かしてしまう患者の場合には，頭部の固定が不可欠となる．

SPECTによる脳血流の定量は，非侵襲的なため患者の苦痛が少ない．したがって治療効果の判定や術後の評価に適している．もし予期せず患者の頭部が動いてしまった場合などには，撮影をし直せばよい．^{99m}Tc-ECDや^{99m}Tc-HMPAOの脳内分布は，投与後にほとんど変わらないし，核医学検査は撮影を繰り返しても患者の放射線被ばくが増えることはない．

（織内　昇）

腫瘍・炎症系

1 ‖ 基礎

　国民の高齢化に伴って癌患者数は年々増加し，わが国では死亡原因の第1位となっており，1年間に約33万人が癌で死亡している．癌による死亡は，肺，胃，大腸，肝臓，膵臓などのほか，男性では前立腺癌が，女性では乳癌が増えている．癌はリンパ節，遠隔臓器に転移する性質があり，進行した癌は転移していることが多い．治療にあたっては病気の広がり（**病期，ステージ**という）を調べ，それに応じた治療法を考える．一般的に転移した癌の予後は悪いのに対し，転移のない癌では生存が期待される．

　癌あるいは癌の疑いの患者の診療にあたっては，① 腫瘍があるかどうか，腫瘍の存在診断，② その腫瘍が悪性か良性か，③ 悪性腫瘍がリンパ節，他の臓器に転移していないか，病気の広がりをみる病期診断，④ どのような治療を行うか，⑤ 治療後の予後はどの程度か，⑥ 治療が効いているか，治療効果判定，⑦ 治療後，再発はないか，再発の有無をみるなどさまざまな観点から画像診断を行うことになる．

　癌の核医学診断としては^{18}F-FDGを用いるPET検査が最も多いが，^{18}F-FDGはPETの項を参照する．^{18}F-FDGによるPETが行われるようになるまでは，^{67}Gaが圧倒的に多かった．心筋シンチグラフィ製剤の^{201}Tl，^{99m}Tc-MIBIも腫瘍の部位診断に利用されることがある．^{18}F-FDG，^{67}Gaとも腫瘍のみに集積するのではなく，炎症細胞にも取り込まれ，炎症の診断にも有用である．

1）これまでの歴史

　^{67}Gaは当初骨シンチ製剤としての利用が検討されていたが，その後に開発された^{99m}Tc-標識リン酸製剤の方が骨転移の診断に優れていることが明らかとなり，^{67}Gaが骨シンチに使われることはなくなった．しかし偶然^{67}Gaが悪性リンパ腫に集積することがわかり，腫瘍診断への応用が始まった．^{67}Gaは腫瘍のみならず炎症，サルコイドーシスにも集積し，腫瘍のみならず，炎症の診断薬として利用されている．

表1　腫瘍診断に用いられる放射性薬剤（PET製剤を除く）

薬剤	半減期	投与量	集積機序	臨床的有用性
^{67}Ga	78時間	74〜111MBq	トランスフェリン，受容体への結合	腫瘍・炎症
^{201}Tl	73時間	74〜111MBq	血流増加	腫瘍（脳，甲状腺，副甲状腺など）
^{99m}Tc-MIBI	6時間	555〜740MBq	血流増加	副甲状腺腫，乳癌

^{201}Tlは心筋血流シンチ製剤であるが，たまたま甲状腺腫瘍に集まることが見つかり，腫瘍の核医学診断にも使われるようになった．心筋血流製剤である^{99m}Tc-MIBIも腫瘍に集積するが，特に副甲状腺腫，乳癌で役立つ．

2）用いる薬剤とその集積原理（表1）

^{67}Gaは血中の蛋白質トランスフェリンと結合し，^{67}Gaトランスフェリンが癌細胞表面のトランスフェリン受容体に取り込まれることにより，腫瘍が陽性に描画されるといわれている．しかし長い間の研究にもかかわらず^{67}Gaの腫瘍集積の詳しい機序はよくわかっていない．^{67}Gaは投与24時間までは腎臓に，それ以後は主に肝臓を経て便に排泄される．

^{201}Tl，^{99m}Tc-MIBIはともに心筋血流製剤で，1価の陽イオンとして腫瘍の血流を反映した分布を示すため，血流の豊富な腫瘍が陽性になる．

3）正常像

^{67}Gaは主に肝臓に分布する．その他，涙腺，肺門部リンパ節にも弱く集積する（図1）．授乳中では乳房への^{67}Gaの強い取り込みがある（図2）．^{67}Gaは便に排泄され，大腸に分布するので，腹部腫瘍の診断に際しては，撮影前日に下剤を投与し，腹部のRI分布をなくしてから撮影する．

^{67}Gaは骨シンチ製剤として開発されたことから，骨シンチ陽性の部位，小児の成長板にも集積する．

2 | 臨床での有用性

^{67}Gaは多くの悪性腫瘍，癌の診断および炎症の画像診断として利用される．^{67}Gaは腫瘍を陽性像として描画し，悪性腫瘍では特に悪性リンパ腫，悪性黒色腫

腫瘍・炎症系

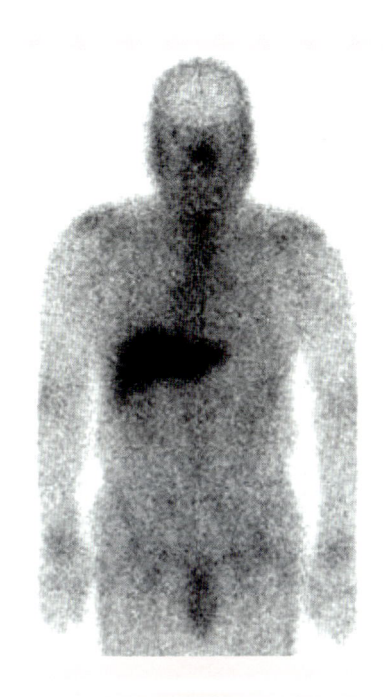

図1　^{67}Ga シンチグラム．正常像
^{67}Ga は肝臓への分布が最も多い．鼻咽腔，肺門部にも弱い取り込みを認める．

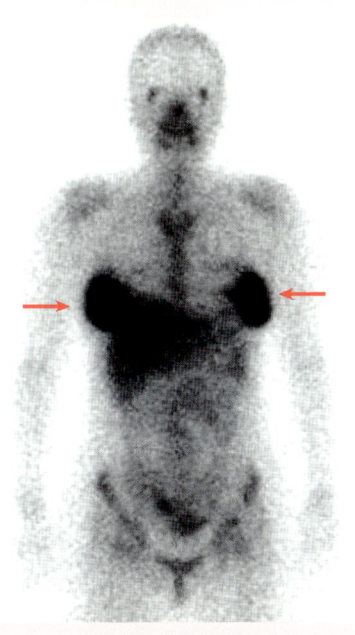

図2　^{67}Ga シンチグラム．授乳中，正常像
授乳中の女性では乳房への強い RI 集積像を示す．

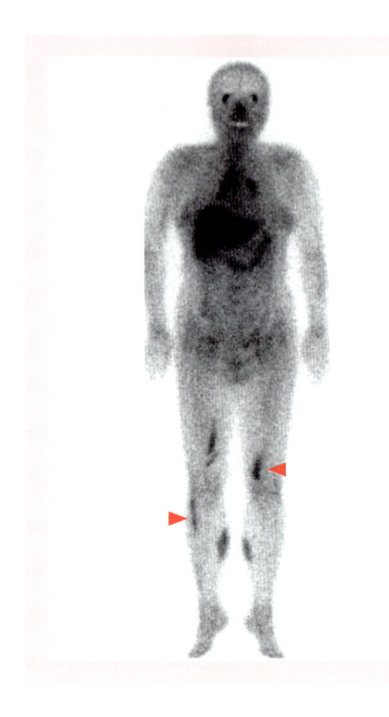

図3 悪性リンパ腫
^{67}Ga 全身像．両下肢皮膚の病変に多くの RI の取り込み（矢頭）を認める．肺門部，肝臓，横行結腸への分布は生理的なもの．

の診断に役立つ（図3）．^{67}Ga はまた炎症細胞にも取り込まれ，サルコイドーシス，膿瘍，活動性の結核などでは強い陽性像を示す（図4）．したがって ^{67}Ga が陽性であったとしても悪性病変とは限らない．

^{67}Ga が有用な腫瘍は ^{18}F-FDG も強く取り込まれることが多く，^{18}F-FDG-PET の普及に伴って ^{67}Ga を用いる腫瘍診断の件数は減りつつある．

^{201}Tl が有用なのは脳腫瘍診断で，^{201}Tl-SPECT を行うと悪性度の高い脳腫瘍ほど ^{201}Tl を強く取り込む．

3 ‖ なぜこんな失敗を

^{67}Ga は便に排泄されるため，患者によっては大腸に強い分布を示し，腹部腫瘍の診断の妨げになる．腹部の診断には腸管内の RI を排泄させるために前日に下剤を投与し，排便してから撮影するようにしなければならない（図5）．

（遠藤啓吾）

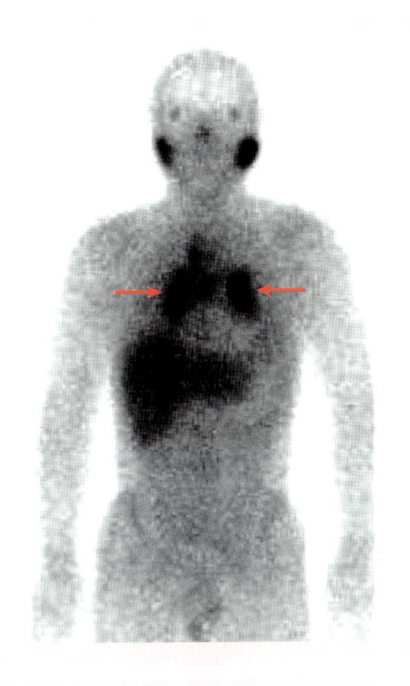

図4 サルコイドーシス
^{67}Ga全身像．左肺門部，右肺門部（矢印）に^{67}Gaの集積を認める．

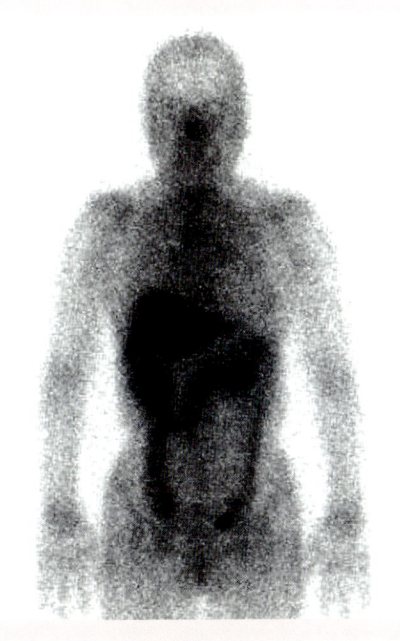

図5 ^{67}Gaシンチグラム
大腸への分布．腹部への^{67}Gaの強い取り込みを認める．腹部の病変検出を目的とした^{67}Ga検査にあたっては，検査前日に下剤を投与し，腹部RIの集積を減らす．

呼吸器系

1 ║ 基礎

1）肺の働き

　肺は鼻から吸入した空気と心臓から送られてきた血液を肺胞においてガス交換することにより，血液を通して全身に酸素を供給し，不要になった炭酸ガスを呼気として排出する（図1）．全身からの静脈血は，右心房，右心室内で混和され，右心室の収縮により肺動脈から肺循環へと送られる．肺の血管抵抗は体循環よりもはるかに低い．

　肺尖部の血流は少なく，肺底部では血流が多い．換気は交互に繰り返される吸気と呼気で行われる．血流と同じく，肺底部に多く，肺尖部で少ない．

　坐位か臥位か，体位の違いで血流分布が変わる．肺の血流，換気を知るために核医学検査が行われるが，特に左肺と右肺，別々にその機能を知ることができる．

2）これまでの歴史

　肺の毛細血管は5μmの太さなのに対し，径が10〜50μmの**大凝集ヒト血清アルブミン（MAA）**を静注すると，肺動脈毛細血管床を通過できず一時的に微小栓塞を起こす．肺内のこの粒子分布は肺動脈血流量に比例するため，肺塞栓症を起

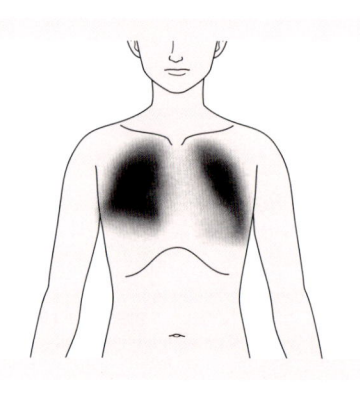

図1　肺
左右肺では心臓から送られてきた血液と吸入した空気をガス交換し，全身に酸素を供給する．肺塞栓症のために肺動脈から肺への血液の供給が停止すると，たちまち死に至る．

表1 肺の核医学検査で使用する主な放射性医薬品

	半減期	投与量	臨床応用
^{99m}Tc-MAA	6時間	40〜150MBq	肺血流
^{133}Xeガス	5.2日	185〜370MBq	換気
^{81m}Kr*	13秒	185〜370MBq	換気
^{99m}Tc-ガス（エロゾール）**	6時間	260〜370MBq	肺吸入

*^{81}Rb-^{81m}Krジェネレーターから溶出し使用する．
親核種^{81}Rbの半減期は4.6時間，娘核種^{81m}Krの半減期は13秒で，半減期の短い^{81m}Krを繰り返し使用することができる．
**ネブライザーを用いて50〜150nm程度の大きさの気体中に浮遊した粒子を作成する．被験者の口元のマウスピースへ導き，数分間安静呼吸にて吸入する．
^{99m}Tcガスを用いる肺吸入シンチグラフィで換気シンチグラフィを代用することもある．

こした部位は肺血流シンチグラフィで欠損を呈する．肺血流シンチグラフィは肺塞栓症の診断法としてノーベル賞候補になったほど，革命的な検査法として注目された．当初は^{131}Iで標識したMAAが用いられたが，現在ではすべて^{99m}Tc-MAAが使われている．

3）用いる放射性医薬品と撮像方法（表1）

a）肺血流シンチグラフィ

用いる薬剤：肺血流評価には，^{99m}Tc-MAAが使われる．^{99m}Tc-MAAは，粒子径10〜50μmであり，肺血流を評価することが可能となる．正常成人において，微小栓塞される毛細血管床は，全体の1/10程度であり，肺の機能への影響はない．また，微小栓塞粒子は，次第に分解され肝臓，脾臓へ移行し，48時間でその90％が尿路系を介して排泄される．

撮影方法：^{99m}Tc-MAAの投与においては体位が重要で，通常は臥位で投与する．肺高血圧の診断を行う場合は坐位で投与する．静脈注射の直前には，投与シリンジを静かに転倒し投与溶液を十分混和し，MAAの凝集を防ぐ．深呼吸を指示した後，数呼吸にわたり注射を行う．最後に生理的食塩水でよくフラッシュする．
^{99m}Tc-MAAを静脈投与し，約2分後から撮像を開始する．坐位で4-6方向（前面，後面，両側面，両前後斜位）を撮像する．必要に応じてSPECTを追加する．

b）肺換気シンチグラフィ

用いる薬剤：^{81m}Krガス，^{133}Xeガス

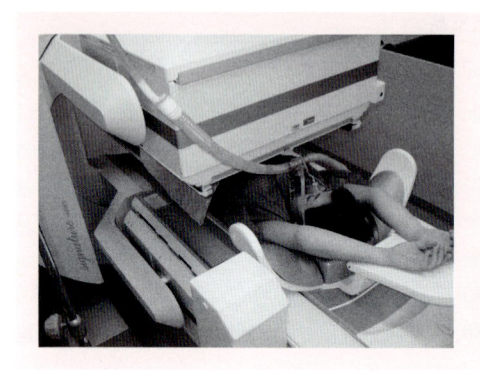

図2 肺換気シンチグラフィ検査方法
酸素を ^{81}Rb-^{81m}Kr ジェネレーターに通し，吸入．安静呼吸時の換気分布像が得られる．繰り返し吸入し，多方向から撮影する．

^{81m}Kr ガスは ^{81}Rb-^{81m}Kr ジェネレーターから溶出されたものを使う．ジェネレーターに加湿した空気または，酸素を供給することによって ^{81m}Kr ガスが溶出され，換気シンチに使われる（図2）．^{81m}Kr ガスは吸入しても血液中にほとんど移行しないため，シンチグラフィでの肺内分布は換気分布を表す．換気シンチの多くは ^{81m}Kr ガスを使って行われる．^{133}Xe ガスは水に難溶な不活性ガスで，^{133}Xe ガス吸入を止めると体内で変化せずに肺より排泄される．

撮影方法：^{81m}Kr による換気シンチは坐位で6方向（前面，後面，両側面，両前後斜位像）を，通常は ^{99m}Tc-MAA との2核種同時収集で撮像する．^{133}Xe ガスは，最大吸気後の呼気停止時のフレームを加算して1回吸入像を作成する．さらに1回吸入像に続き，閉鎖回路で ^{133}Xe を反復吸入して得られる平衡像を作成し，続いて閉鎖回路を開放して得られる1分ごとの経時的な洗い出し像（3～7分後像まで）を作成する．

2 ‖ 臨床での有用性

肺血栓塞栓症（PTE）は欧米で多くみられていたが，近年わが国でも増加傾向であり，エコノミークラス症候群などでも知られるようになってきた．突然の呼吸困難，胸痛をきたすが，胸部単純X線ではほとんど異常所見がなく診断がむずかしい．手術，長期臥床，高齢，下肢静脈炎で肺血栓塞栓症のリスクが高まる．適切な早期診断が重要で，^{99m}Tc-MAA による血流シンチは，MAAキットの ^{99m}Tc-標識により緊急検査に対応する体制が必要である．

肺血栓塞栓症は下肢の深部静脈にできた血栓が剥がれ，静脈から肺動脈に達し，

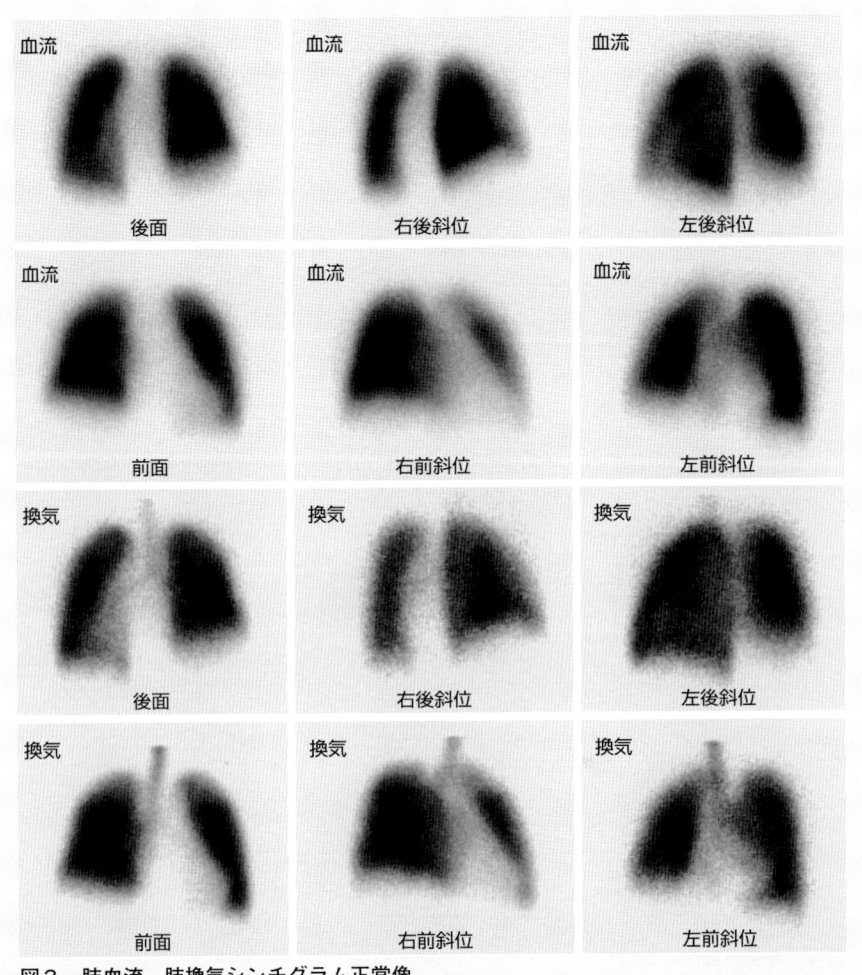

図3 肺血流, 肺換気シンチグラム正常像
上段：肺血流シンチ(^{99m}Tc-MAA), 下段：肺換気シンチ(^{81m}Krガス).

肺動脈を閉塞したときに急死に至る重篤な病気である．肺血流シンチでは塞栓部より末梢の血管が欠損像を呈する．換気シンチでは血流欠損に相当する部位に異常なく，**換気血流ミスマッチ像**と呼ばれる特徴的な所見を示す．肺血流シンチだけでも診断されるが，肺換気シンチを追加すると肺血栓塞栓症診断の確診度が上昇

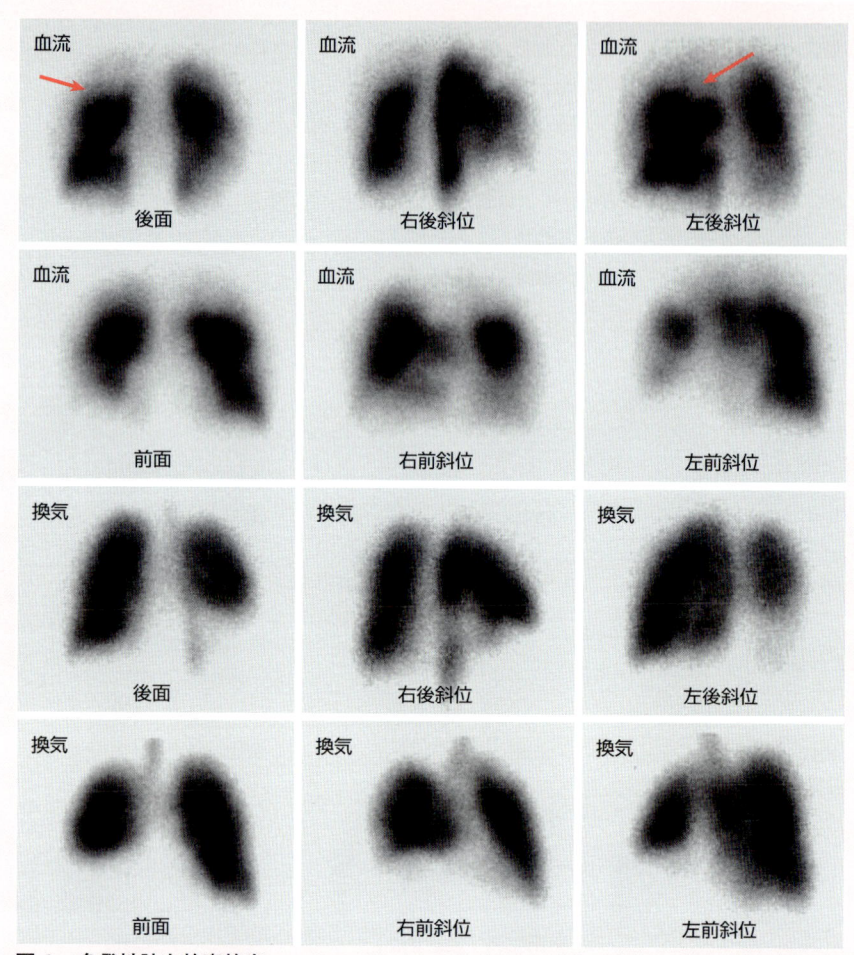

図4 多発性肺血栓塞栓症
上段：肺血流シンチ，下段：肺換気シンチ．
肺血流シンチ後面像，左後斜位像で，左肺尖部に血流欠損あり（矢印）．一方，肺換気シンチでは同部に明らかな換気欠損所見はみられず，換気血流ミスマッチ所見である．

する．

　換気血流ミスマッチ像は，大動脈炎症候群（高安病），肺血管奇形でもみられる．閉塞性肺疾患では区域，亜区域に無関係に不均一な換気，血流分布異常を示す．原発性肺癌の約65％は換気と血流は一致した欠損となるが，残りはミスマッチ

を示す．肺癌の放射線治療後しばしば放射線肺炎をきたすが，この際には換気より血流の方が大きく障害されることが多い．

肺の核医学検査では，左肺と右肺と別々の肺の機能を知ることができる．

> **MEMO** 肺血栓塞栓症の初期診断において，肺血流シンチグラフィか造影CTによる診断か，どちらを第一選択とするか議論されてきた．CTの進歩が目覚ましく，緊急検査として造影CTが一般的となった．抗凝固療法を行った後，肺血栓塞栓症の治療効果判定を行う場合，肺血流シンチグラフィは有用性が高い．

3 ∥ なぜこんな失敗を

肺血流シンチでは投与ルート確保の際に，血液投与溶液の混和が起こってしまうと，凝集塊を形成しシンチグラムにスポット状の所見がみられる．^{133}Xeガスによる肺吸入シンチグラフィでは被験者のRIを含む呼気が漏れることのないように注意しなければならない．

（樋口徹也）

腎臓

1 ▏基礎

1) 腎臓の働き

腎臓は腹腔の後ろにある後腹膜の中に左右2個あり，右腎の方が少し低い．腎臓は空豆のような形で，その大きさは成人では長径が11cmから14cm，短径が約6cm，厚さが約3cm，重さが約150gである．腎臓は体内の余計な水分を尿とし，尿管から膀胱を経て排泄し，水分調節する（図1）．さらに腎臓は電解質を排泄して体内の電解質のバランスを保つとともに，不要な物質を血液中から濾過し，尿として排泄する．1日の尿量は1.5Lになり，腎臓の血流は他の臓器と比べて格段に大きく，重量当たりに換算すると脳よりも血流が多い．

2) これまでの歴史

腎臓の核医学検査の歴史は古く，^{131}I標識した馬尿酸（^{131}I-OIH）という物質が長く使われてきた．シンチスキャナーを腎臓に当てて腎臓のRIカウントを計り，

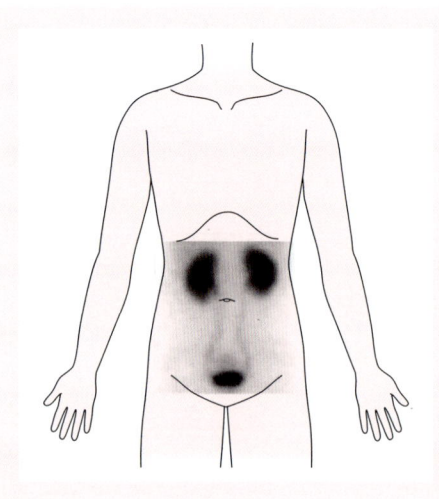

図1 腎臓
左右の腎臓は水，電解質のバランスを保っており，余分なものは尿管を経て膀胱から尿として排泄される．

表1 腎臓の核医学検査に用いられる主な放射性医薬品

	半減期	投与量	検査方法
^{99m}Tc-MAG3	6時間	222,400MBq	腎動態シンチ(腎血漿流量)
^{99m}Tc-DTPA	同上	370MBq	同上(腎糸球体濾過率)
^{99m}Tc-DMSA	同上	185MBq	腎静態シンチ

腎臓の**時間放射能曲線**(**レノグラム**)を作成して腎機能を推定していたが,画像は撮影できなかった.しかしガンマカメラが開発され,腎臓から排泄されていくRIの様子を画像を見ながら正確に腎機能を評価できるようになった.現在では^{99m}Tc-MAG3という放射性医薬品が主に用いられている.生化学検査として血清BUNやクレアチニン濃度の測定が,腎機能を反映するマーカーとして使われているが,これらは左右の腎臓を併せた腎機能を表すのに対し,核医学では左右別々の腎機能を知ることができる.

3)用いる放射性医薬品と撮影方法(表1)

腎臓の核医学検査は,**動態検査**(ダイナミック)と**静態検査**(スタティック)に分けられる.腎動態検査には糸球体で濾過された後,尿細管である程度再吸収を受けて尿中に排泄される^{99m}Tc-MAG3,^{99m}Tc-DTPAが使われるが,3相性のレノグラムを示し,時間をおって撮影する.いずれも左右それぞれの腎臓の機能を定量できる.腎静態検査には腎皮質に集積した後,ほとんど尿中に排泄されない^{99m}Tc-DMSAが用いられるが,腎に集積してほとんど排泄されない.

a)腎動態シンチグラフィに用いる放射性医薬品

① ^{99m}Tc-MAG3

^{99m}Tc-MAG3は分子量375の水溶性物質で,静注直後から腎尿細管細胞に集積し30分で投与量の約80%が尿中に排泄される.ガンマカメラで解析することにより左右腎臓の**有効腎血漿流量**(**ERPF**)を推定できる.腎の摂取率が高いため,バックグラウンドが低く明瞭な腎集積が観察される(図2).

② ^{99m}Tc-DTPA

^{99m}Tc-DTPAは分子量393の化合物で,糸球体で選択的に濾過され,尿細管で分泌・再吸収されずに尿中に排泄される.左右の腎の**糸球体濾過率**(**GFR**)を測定できる.

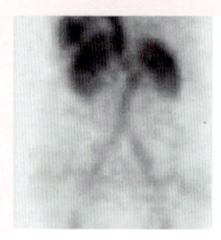

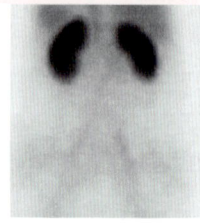

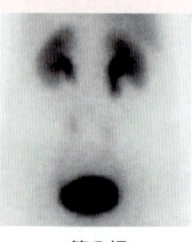

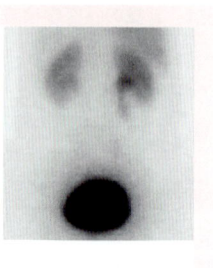

| 第1相 | 第2相 | 第3相 | |
| 血流相 | 実質相 | 排泄相早期 | 排泄相後期 |

図2 腎臓の^{99m}Tc-MAG3正常像
健常者の^{99m}Tc-MAG3による動態シンチグラフィ(腹部背面像)
^{99m}Tc-MAG3投与直後から撮影した腹部背面像で,第1相(血流相),第2相(機能相あるいは実質相),第3相(排泄相)の画像を示している.投与直後の血流相の画像は大動脈が描出され,左腎の左上に脾臓も描出されている.排泄相の早期には,腎盂と膀胱に排泄されたRIが認められるが,排泄相の後期には腎実質にほとんどRIが残存していない.

> **MEMO**
> **MRIに用いるガドリニウム製剤**:ガドリニウムは強い毒性のため,DTPAと結合する性質を利用してガドリニウム-DTPAの形でMRI造影剤として使われる.^{99m}Tc-DTPAと同じようにガドリニウム-DTPAも速やかに腎臓を経て尿に排泄される.最近明らかになったNSF(nephrotic systemic fibrosis)は,腎臓機能の低下した患者にガドリニウム製剤を投与すると,腎臓からの排泄が不十分なため発症したと考えられている.

b) 腎動態シンチグラフィ撮影法と腎機能指標

RI投与と同時にガンマカメラを用いて1秒/フレームで腹部から骨盤部の後面像のダイナミック収集を20分間行う.腎臓は後腹膜にあるので,後面像として撮影する.腎に関心領域を設定し,時間放射能曲線(レノグラム)を作成する(図3).レノグラム上で最大値までの時間(**Tmax**)と最大値から半減する時間(**T1/2**)などの指標を算出する.腎機能の低下や尿管の閉塞性障害などの場合にはレノグラムが異常な形状となる(図4).投与量と関心領域内のカウントから左右それぞれの腎機能指標を求めるが,**有効腎血漿流量**(**ERPF**)と糸球体濾過率(**GFR**)がよく利用されている.

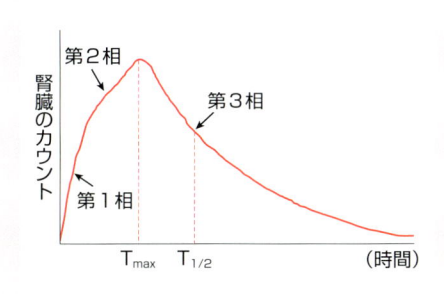

図3 正常なレノグラム

^{99m}Tc-MAG3や^{99m}Tc-DTPAの投与と同時に1秒/フレーム程度の動態（ダイナミック）画像を20分間収集する．両側の腎臓に関心領域（ROI）をおいてROI内のカウントを縦軸にとり，横軸を時間とした時間放射能曲線をレノグラムという．正常なレノグラムは，投与直後から急峻に上昇する第1相の血管相，第2相の機能相あるいは実質相，第3相の排泄相が明瞭に観察される．投与から2～4分で腎実質への集積が最大になり，この時間をTmax，ここからカウントが半分になるまでの時間をT1/2とする．

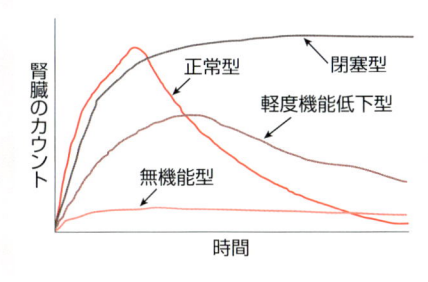

図4 異常なレノグラムのパターン

腎臓の機能障害によりレノグラムは異常な形を示す．軽度の腎機能低下では，腎へのRI集積が遅延し低下して排泄も遅くなるため，レノグラムはピークが遅延して高さも低くなり，排泄相もなだらかになる．腎機能が高度に低下すると腎臓へのRIの取り込みが減少し，レノグラムはさらに低くなり，無機能になると平坦な形状となる．尿管の閉塞などによる閉塞性の腎機能障害の場合には，ピークが遅れて排泄相がみられなくなる．これを閉塞型という．

> **MEMO**
>
> **腎の機能指標**
> - ERPF（effective renal plasma flow）：有効腎血漿流量
>   血中から不要な物質を選り分けて排泄する機能を有するため血流が豊富な臓器である．成人のERPFの正常値は約500mL/min.
> - GFR（glomerular filtration ratio）：糸球体濾過率
>   糸球体濾過率とは糸球体を通過する血漿量のことであり，成人の正常値は80～120mL/minである．前述のERPFとはほぼ一定の比を示し，GFRはERPFの約1/5である．血清クレアチニン値ともよく相関する．

> **MEMO** **利尿レノグラフィ**：水腎症など閉塞性障害の場合には利尿薬（フロセミド；商品名ラシックス）を投与して，利尿薬に対する反応の有無を調べて閉塞性障害の程度を評価する．投与 10 〜 20 分後に利尿薬（通常はフロセミド）を静注すると，RI が速やかに膀胱に排泄される様子を観察できる．

c）腎静態シンチグラフィに用いられる放射性医薬品と撮影方法

^{99m}Tc-DMSA は血流や機能を有する腎皮質に集積するため，腎臓への ^{99m}Tc-DMSA 集積の程度は腎機能を反映する．投与後 1 時間で投与量の約 50 ％が腎に集積し，尿中排泄は少なく腎集積が持続する．腎の形態を画像化する静態シンチグラフィに用いられる．腎に関心領域を設定して左右腎のカウント比を測定する．このカウント比は前述した ^{99m}Tc-MAG3 クリアランスや GFR の左右比とほとんど同じ値となる．

2 ∥ 臨床での有用性

図 4 のように腎臓の機能障害によりレノグラムは異常な形状となる．軽度の機能低下では，腎への RI 集積が遅延し低下して排泄も遅くなるため，レノグラムはピークが遅延して高さも低くなり，排泄相もなだらかになる．腎機能が高度に低下するとレノグラムはさらに低くなり，無機能になると平坦な形状となる．

1）腎動脈狭窄による腎血管性高血圧

正しく診断し腎動脈の狭窄を解除すると高血圧が軽快する．腎動脈の狭窄は CT や MRI で評価可能である．カプトプリルを投与すると腎の灌流圧が下がり腎血流が低下するため，シンチグラフィ上では負荷前と比較して腎臓への RI 集積が減少する．

2）移植腎

移植腎の評価には非侵襲的なため腎動態シンチグラフィが行われる（図 5）．移植直後には腎血流の評価が行われる．急性期ならびに慢性期の拒絶の早期検出に有用である．

3）腎静態シンチグラフィ

^{99m}Tc-DMSA による腎静態シンチグラフィは，腎炎による瘢痕の診断に有用である．膀胱尿管逆流症では尿路感染症を起こしやすく，腎盂腎炎をきたしやすい．

腎臓　103

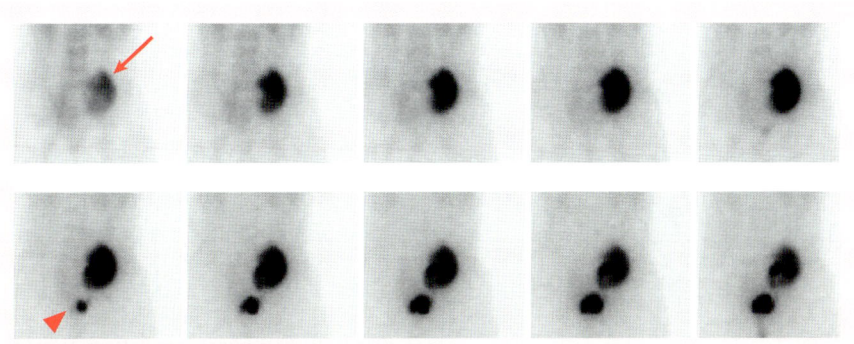

図5　移植腎の^{99m}Tc-MAG3腎シンチグラフィ
腎移植の手術が行われた翌日に施行した検査で，血流相で腎が明瞭に描出され，移植腎の血流が良好であることがわかる．排泄相では膀胱へのRI排泄もみられ，移植された腎臓はよく機能している．
矢印：移植した腎臓，　矢頭：膀胱

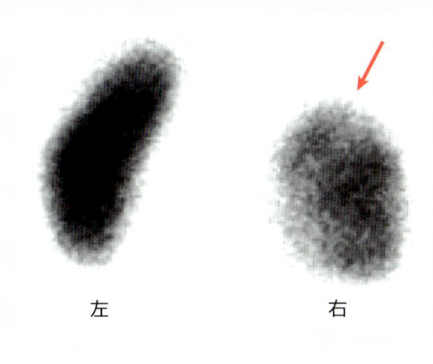

図6　右腎機能障害の^{99m}Tc-DMSAシンチグラフィ（背面像）
膀胱から右の尿管に尿の逆流がみられる膀胱尿管逆流症という病気のため右腎は機能低下をきたしている．そのため右の腎臓は^{99m}Tc-DMSAの集積が低い．右腎上極はRI集積が欠損しており（矢印），感染症による瘢痕が疑われる．

腎炎による瘢痕部は集積欠損を呈する（図6）．また腎への集積の程度は，腎臓の機能をよく反映する．

（織内　昇）

消化器系

I. 肝臓シンチグラフィ

1 ‖ 基礎

肝臓は右横隔膜下にある大きな臓器で，多くの重要な働きをしている (図1)．食物の炭水化物，蛋白質，脂肪を代謝し栄養として供給する．脂肪を消化しやすくする胆汁を作り，胆管，胆嚢を経て十二指腸に排泄する．もし閉塞性黄疸で胆道が閉鎖されると，胆汁が便に混じらず，白色の便 (白色便) となる．体内の有毒物質を処理する解毒作用も有する．

肝臓は主に代謝を行う肝細胞と異物を排除する**細網内皮系細胞 (クッパー細胞)** よりなるが，それぞれ別の RI を使って肝臓の機能を調べる．**肝シンチグラフィ**といえば，細網内皮系細胞に取り込まれる RI 標識コロイド製剤を用いる核医学検査のことをいい，肝細胞に取り込まれる ^{99m}Tc-PMT は，胆管を経て胆道から排泄されるので，**肝胆道シンチ**という．肝障害の程度を調べる目的で，^{99m}Tc-GSA を用いた**アシアロシンチ**と呼ばれる核医学検査も行われる．

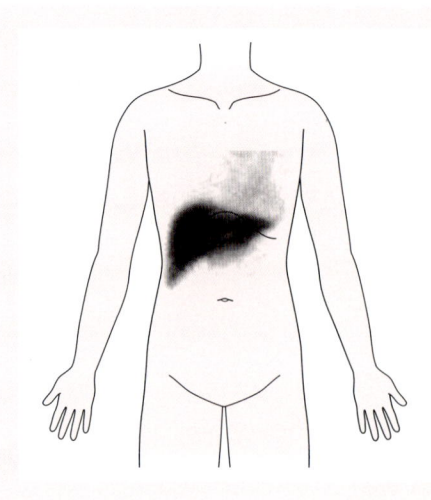

図1　正常肝臓
右上腹部にある大きな臓器で，食物の代謝，栄養としての貯えなどさまざまな働きをしている．

表1 肝臓の核医学検査に用いられる主な放射性医薬品

放射性薬剤	半減期	投与量	名称	集積細胞
^{99m}Tc コロイド（スズコロイド，フチン酸）	6時間	185MBq	肝シンチ	細網内皮系細胞
^{99m}Tc-PMT	6時間	185MBq	肝胆道シンチ	肝細胞
^{99m}Tc-GSA	6時間	185MBq	アシアロシンチ	アシアロ糖蛋白受容体

1）これまでの歴史

　CT，超音波装置が開発される前の1960年代，最も件数の多いのは肝臓の核医学検査であった．肝臓癌を見つけるには，核医学検査か血管造影しか手段がなかったのである．^{131}I 標識コロイド，^{198}Au 標識コロイドを使った肝シンチグラフィが行われていたが，^{99m}Tc が核医学検査に使われるようになると，^{99m}Tc の優れた性質のため ^{99m}Tc 標識コロイドを用いた肝シンチグラフィが主流となった．

　しかし画像診断の進歩は目覚ましく，CTや超音波検査を行うと1cmくらいの早期肝臓癌を発見することができるようになり，肝臓の核医学検査件数は徐々に減少することとなった．

2）用いる放射性薬剤と集積機序（表1）

　肝臓の核医学検査として，目的により3種類の検査が行われる．肝シンチグラフィに使われる RI 標識コロイドは，生体にとって異物として細網内皮系細胞に取り込まれ，肝臓から排泄されず，そのまま細網内皮系細胞に長い間留まる．^{99m}T-フチン酸は静注すると血中のカルシウムイオンと結合し，コロイドとなり細網内皮系細胞に摂取される．

　アミノ酸の誘導体である ^{99m}Tc-PMT は，肝細胞に取り込まれ代謝された後，肝内胆管から胆嚢，胆道を経て，腸管に排泄される（図2）．^{99m}Tc-PMTの画像は胆汁の動きを反映する．

　糖蛋白のシアル基をガラクトシル基に置き換えた血清アルブミンである GSA は，肝細胞表面のアシアロ糖蛋白受容体と強く結合する．アシアロ受容体への結合は，肝細胞障害の程度に応じて低下することから，肝細胞の機能を知ることができる．

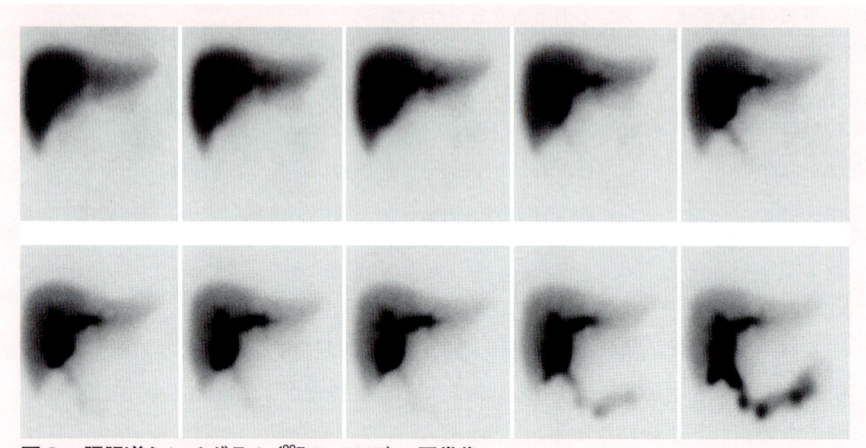

図2　肝胆道シンチグラム（⁹⁹ᵐTc-PMT）　正常像
5分ごとに60分間撮影．RIは肝臓に取り込まれた後，胆嚢に集まり，腸管に速やかに排泄される．

2 ┃ 臨床的有用性

1）肝シンチグラフィ

　正常肝臓は**細網内皮系細胞（クッパー細胞）**が豊富なのに対し，肝臓癌には細網内皮系細胞がなく，**RI標識コロイドシンチ**を行うと，正常肝臓は陽性に，肝腫瘍は陰性となる．肝シンチグラフィで発見されるのは，大きさが3 cmかあるいはそれ以上の進行した肝臓癌で，3 cmより小さい早期肝臓癌を見つけることはできない．また悪性腫瘍のみならず良性肝腫瘍も細網内皮系細胞が存在しないため，肝シンチグラムでは悪性腫瘍も良性腫瘍もいずれも陰性となり，腫瘍が悪性か良性かの鑑別診断ができない．

　CTや超音波検査を行うと1 cm程度の早期肝臓癌を発見できるようになり，現在肝臓癌のスクリーニングとしては超音波検査と血中腫瘍マーカー濃度の測定が行われ，精密検査としてはCTやMRIが行われている．

2）肝胆道シンチグラフィ

　先天性胆道閉鎖症は生まれつき胆道の閉塞をきたした状態で，生後まもなく黄疸で発症する．外科的治療が必要で，生体肝移植に先立った正確な画像診断が欠かせない．⁹⁹ᵐTc-PMT投与後，時間を追って撮影するが，胆道閉鎖症の患者では

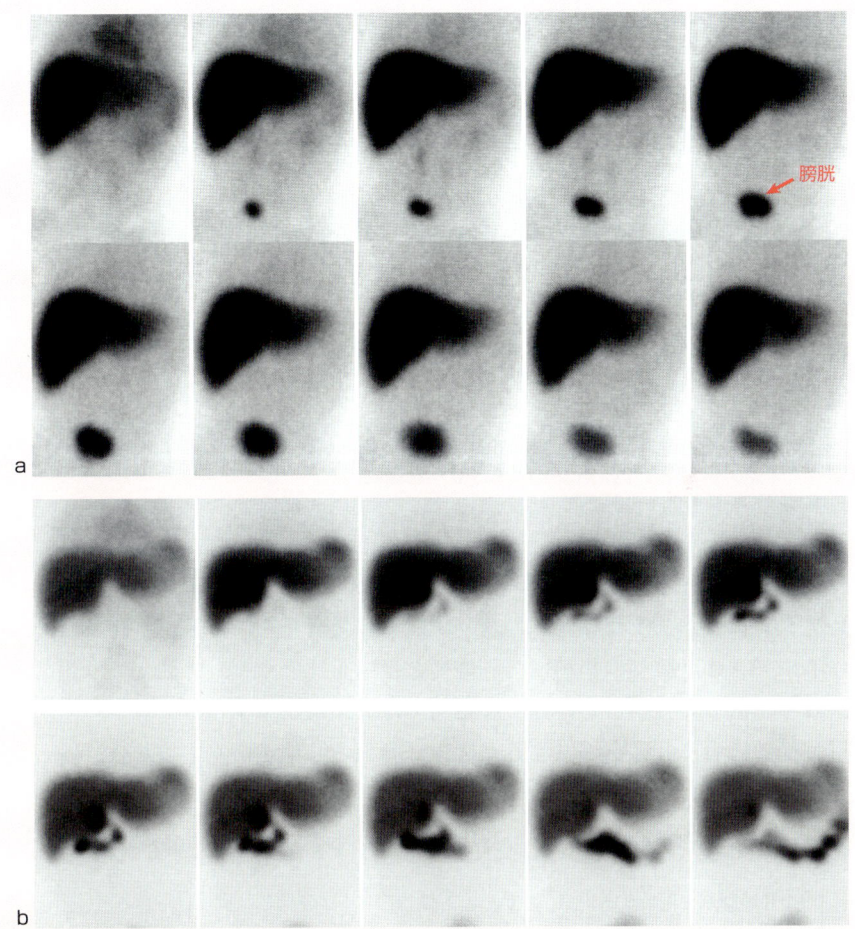

図3 先天性胆道閉鎖症　肝胆道シンチグラム(^{99m}Tc-PMT)
　a　手術前（生後8週）
　　RIは肝臓に取り込まれるが，胆嚢，腸管は認められない．膀胱が見えることより，RIは尿に排泄されていることがわかる．
　b　手術後（生後18ヵ月）
　　RIは十二指腸に排泄されるようになった．病気がよくなっていることがわかる．

翌日になってもRIは腸管に排泄されない（図3）．
　急性胆嚢炎では胆嚢への^{99m}Tc-PMTの取り込みを認めない．

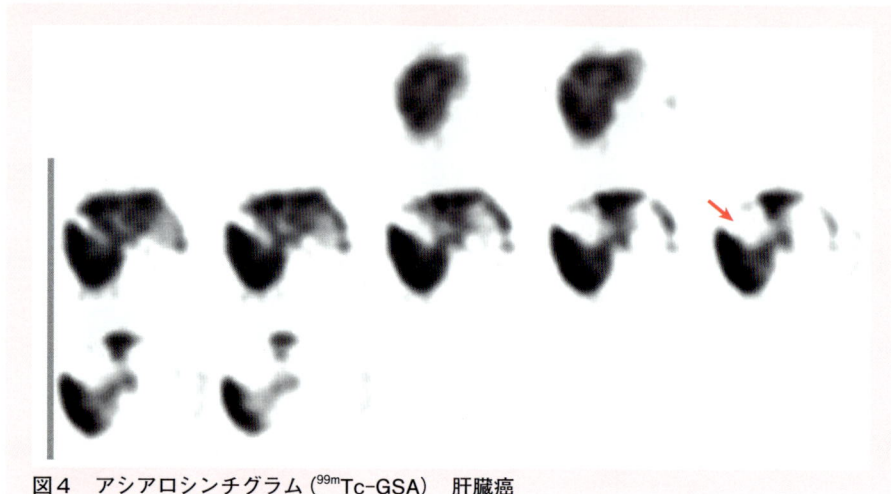

図4　アシアロシンチグラム（^{99m}Tc-GSA）　肝臓癌
肝臓SPECT横断像．肝臓癌ではアシアロシンチでRI欠損像を示す（矢印）．

3）アシアロシンチグラフィ

　^{99m}Tc-GSAの肝臓への集積は，肝機能とほぼ正比例する．肝硬変では正常例の半分以下に低下しているという．**肝臓癌では欠損像を示す（図4）．**

　肝移植の患者に肝臓を提供するドナーは肝臓の一部を切除するため，残った肝臓の機能がどの程度か，手術前に肝機能を知らなければならない．肝アシアロシンチグラフィでSPECTを行うと，肝臓の部位ごとの機能を知ることができる．

> **MEMO**
> **MRI造影剤**：肝臓のMRI造影剤として鉄コロイド（商品名リゾビスト®），EOB-プリモビストが使われている．静注された鉄コロイドは速やかに肝クッパー細胞に取り込まれ，正常肝臓の信号が低下する．しかし肝臓癌や肝転移病変は，鉄コロイドを取り込まないため信号は変わらない．一方，EOB-プリモビストは肝細胞に取り込まれる．いずれのMRI造影剤も肝臓の核医学診断薬の原理を利用したものである．

Ⅱ．消化管出血シンチグラフィ

1 ‖ 基礎

　出血によりショックになった救急患者は，緊急に造影CTを行い，造影剤の漏れから出血部位を見つけ診断する．しかし消化管からの間欠的な出血や出血量が

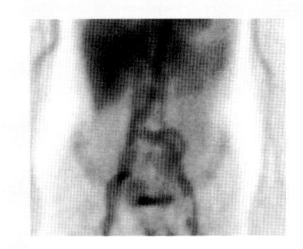

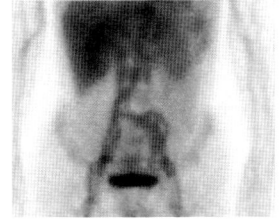

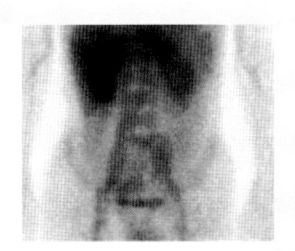

| a 3時間後 | b 6時間後 | c 24時間後 |

図5 ^{99m}Tc標識ヒト血清アルブミンによる消化管出血シンチグラム（正常例）

あまり多くない場合，出血部位を見つけるのはむずかしい．RIを利用すると少ない消化管出血も診断することができる．また消化管から蛋白質（**アルブミン**）が漏れる蛋白漏出性胃腸症という珍しい病気の診断にも核医学が利用される．

1）これまでの歴史

^{131}I標識ヒト血清アルブミン（RISA）を用いて，消化管からアルブミンの漏出する病気の診断が行われてきた．RIを静脈注射した後，毎日大便を集め，便中のRI濃度を測定する方法である．便のRI濃度が高いと，消化管から蛋白が漏れていると診断した．しかし患者の便を集め便中のRI濃度を測定するのは容易ではなく，あまり普及しなかった．

^{99m}Tc標識ヒト血清アルブミン（HSA）製剤が開発され，患者に大量に投与することができるようになり，ガンマカメラを用いて腹部を撮影できるようになると，便中のRI濃度測定に代わってシンチグラフィによる画像から消化管出血の部位が診断されるようになった．同じように^{99m}Tc製剤を用いて消化管からの蛋白漏出の診断もできる．

2）用いる放射性薬剤とその機序

^{99m}Tc標識ヒト血清アルブミンを用いることが多い．静脈注射後，時間を追って24時間後まで腹部を撮影する（図5）．消化管出血の患者では出血部位からRIが漏れ，時間を経過するとともに，その下部の消化管にRIが移動し，便に排泄される．

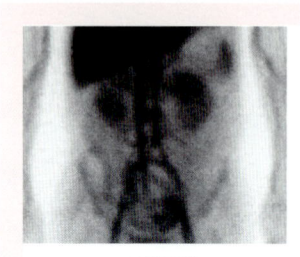

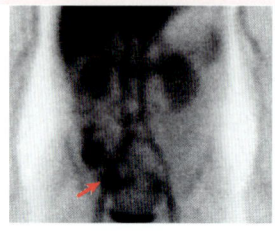

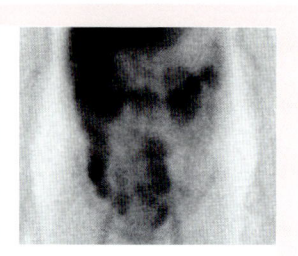

| a 3時間後 | b 6時間後 | c 24時間後 |

図6 消化管出血シンチグラム(^{99m}Tc標識ヒト血清アルブミン)
回腸末端からの出血．出血部位(回腸末端；矢印)から漏れたRI(b)は，時間とともに上行結腸，横行結腸へと移動する(c)．

2 ‖ 臨床的有用性

　少量であるがゆっくり出血が続くと，患者は強い貧血を示す．大量の消化管出血をきたした患者の診断に役立つCTや血管撮影も，少量の出血部位を見つけるのはむずかしい．一方，RIを利用すると，少ない量の出血も診断することができる．時間を追って腹部を撮影すると，RIの出血部位，そこより下部の消化管へのRI分布が，時間経過とともに移動することより診断できる(図6)．

　蛋白漏出性胃腸症の場合は胃の病気が原因のことが多く，胃からアルブミンが漏れ，血中アルブミン濃度が著しく低下する．胃から漏れ出したRIは，小腸，大腸と時間経過とともにRIが移動する．

〈遠藤啓吾〉

甲状腺・内分泌系

I. 甲状腺

1 ‖ 基礎

1) 甲状腺の働き

甲状腺はのどぼとけの下に，ちょうど蝶が羽を広げて気管を抱くような形でくっついている．大きさは，左右に広く縦4 cm，厚さ1 cmで重さは15g．食物中のヨードを材料にして甲状腺の中で**甲状腺ホルモン**を合成し，血中に分泌する内分泌の臓器で，甲状腺ホルモンは成長や日常生活に不可欠である（図1）．

2) これまでの歴史

70年余り前に原子炉で**放射性ヨード**（^{131}I）が製造されるようになり，^{131}Iは甲状腺の診断，治療に使われるようになった．^{131}I，^{125}I，^{123}Iは現在もなお臨床使用されており，放射性ヨードは核医学の歴史そのものといえよう．

^{131}Iは半減期が長くβ線を放出するため，甲状腺への放射線被ばくが大きい．診断の目的には，半減期が短くγ線のみを放出する^{123}Iあるいは^{99m}TcO$_4^-$を用いる方が望ましい．

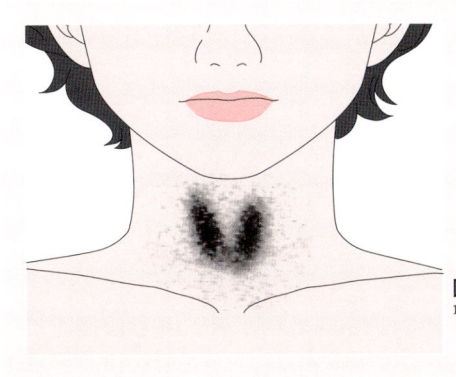

図1 正常甲状腺
^{123}I投与3時間後．頸部正面像．甲状腺ヨード摂取率12％．

表1 甲状腺の検査に用いられる放射性医薬品

	目的	半減期	放出する放射線	主なエネルギー	投与法	ヨード制限
$^{99m}TcO_4^-$	診断	6時間	γ線	141 keV	静注	不要
^{123}I	診断	13時間	γ線	159 keV	経口	要
^{131}I	治療	8日	β線, γ線	364 keV	経口	要

3）用いる放射性医薬品と撮影方法（表1）

^{123}I，^{131}Iまたは$^{99m}TcO_4^-$を用いる．^{123}I，$^{99m}TcO_4^-$で甲状腺摂取率の正常値は異なるもののどちらを用いても臨床的有用性はあまり変わらない．^{131}Iはバセドウ病，甲状腺癌の**治療目的**に使われ，^{131}Iを用いるシンチグラフィも治療を目的としたものとなる．

a）放射性ヨードの場合

甲状腺の核医学診断に放射性ヨード（^{123}I，^{131}I）を用いる場合は，あらかじめ**ヨード制限**が必要となる．ヨードを多く含む食べ物，昆布・わかめ・のりなどを検査前1〜2週間から検査終了まで禁止する．^{123}I 3.7MBqあるいは7.4MBqを含むカプセルを経口投与（図2）．3時間後，場合によってはさらに24時間後の**甲状腺ヨード摂取率**を求める（図3）．同時に甲状腺シンチグラムを撮影する．

^{131}Iによる核医学診断は，甲状腺癌転移の診断を目的に使われる．厳しくヨード制限した患者に^{131}I 37MBqから185MBqを含むカプセルを経口投与し，24時間後あるいはさらに48時間後に全身像を撮影する．

b）$^{99m}TcO_4^-$の場合

$^{99m}TcO_4^-$ 74MBqを静注．30分後に頸部のシンチグラムと甲状腺への$^{99m}TcO_4^-$摂取率を求める．放射性ヨードと異なり$^{99m}TcO_4^-$ではヨード制限は不要である．

2 臨床での有用性

異所性甲状腺腫は，生まれつき甲状腺が正常部位になく，舌根部などにあるため，**甲状腺機能低下症**になることが多い（図4）．先天性のもので小さい子供の検査が多い．

バセドウ病では甲状腺の働きが亢進しており^{123}I，$^{99m}TcO_4^-$甲状腺摂取率は高値を示す（図5）．一方，**亜急性甲状腺炎**と呼ばれる病気は，軽い**甲状腺機能亢進症**がありバセドウ病と似た症状を示すが，核医学検査を行うと甲状腺摂取率が低

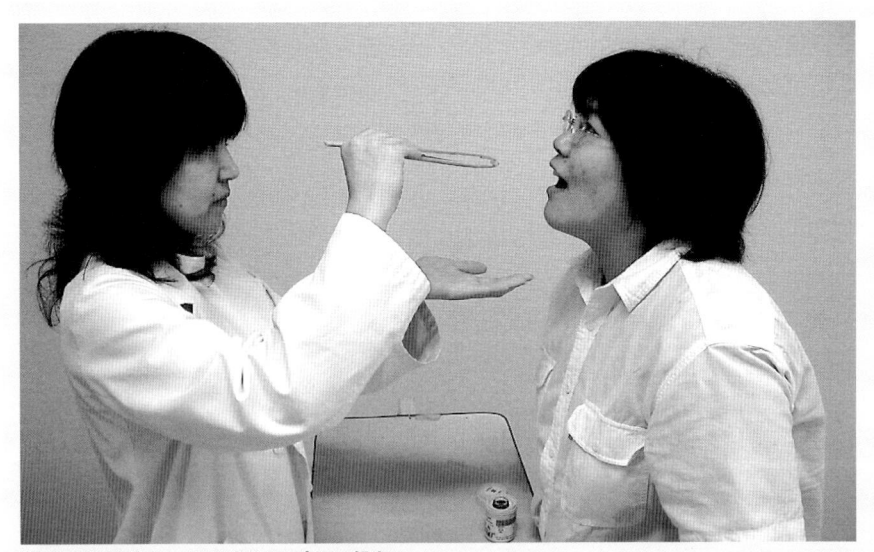

図2　放射性ヨードを含むカプセル投与
^{123}Iあるいは^{131}Iを含むカプセルを経口投与する．

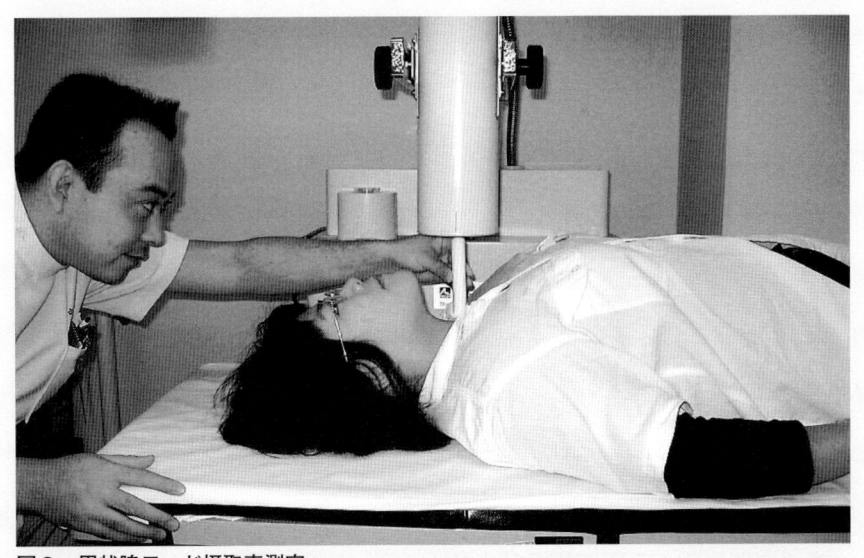

図3　甲状腺ヨード摂取率測定
^{123}Iを含むカプセルを投与3時間後，場合によっては24時間後にも甲状腺への^{123}Iの取り込み量を測定する．

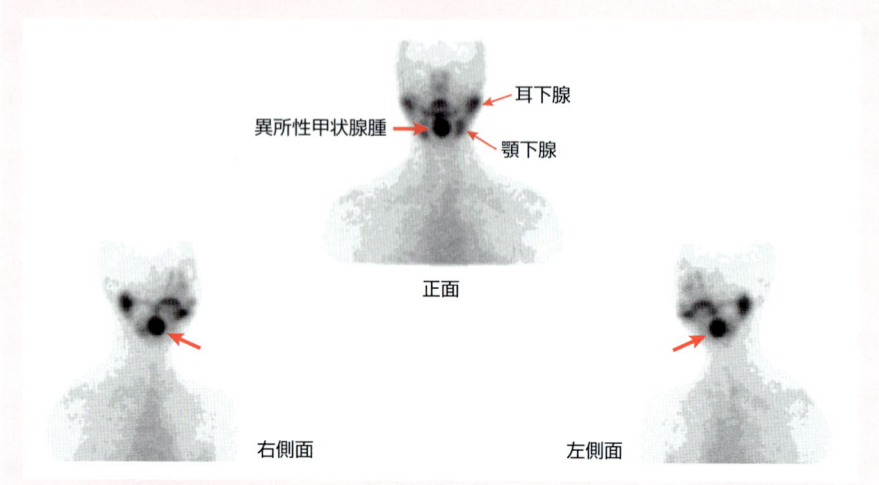

図4 異所性甲状腺腫
^{99m}TcO$_4^-$静注30分後.
甲状腺の部位は頸部ではなく，舌根部に存在する（異所性甲状腺腫；太矢印）．先天性のもので，生まれつきの甲状腺機能低下症であるが，速やかに治療すると健康な生活を送ることができる．しかし治療が遅れると知能，成長障害が出る．

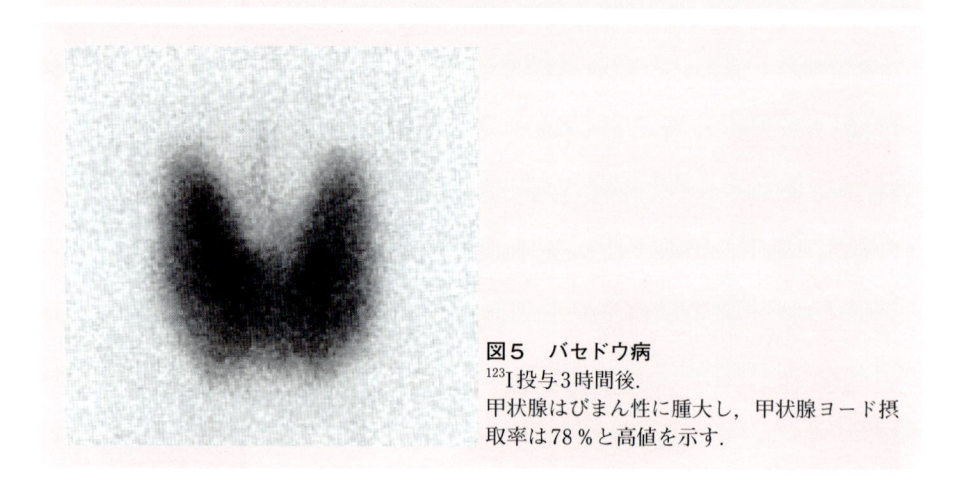

図5 バセドウ病
^{123}I投与3時間後.
甲状腺はびまん性に腫大し，甲状腺ヨード摂取率は78％と高値を示す．

く，核医学検査は鑑別に有用である（図6）．**甲状腺腫瘍**は良性のもの悪性のものいずれも，腫瘍部へのRIの取り込みが低いことが多い（図7）．

甲状腺癌は一般的には手術により予後がよい．しかし一部の甲状腺癌は肺，骨などに転移する．甲状腺全摘出術後に行う^{131}I全身シンチグラムでは，転移部が

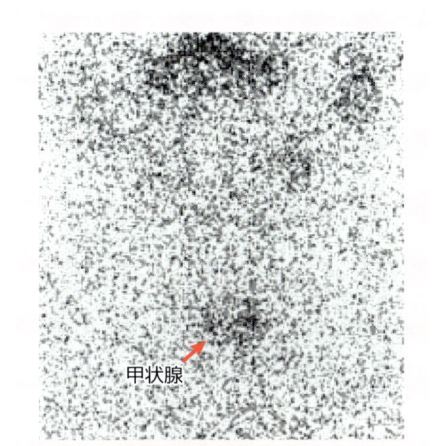

図6 亜急性甲状腺炎
^{123}Iシンチグラム．
頸部に^{123}Iの取り込みがほとんどみられず，甲状腺ヨード摂取率2％と著しく低い値を示す．亜急性甲状腺炎はバセドウ病とよく似た甲状腺機能亢進症状を示すため，甲状腺シンチグラムはバセドウ病との鑑別に役立つ．

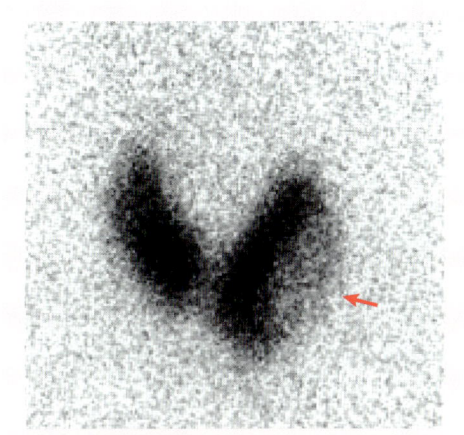

図7 甲状腺腫瘍
^{123}Iシンチグラム．
左甲状腺腫瘍（矢印）への^{123}I取り込みが減少しており，cold nodule（コールドノデュール）と呼ばれる．

^{131}Iを取り込み陽性像を示す(図8)．^{131}Iを用いるRI内用療法の適応となる．

3 ‖ なぜこんな失敗を

　放射性ヨードを用いる核医学検査・治療前に昆布を食べると，昆布に含まれるヨードの影響で放射性ヨードの甲状腺への取り込みが減少する．

> **MEMO** **ヨード造影剤**：CT検査に用いる**ヨード造影剤**は特に大量のヨードを含み，造影CT検査後1ヵ月間は甲状腺摂取率に影響するので注意しなければならない．

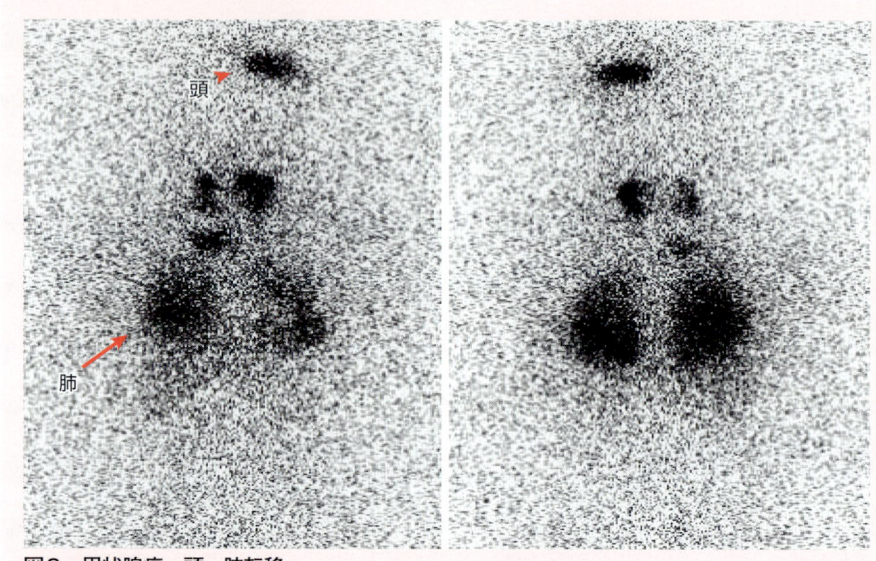

図8 甲状腺癌 頭，肺転移
^{131}I投与2日後全身シンチグラム．左：前面像，右：後面像
甲状腺癌の肺（矢印），頭部（矢頭）転移部に^{131}Iの取り込みを認める．大量の^{131}Iを用いるRI内用療法の適応となる．

II．副甲状腺

1 ‖ 基礎

1）副甲状腺の働き

　甲状腺のすぐそばに4個ある小さい内分泌臓器．**副甲状腺ホルモン（PTH）**を分泌し，血中カルシウム濃度を調節している．腫大した**副甲状腺腺腫**は副甲状腺ホルモンを過剰に分泌し，高カルシウム血症，低リン血症をきたす．**原発性副甲状腺機能亢進症**という病気で，手術で腫大した副甲状腺腫を切除することが多い．正常の副甲状腺は小さく画像では見つからない．

2）これまでの歴史

　腫大した副甲状腺腺腫に^{201}Tlが取り込まれることを利用して，腫瘍の部位診断に^{201}Tlが使われていた．しかし^{201}Tlは腫瘍だけでなく正常甲状腺にも取り込

甲状腺・内分泌系 117

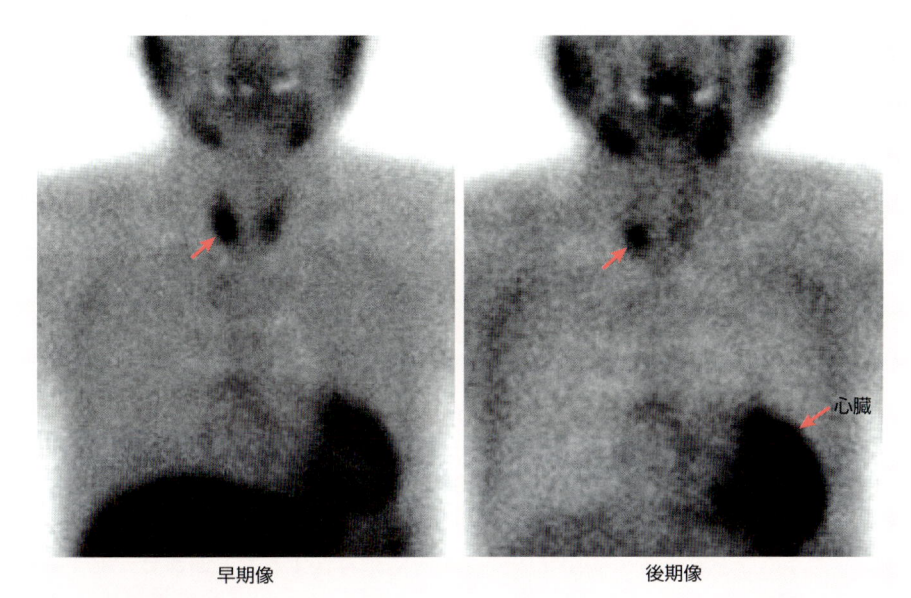

早期像　　　　　　　　　　　後期像

図9　副甲状腺腺腫
^{99m}Tc-MIBI 投与30分後（早期像）および2時間後（後期像）．
後期像で右下の副甲状腺腫瘍（矢印）はより明らかとなる．縦隔に副甲状腺腺腫が見つかることもあるので，頸部だけでなく胸部正面像も撮影する．

まれるため，小さい副甲状腺腫瘍の検出はむずかしい．最近は ^{99m}Tc-MIBI が使われるが，^{201}Tl に比べて ^{99m}Tc-MIBI の方が副甲状腺腺腫の診断能が高い．

3）用いる放射性医薬品と撮影方法

^{99m}Tc-MIBI と ^{201}Tl ともに心筋血流検査にも使用される放射性医薬品で，副甲状腺腺腫は血流が多く，腫瘍細胞のミトコンドリアが RI を保持することを利用したものである．

^{99m}Tc-MIBI の場合，740MBq 投与し，30分後の早期像と2時間後の後期像を撮影する．時間の経過とともにバックグラウンドの RI が少なくなり，腫瘍がより明らかとなる（図9）．

> **MEMO**　**撮影のポイント**：^{99m}Tc-MIBI，^{201}Tl いずれの場合も，副甲状腺腺腫を疑った患者では，**縦隔**を含めて撮影する（後述3 ‖ 参照）．

2 ‖ 臨床での有用性

　副甲状腺腺腫の手術では前もって腫瘍がどこにあるのか，腫瘍の部位診断が欠かせない．頸部の超音波検査，CT，MRI，核医学検査が行われるが，場合によってはインターベンショナルラジオロジー（IVR）の技術を使って甲状腺周囲の静脈血を採取し，副甲状腺ホルモン濃度が最も高値を示した付近に腫瘍があるのではないかなど，さまざまな検査が行われていた．正常の副甲状腺は小さいため画像診断では見えず，陽性像となるのは病的に腫大した副甲状腺である．

　まれに副甲状腺腺腫が甲状腺の周囲でなく，縦隔にあることがあり，その場合には特に核医学診断が役立つ．

3 ‖ なぜこんな失敗を

　副甲状腺機能亢進症の患者でも副甲状腺の腫瘍は1cm以下の小さい腺腫のことが多い．RI投与後，時間が経過してからの**後期像**が欠かせず，早期像のみでは，検出できないことがある．副甲状腺腺腫が縦隔に存在することがあり，必ず縦隔を含めて撮影するよう心がける．

Ⅲ．副腎

1 ‖ 基礎

1）副腎の働き

　副腎皮質からは**副腎皮質ホルモン**（アルドステロン，コルチゾールなど）が，**副腎髄質**からは**副腎髄質ホルモン**（カテコールホルモン）が分泌される．いずれも生命に不可欠なホルモンである．副腎からのホルモンの過剰分泌は，二次性高血圧など特徴的な病気を引き起こす（図10）．

2）これまでの歴史

　米国ミシガン大学において，副腎皮質ホルモンの原料となるコレステロールの誘導体である ^{131}I標識アドステロールが開発され，ついで副腎髄質ホルモンと類似した構造式の ^{131}I標識MIBGが開発された．それぞれ副腎皮質，副腎髄質から発生した腫瘍に特異的に集積する． ^{131}I標識MIBGの代わりに ^{123}I標識した**MIBG**も開発されたが， ^{131}I製剤と ^{123}I製剤は同じ体内分布，腫瘍集積性を示す．しかし ^{123}I製剤の方が患者への放射線被ばくが少なく，得られる画像は美しい．

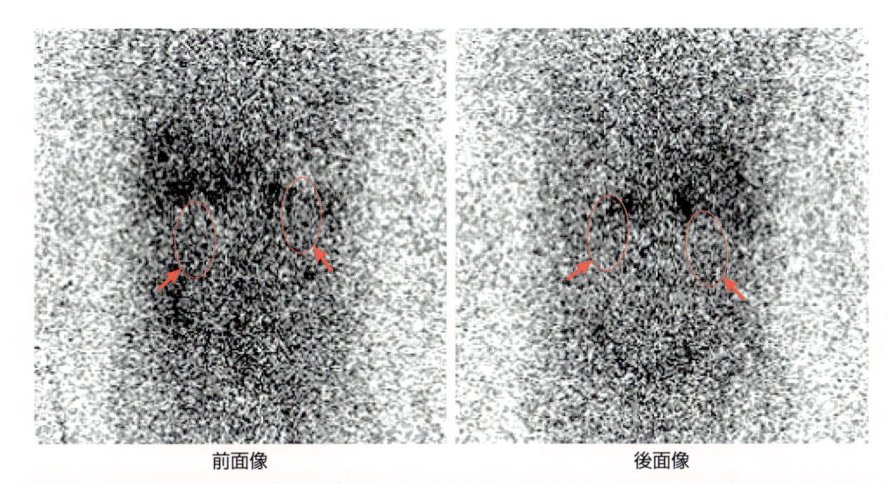

図10　正常副腎（矢印は腎臓を示す）
^{131}I アドステロール投与7日後の腹部前面像，後面像．正常副腎へのRI取り込みは弱く，腎臓の上部にごく淡く描出される．副腎は後腹膜臓器なので，後面像の方がよく見える．

> **MEMO**
> **MIBGの他の利用法**：MIBG が交感神経の豊富な心筋に取り込まれることを利用して，^{123}I標識MIBGは心臓の核医学検査にも使われている．

3）用いる放射性医薬品と撮影方法

　副腎皮質の検査には ^{131}I 標識アドステロールが，副腎髄質の検査には ^{131}I 標識 MIBG あるいは ^{123}I 標識MIBGが使われる（表2）．

　^{131}I 製剤は体内に投与されると，脱ヨード酵素の働きで ^{131}I が遊離する．遊離した ^{131}I が甲状腺に取り込まれると，^{131}I からの β 線により甲状腺への無用の放射線被ばくを起こす．そこで ^{131}I 製剤の投与前にはあらかじめ多くのヨードを含むヨード剤を服用させ，^{131}I の甲状腺への取り込みを抑制する．**ヨードブロック**と呼ばれる．

　あらかじめヨードブロックされた患者に ^{131}I 標識アドステロール静注後，1週間目に副腎を含む腹部前後像を撮影する．副腎髄質の検査では，^{131}I 標識 MIBG を静注24時間後，あるいは48時間後に副腎を含む腹部前後像を撮影する．^{123}I 標識MIBGでは投与 24 時間後に撮影することが多い．

表2　副腎の検査に用いられる放射性医薬品

	半減期	放出する放射線	主なエネルギー	ヨードブロック	適応
^{131}Iアドステロール	8日	β線，γ線	364 keV	要	アルドステロン産生腫瘍クッシング症候群など
^{131}I-MIBG	8日	β線，γ線	364 keV	要	褐色細胞腫など
^{123}I-MIBG	13時間	γ線	159 keV	不要*	褐色細胞腫など*

*心臓の交感神経機能イメージングにも使用される．

> **MEMO**
> **撮影のポイント**：褐色細胞腫では副腎外にも腫瘍ができることがあり，副腎のみならず胸部，骨盤部の撮影も不可欠である．

2 ‖ 臨床での有用性

　副腎皮質の腫瘍としてはアルドステロン産生腫瘍とクッシング症候群が，副腎髄質から発生する腫瘍としては褐色細胞腫が有名である．いずれもホルモン産生腫瘍で，特徴ある症状を示すが，腫瘍の切除により治療される．

　画像診断の進歩に伴って，副腎に腫瘍が偶然発見されることも多くなった．**偶発腫**（incidentaloma；インシデンタローマ）と呼ばれ，治療は不要でそのまま放置する．一方，癌患者では副腎に転移することがあり，副腎転移した患者の予後は悪い．副腎には良性のものから悪性腫瘍までさまざまな腫瘍があり，核医学検査は副腎腫瘍の鑑別診断，部位診断，副腎の機能を知るために行われる．

　アルドステロン産生腫瘍と**クッシング症候群**は副腎皮質に関連した病気で，腫瘍は ^{131}I標識アドステロールで陽性像を呈する（図11）．**褐色細胞腫**は副腎髄質から発生する腫瘍で，^{131}I標識MIBGあるいは ^{123}I標識MIBGを用いたシンチグラムで陽性像を示す（図12）．

　褐色細胞腫は腫瘍を切除すると，患者の予後はよい．しかし10％の患者は悪性で骨や肺に転移する（図13）．また10％の患者は副腎以外の腹部大動脈周囲や膀胱，胸部の交感神経節から発生することがある．このような症例ではMIBGを用いる核医学検査が威力を発揮する．また転移した褐色細胞腫の治療として，大量の ^{131}I標識MIBGを用いるRI内用療法も行われる（図14）．

3 ‖ なぜこんな失敗を

　遊離した ^{131}Iは甲状腺に集積する．^{131}Iによる甲状腺への無用の放射線被ばくを

甲状腺・内分泌系

| 前面像 | 後面像 |

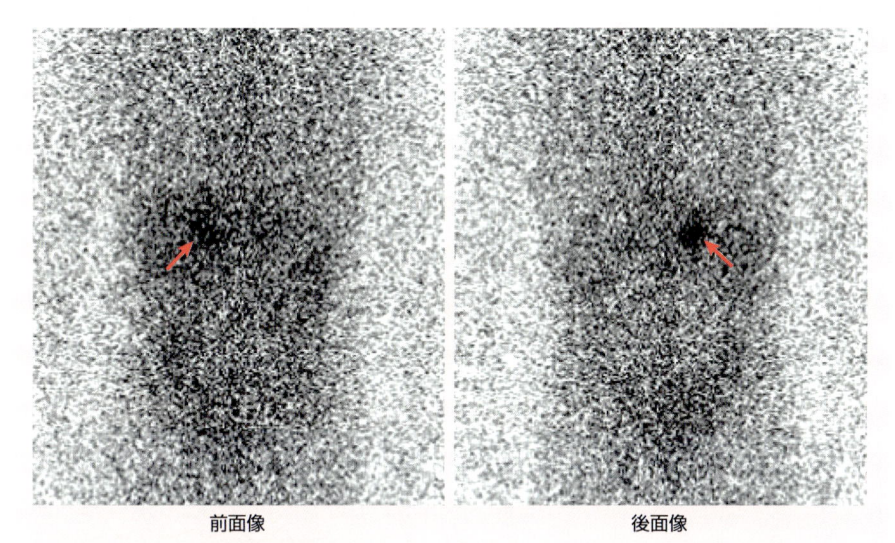

図11　アルドステロン産生腫瘍
^{131}I-アドステロール投与7日後の腹部前面像，後面像．右副腎に小さい腫瘍（矢印）があり腫瘍は陽性像を呈する．

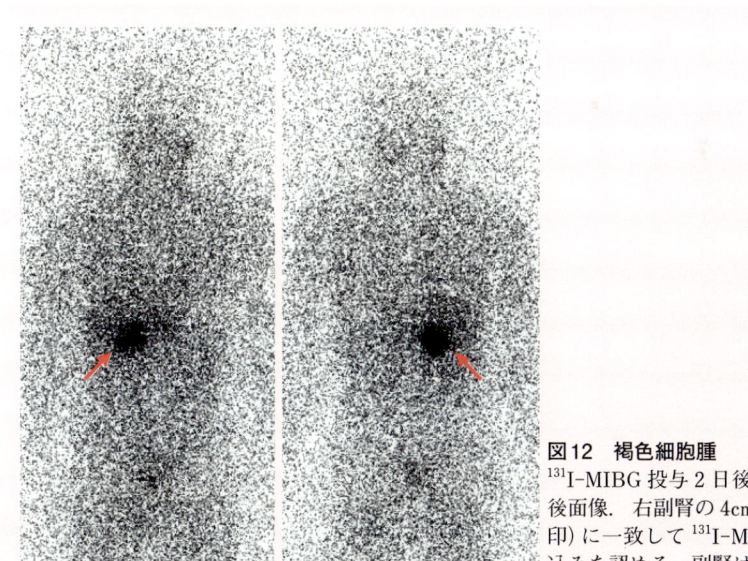

図12　褐色細胞腫
^{131}I-MIBG投与2日後の前面像，後面像．右副腎の4cmの腫瘍（矢印）に一致して^{131}I-MIBGの取り込みを認める．副腎は後腹膜にあるので，後面像の方がより明らかとなる．

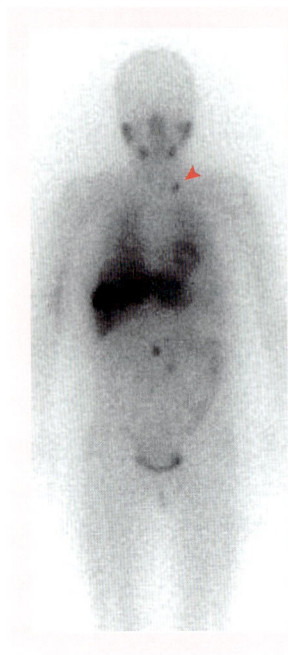

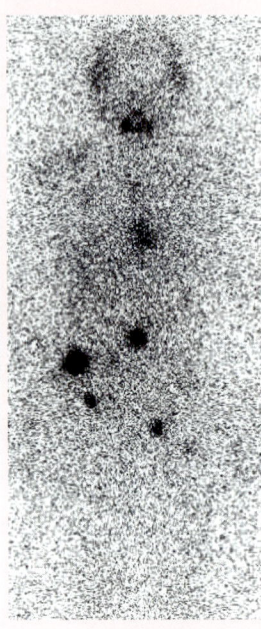

図13（左）　褐色細胞腫多発性転移
^{123}I-MIBG 投与 24 時間後の全身像．肝臓，腹部リンパ節への取り込みを認め，褐色細胞腫の転移であった．左鎖骨上窩のリンパ節（矢頭）にも転移が見つかった．^{131}I-MIBG よりも ^{123}I-MIBG の方がシンチグラムは美しい．

図14（右）　褐色細胞腫多発性転移
^{131}I-MIBG 投与 2 日後全身シンチグラム．多発性の骨転移があり，MIBG の強い集積を多数認めた．大量の ^{131}I-MIBG を用いた RI 内用療法の適応となる．

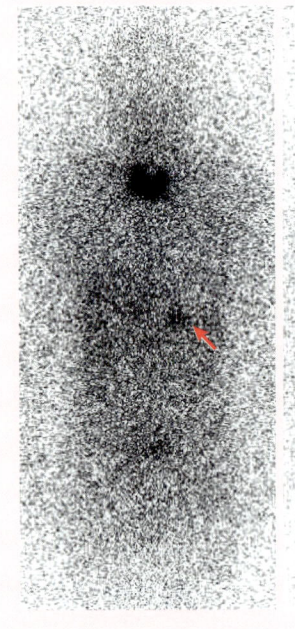

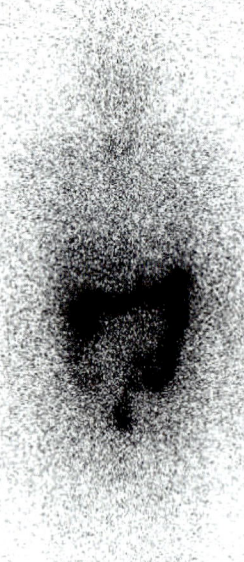

図15（左）　遊離した ^{131}I の甲状腺への集積
^{131}I-アドステロール投与 7 日後．甲状腺ブロックが不十分なため，遊離した ^{131}I の甲状腺への取り込みを認める．矢印は左副腎腫瘍．

図16（右）　^{131}I の腸管への排泄
^{131}I アドステロール投与 7 日後．遊離した ^{131}I の大腸への排泄を認める．便秘の患者に多い．翌日に再び撮影すると，大腸の RI は移動している．

防ぐためヨードブロックが不可欠となる(図15).また^{131}Iが腸管に排泄され,腸管がみられることがある(図16).翌日撮影すると^{131}Iは自然に移動する.

　褐色細胞腫は副腎外に発生する可能性があること,全身に転移すること,心臓へのMIBG取り込みの有無が診断に役立つので,心臓,膀胱を含む全身像を撮影するように心がける.

IV. ワンポイントアドバイス

　複数の核医学検査を行う場合は,半減の短いRIを使う検査から開始する.^{99m}Tc製剤,^{67}Ga,^{131}I製剤を用いた核医学検査が予定されている患者では,まず半減期の短い^{99m}Tc製剤から始め,^{67}Ga,^{131}I製剤の順に行う.なお^{18}F-FDGを用いるPETは測定原理が異なるので,他のRIからの影響はない.

〔遠藤啓吾〕

センチネルリンパ節

1 ‖ 基礎

1) センチネルリンパ節とは

リンパ節転移があるかどうかで，癌の治療法，手術の方法，患者の予後は全く異なる．リンパ節に転移した癌は，手術でリンパ節を郭清しなければならない．しかし例えば乳癌ではリンパ節郭清により，手術後上肢がむくむなど，手術に伴った合併症も生じかねない．リンパ節転移がないのであればリンパ節郭清が不要となる．

原発巣からリンパ管内に入った癌細胞が最初に到達するリンパ節を，**センチネルリンパ節**（見張りリンパ節，前哨リンパ節とも呼ばれる）という．癌の転移はまずセンチネルリンパ節から生じるため，このセンチネルリンパ節の転移の有無を調べれば他のリンパ節に転移があるかどうか予測できるという．

センチネルリンパ節を調べるには，癌の周囲に色素あるいはRIを注射し，色素，RIの集積したリンパ節を摘出し病理学的に癌細胞の有無を検査する．もしセンチネルリンパ節に転移を認めた場合には，他のリンパ節にも転移している可能性があるとして，リンパ節を郭清する．

2) これまでの歴史

悪性黒色腫の腫瘍周囲に色素を注入して，領域のリンパ節の中に染色されたリンパ節，すなわちセンチネルリンパ節を同定し，この転移の有無が領域のリンパ節転移の有無を反映することが明らかとなった．最も利用されているのは乳癌，悪性黒色腫で，リンパ節に取り込まれる色素あるいは ^{99m}**Tc 標識コロイド**が使われるようになった．

3) 用いる放射性医薬品と撮影方法（表1）

いずれもリンパ節の異物貪食能を利用したもので，腫瘍周囲に投与したコロイドがリンパ流にのってリンパ節に分布する．^{99m}**Tcフチン酸**が多く使われている．
投与したRIは数十分後から，約30時間後までセンチネルリンパ節に停滞する．

表1 センチネルリンパ節シンチグラフィ

放射性薬剤	粒子径	半減期	投与法	投与量	撮影時間
^{99m}Tcフチン酸*	0.2～1 um	6時間	癌の周囲に注射	37～74MBq	1～10数時間後
^{99m}Tcスズコロイド	0.4～5 um	同上	同上	同上	同上

*体内でカルシウムイオンと結合し，コロイド形成する．

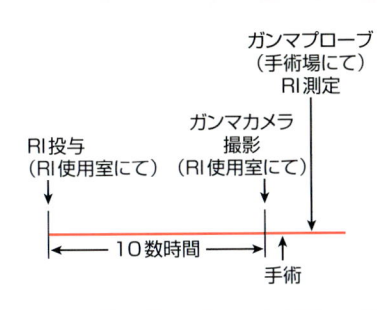

図1 RIを用いたセンチネルリンパ節の検出方法（前日RI投与例）

撮影法は施設により異なるが，数十分後や，手術前日午後に投与し，翌朝，手術前に撮影することが多い（図1）．ガンマカメラを用いてセンチネルリンパ節を撮影し，手術場にてガンマプローブを用いて同定後，センチネルリンパ節を摘出．術中迅速病理診断にてリンパ節転移の有無を調べる（図2，3）．

　RI注入部に残存する放射能が高い場合，近接するリンパ節の鑑別を困難にすることが多い．RIを注入した部位を中心にセンチネルリンパ節の予測される部位を撮影する．その際，鉛などの遮蔽物質を用いて注入部に残存したRIを遮蔽する．

　センチネルリンパ節に移行するRI量は，投与量の1％以下であることも多く，センチネルリンパ節のRIが低く，同定が困難な場合がある．そのためバックグラウンドの放射活性を差し引くことや，カウント値を対数表示することなども有効である．体の輪郭も描出することや，SPECT/CTとの重ね合わせも行われている．

2 ‖ 臨床での有用性

　リンパ節転移はあらゆる悪性腫瘍で起こりうるが，センチネルリンパ節生検の対象としては，乳癌，悪性黒色腫などが特に有用性が高い（図4，5）．シンチグ

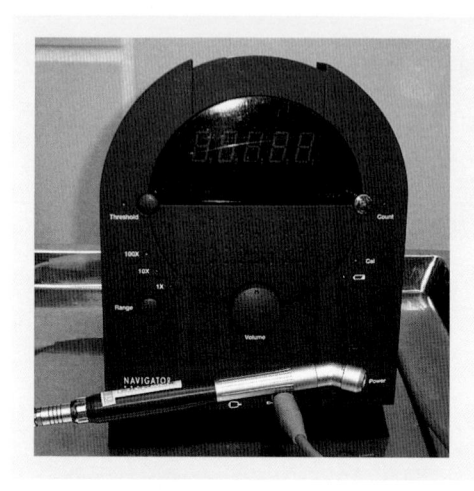

図2　ガンマプローブ

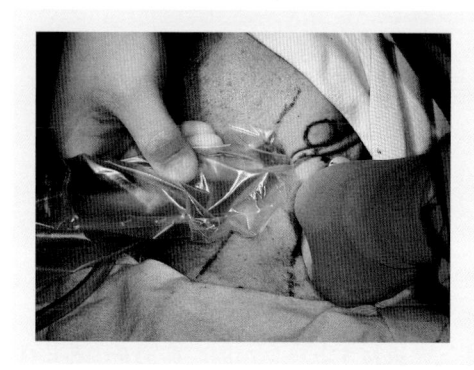

図3　手術場にてガンマプローブを使ってセンチネルリンパ節を探索（頭頸部腫瘍）

ラフィを撮影し，手術前にセンチネルリンパ節の場所を画像により確認することは，手術場でセンチネルリンパ節生検を円滑に行うのに役立つ（図6）．センチネルリンパ節の検索には，色素法（indocyanine greenやindigocarmineなどが使用されている）あるいはRI法が用いられるが，両者を併用し精度を高める方法もある．

　もしセンチネルリンパ節に転移のない場合は，さらに遠くのリンパ節転移はないと診断され，これまで予防的にも行われてきたさまざまなリンパ節郭清術を省略でき，患者のQOLの改善に役立つ．乳癌においては対象腋窩リンパ節の郭清時に生じる後遺症（リンパ浮腫，知覚・屈曲障害など）を回避できその利点は大きい．もしセンチネルリンパ節に転移が見つかれば，リンパ節転移陽性と診断する．従来は確認が不可能であったリンパ節への微小な転移を，センチネルリンパ

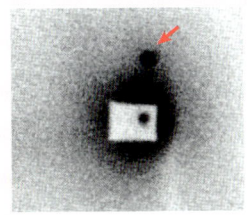

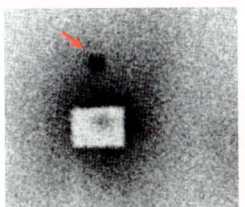

センチネルリンパ節　127

図4　左乳癌　左腋窩センチネルリンパ節
乳癌の周囲に^{99m}Tcフチン酸を投与．翌朝の左胸部シンチグラム．RI注射部位は鉛で遮蔽し，撮影した．矢印がセンチネルリンパ節で，摘出したリンパ節に転移がないか病理検査する．

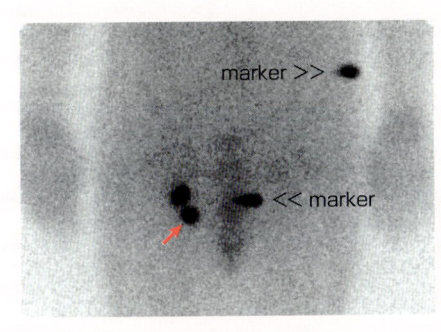

前面像　　　　　後面像

図5　右足底部悪性黒色腫　右鼠径リンパ節
右足底部に^{99m}Tcフチン酸を注射．翌朝，鼠径部を撮影．右鼠径部に2個のセンチネルリンパ節（矢印）を認める．

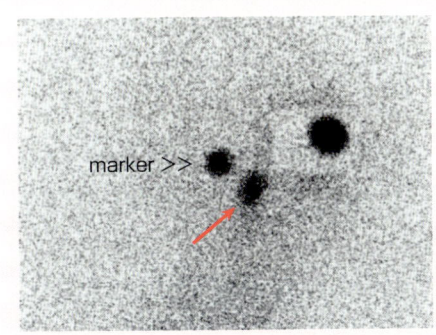

図6　頭頸部癌　右頸部センチネルリンパ節
右斜位からの撮影によりセンチネルリンパ節（矢印）の同定が可能であった．

節に対して，免疫染色などを用いて検索することにより，正確な診断・治療が可能となる．

　センチネルリンパ節検索のためのRI投与は，診療用放射性同位元素使用室内に限定されている．これまでの核医学検査と放射線管理が異なり，多くの職員の理解が不可欠である．

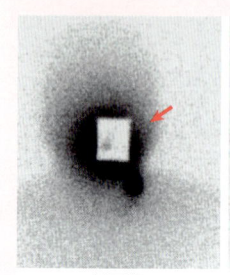

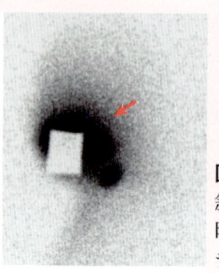

図7 舌癌．シャインスルー現象
斜位像の撮影により，センチネルリンパ節（矢印）を同定することができた．矢印下のセンチネルリンパ節と併せ2個のリンパ節を摘出し，転移有無を調べる．

前面像　　左斜位像

> **MEMO**
> **センチネルリンパ節のシンチグラフィ撮影の要点**
> ^{99m}Tc製剤の投与量は37～74MBqで十分で，RI投与量が多すぎないように注意する．
> 収集時のウィンドウはデュアルウィンドウとし，コンプトン散乱領域の収集も同時に行うとよい．
> RIを局所に静注するため，画像上リンパ節の部位の同定が困難となる．このため散乱線も取り込み輪郭を描出する．
> RI注入部位がセンチネルリンパ節と重なり，同定が困難な場合，斜位像，SPECTが役立つ．

> **MEMO**
> **センチネルリンパ節のシンチグラフィと放射線管理**
> 1回のセンチネルリンパ節検査，そのリンパ節生検に伴う医療従事者の放射線被ばく線量は多い場合でも10μSv（マイクロシーベルト）程度と，きわめて少ない．
> 手術場の医師，看護師，病理部の職員などいずれも1年間でも1,000μSvを越えることのない線量で，たとえ妊娠していても問題ない低い線量である．
> センチネルリンパ節の検索方法は，他の核医学検査と手技が異なり，放射線になじみのない職員も関係する．センチネルリンパ節の検索を行うには，前もって病院職員への放射線被ばくについての教育が欠かせない．

3 なぜこんな失敗を

シャインスルー現象（shine through）

　注入部に残存した放射性薬剤の放射能は，リンパ節に停滞した放射能よりも高く，近接するリンパ節の鑑別を困難にすることが多い．これをシャインスルー現象と呼ぶ．原病巣付近のRIを注入した部位を，鉛などの遮蔽物質を用いて撮影する（図7）．

（宮久保満之）

第3章

核医学・
PET検査
の基礎

核医学検査の原理

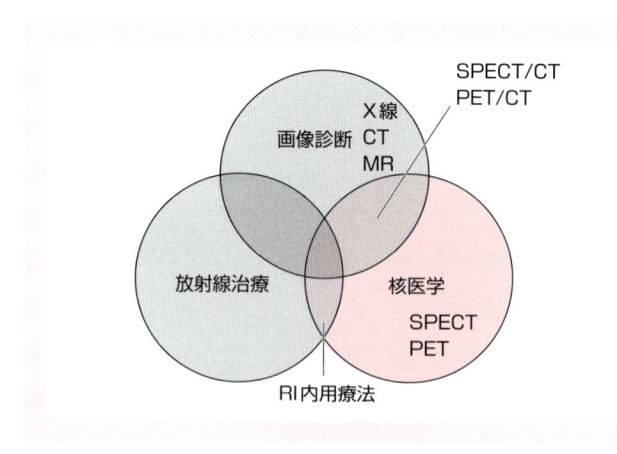

1 核医学検査の位置づけ

放射線診療は大きく分けて画像診断・核医学・放射線治療の3分野より構成される(図1).

核医学に従事するための基礎知識として,機器工学および検査の概要・RI内用療法および放射線安全管理を学習する.

2 核医学検査のワークフロー

核医学検査で使用する放射性医薬品は,放射性同位元素「以下,RI」を含む放射性化合物の総称で,使用目的により**体内診断用放射性医薬品**を用いる体外計測の**インビボ検査**と**体外診断用放射性医薬品**を用いる試料検査の**インビトロ検査**に分類される.

インビボ検査の流れは,① 放射性医薬品は,医薬品製造販売業者に注文(発注)する.② 輸送された放射性医薬品はそのまま使用するか,**準備室**(調剤などを行う室)で標識したものを被検者へ,③ 静脈注射(静注)または口から飲用(経口投与)し,生体に投与する.投与された放射性医薬品は一定の時間をもって骨や心臓な

図1 核医学検査の位置づけ

核医学検査の原理 | 131

図2 核医学検査の流れ

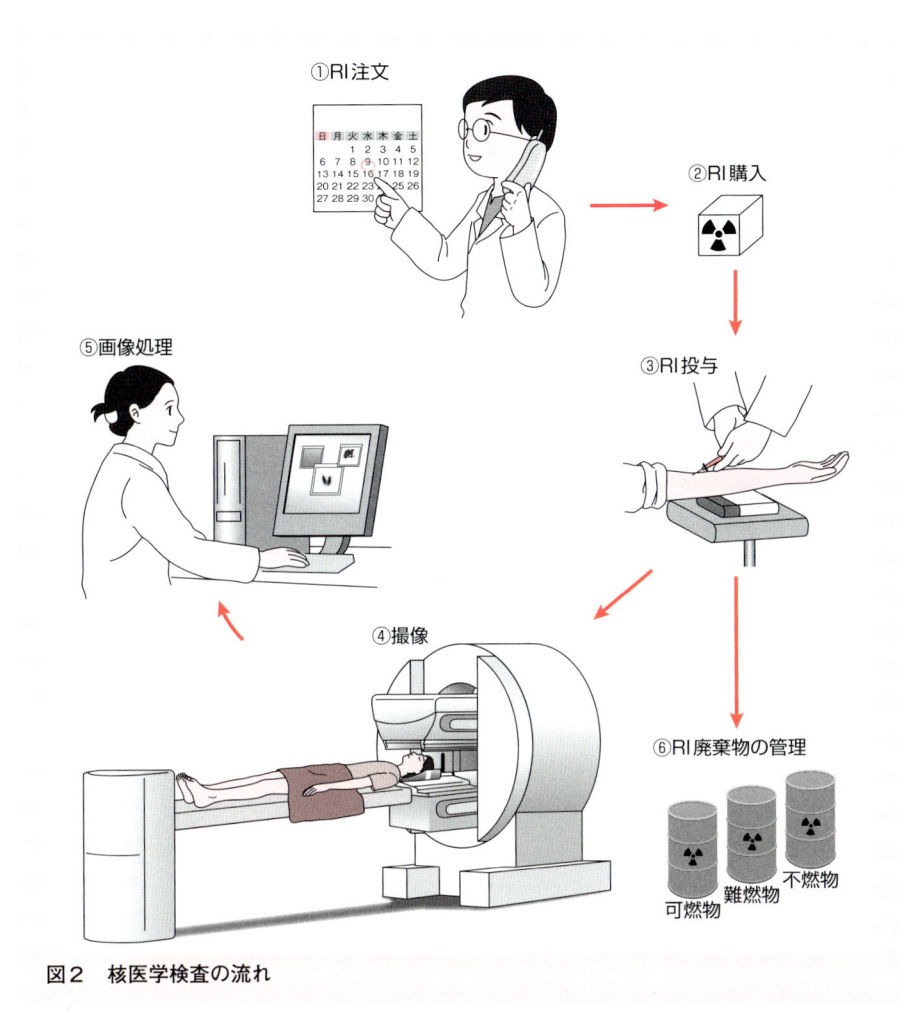

① RI注文
② RI購入
③ RI投与
④ 撮像
⑤ 画像処理
⑥ RI廃棄物の管理（可燃物／難燃物／不燃物）

ど検査目的とする臓器へ集積（**臓器親和性**）する．④ 集積した放射性医薬品からはγ線などの微量の放射線が放出されるため，その分布および動態を検出器（ガンマカメラ）で撮影（撮像）し，臓器の形態・機能・代謝として，⑤ 画像化する．なお，この放射性同位元素の動きを追跡する行為をもって放射性医薬品は**トレーサ**（tracer）と呼ばれている．⑥ 放射性医薬品により汚染された廃棄物（**医療用放射性汚染物**）は感染性廃棄物と区別のうえ管理する，という手順である（図2）．

(高橋康幸)

放射性同位元素

核医学検査で利用する放射線は，発生過程により区別されており，**特性X線**や**γ線**，**消滅放射線**，またRI内用療法では**β線**を利用する．

X線とγ線は発生過程により区別され，原子核から放出される場合をγ線，原子核外の現象により放出される場合はX線と呼ばれる．

原子は原子核と電子により構成された物質の最小単位といわれており，原子核はその中心に位置して**陽子**と**中性子**よりなる．陽子は正電荷を帯びているが，中性子は電荷を帯びず陽子とほぼ同じ質量をもち，原子の種類は質量数A，原子番号Zにより$^{Z}_{A}X$で表され，A＝Z＋N（N：中性子数）の関係がある．陽子数と中性子数による分類を核種といい，原子番号が同じで質量数が異なる核種は同位体（isotope）で，すべての原子は同位体をもつ．また，質量数も等しくエネルギー準位が異なる核種は核異性体といい，エネルギー準位が高く（**準安定状態**）余剰なエネルギーは光子として放出され安定になる．この光子が核医学検査で利用される．

I．特徴

1 ‖ 崩壊形式

1）α崩壊

不安定な原子核がα線（$^{4}_{2}He$の原子核）を放出して，より安定な核種に変わる現象で，崩壊定数λとα粒子の飛程Rは$\log_e \lambda = A + B \log_e R$の関係があり，飛程の長いα粒子ほど崩壊定数が大きくなる（ガイガー・ヌッタルの法則）．なお，質量数が**140以上の元素**にみられ，崩壊後は原子番号が2，質量数が4減少する．α線は放射線障害作用が強く検査では用いられない．

$$^{226}_{88}Ra \xrightarrow[1600年]{} {}^{222}_{86}Rn + {}^{4}_{2}He\,(\alpha 線)$$

2）β崩壊

この崩壊は三つのパターンがある．

a）β⁻崩壊

中性子が過剰の原子核で中性子が陽子になるとともに陰電子（$β^-$）と反中性微子（$ν'$：反ニュートリノ）を放出する．なお，崩壊後の原子番号は一つ多くなる．代表的な核種は原子炉生成核種の ^{32}P，^{59}Fe，^{60}Co，^{89}Sr，^{90}Y，^{131}I がある．

$$^{32}_{15}P \xrightarrow[14.26日]{} {}^{32}_{16}S + β^- + ν'$$

b）β⁺崩壊

陽子が過剰の原子核で陽子が中性子になるとともに陽電子（$β^+$）と中性微子（$ν$：ニュートリノ）を放出する．陽電子は原子核周辺の陰電子と結合して消滅し（電子対消滅），この際に正反対方向へ消滅放射線が放出される．なお，娘核種の原子番号は一つ少なくなる．代表的な核種は小型サイクロトロンによる ^{11}C，^{13}N，^{15}O，^{18}F がある．

$$^{18}_{9}F \xrightarrow[109.8分]{} {}^{18}_{8}O + β^+ + ν$$

c）軌道電子捕獲（EC）

陽子が過剰で原子核が軌道電子を捕獲すると陽子が中性子になり中性微子を放出する．多くはK電子が捕獲され空位ができる（**励起状態**）ため，エネルギー準位が高い軌道にある外側（L軌道）の電子が過剰なエネルギーを光子（**特性X線**）として放出しながら空位（K軌道）へ遷移する．なお，新たな空位が生じた軌道では次々と遷移が繰り返されることになり，複数の光子が放出され，最終的に**基底状態**となる．原子番号が $^{68}_{32}$Ge 以下の元素では，ある確率で特性X線の代わりに軌道電子が放出される（オージェ効果）．代表的な核種は中型サイクロトロンによる ^{51}Cr，^{67}Ga，^{81}Rb，^{111}In，^{123}I，^{201}Tl がある．

$$^{201}_{81}Tl + e^- \xrightarrow[72.91時間]{} {}^{201}_{80}Hg + ν$$

3）γ放出

$α$ 線または $β$ 線を放出した原子核は，多くはエネルギーが過剰の励起状態にあり，エネルギー準位の低い状態または基底状態に移るとき，そのエネルギーを光子（電磁波）として放出する．この電磁波を $γ$ 線と呼び，そのエネルギーは原子核それぞれ固有で異なる．核異性体では，質量数の後ろに m（metastable states）をつけて区別する．

代表的な核種には ^{99m}Tc，^{119m}Sn がある．また，準位間のエネルギーが小さくγ線放射と競合して軌道電子を放出することがある．この現象が**内部転換**(IC)で，放出される軌道電子を内部転換電子といい，軌道に空位ができれば特性X線が放出される．代表的な核種は ^{125}I，^{137}Cs である．

2 ‖ γ線と物質の相互作用について

γ線（光子）が物質中を通過するとき，一定の方向のみを通過する指向性をもたせる場合，γ線は次式の指数関数的に減弱する．

$$I = I_0 \cdot e^{-\mu x}$$

I_0：減弱体に入射するγ線の強度（数）
I：減弱体を透過したγ線の強度（数）
μ：減弱係数（線減弱係数：cm^{-1}）
x：減弱体の厚さ（cm）

光子を半分に減少させる物質の厚さを**半価層**（$x_{1/2}$）といい，$\mu x_{1/2} = 0.693$ の関係にある．また，**線減弱係数**μは**光電効果**（τ），**コンプトン散乱**（σ），**電子対生成**（κ）の和（$\mu = \tau + \sigma + \kappa$）であり，光子のエネルギーの違いによりそれぞれが作用する確率は異なる（図1）．

核医学検査で利用されるのは71～364keV程度のエネルギーである．なお，線減弱係数を減弱体の密度で除した値を質量減弱係数という．

1）光電効果

光子が物質に入射するとそのエネルギーは軌道電子にほとんど吸収され，その電子は原子の外に飛び出し，光子は消滅する（図2）．この現象を光電効果といい，光子の吸収が光電吸収，飛び出す電子が光電子で，次式により表される．

$$Ee = E_\gamma - I$$

Ee：光電子のエネルギー
E_γ：入射するγ線のエネルギー
I：軌道電子の結合エネルギー

原子番号が大きくエネルギーの低い光子ほど光電効果が起こりやすく $Z^5 E_\gamma^{-3.5}$ に比例する．

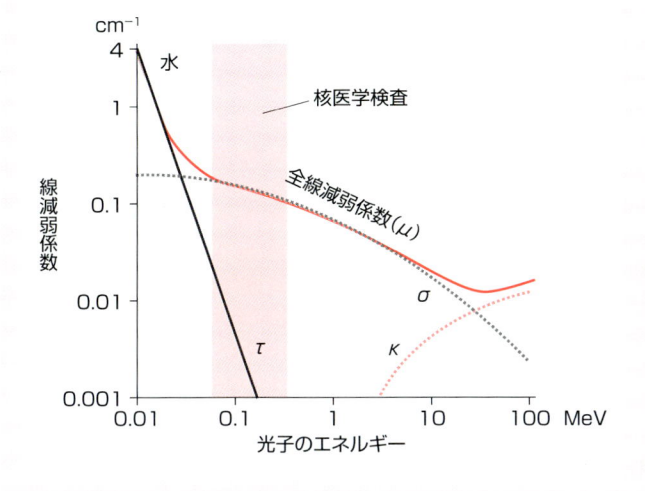

図1 γ線と水の相互作用による線減弱係数
τ；光電効果
σ；コンプトン散乱
κ；電子対生成
μ；全線減弱係数はτ＋σ＋κとなる．

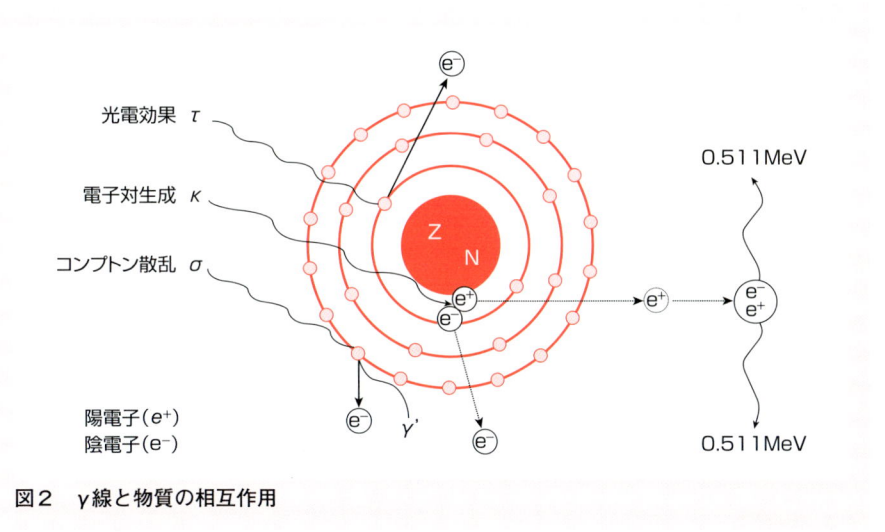

図2 γ線と物質の相互作用

2) コンプトン散乱

　電子の結合エネルギーより高いエネルギーの光子が軌道電子に衝突した場合は，それにエネルギーの一部（$E_{\gamma'}$）を与えて入射方向と異なった方向に散乱（弾性散乱）する（図2）．この現象をコンプトン散乱といい，コンプトン効果の原子断面積（σ）

図3 ²⁰¹Tlのエネルギースペクトル

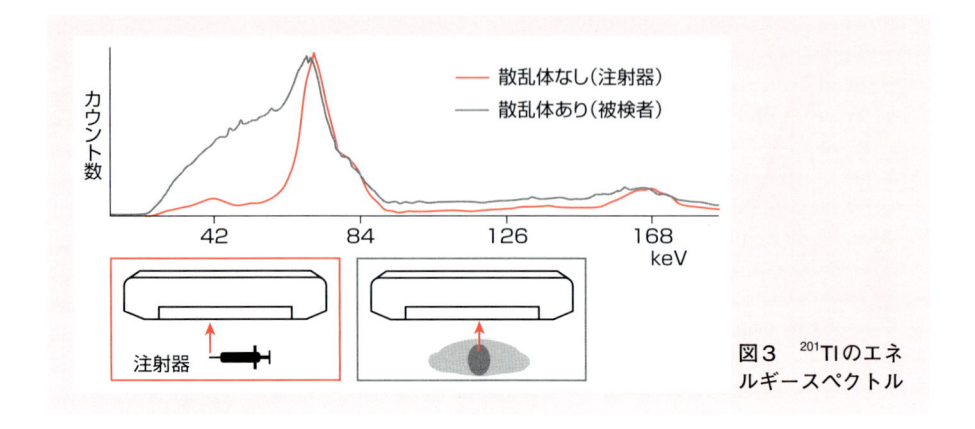

はZに比例し，散乱光子（入射光子）のエネルギーは次式になる．

$$E_{\gamma'} = E_\gamma / [1 + (E_\gamma / 0.511)(1 - \cos\theta)]$$

> **MEMO** ²⁰¹Tlで散乱体がない注射器のみによるエネルギースペクトルと注射をした患者の胸部によるエネルギースペクトルを比較すると，後者にはコンプトン散乱線が混入し，エネルギーピーク（特性X線のピーク）が低位にシフトするような現象を認める．

3）電子対生成

高いエネルギーの光子が，原子核の近傍を通過すると一対の陰電子と陽電子による電子対を生成し，自らは消滅する．電子対生成は，光子のエネルギーが陰電子と陽電子の質量の和（$2m_0c^2$）である1.022MeV以上でないと起こらず，この閾値を越えると飛び出し，エネルギーを失った陽電子は陰電子と結合してエネルギーが光子（γ線）として放出され消滅（**電子対消滅**）する（図2）．

$$e^+ + e^- \longrightarrow 2h\nu \ (= 2m_0c^2)$$

3 ∥ 半減期

放射性同位元素の数（N）は時間（t）に従い崩壊して減少する．単位時間当たりに崩壊する確率を崩壊定数（λ）といい，

$$-\frac{dN}{dt} = \lambda N$$

が成り立つ．左辺は単位時間当りの崩壊数で放射能（A）として置き換えられる．

なお，放射能が半分になるまでの時間を半減期（$t_{1/2}$）といい崩壊定数と次式の関係にある．

$$\lambda = \frac{0.693}{t_{1/2}}$$

4 ‖ 放射能の単位

放射能の単位は **Bq**（ベクレル）で，1Bqは放射性物質が1秒間に1個の崩壊（1dps）をするものとして定義される．従来の単位はCi（キュリー）であったが，1978年から国際度量衡総会（CGPN）の締結によりBqに変更されており，**1Ci = 3.7×10^{10}Bq** で換算される．核医学検査では**111～740MBq**（メガベクレル）= 3～20mCi（ミリキュリー）程度が使用される．

また，放射性物質の単位質量当たりの放射能量を比放射能（Bq/g），単位容積当たりの放射能量を放射能濃度（Bq/cm^3）といい，これらは作業環境モニタリングの管理区域内の空気汚染や表面密度の測定単位として利用される．

> **MEMO** ガンマカメラにおける1分間当たりの計数値は**cpm**で表され，その性能は計数効率 ε（%）= cpm/dpm × 100で評価する．

Ⅱ．核種の製造

検査で使用する放射性同位元素は，原子炉では中性子による反応により，またサイクロトロンでは荷電粒子による反応により製造される．

1 ‖ PET薬剤の製造

1）サイクロトロンで製造される放射性医薬品

サイクロトロンは，陽子の加速できるエネルギーで区別される．高エネルギー粒子線で癌治療を行う50MeV以上の大型，診療用放射性同位元素などを製造する20～50MeV程度の中型，陽電子断層撮影診療用放射性同位元素を製造する10～20MeV程度の小型がある．

a）サイクロトロンの原理

サイクロトロンは，**荷電粒子**（イオン）を**固定磁界**と電極（**ディ電極**）から発生する**高周波電圧**により，円形の軌道を描かせながら加速する装置である（図4）．

第3章 核医学・PET検査の基礎

図4　サイクロトロンの外観

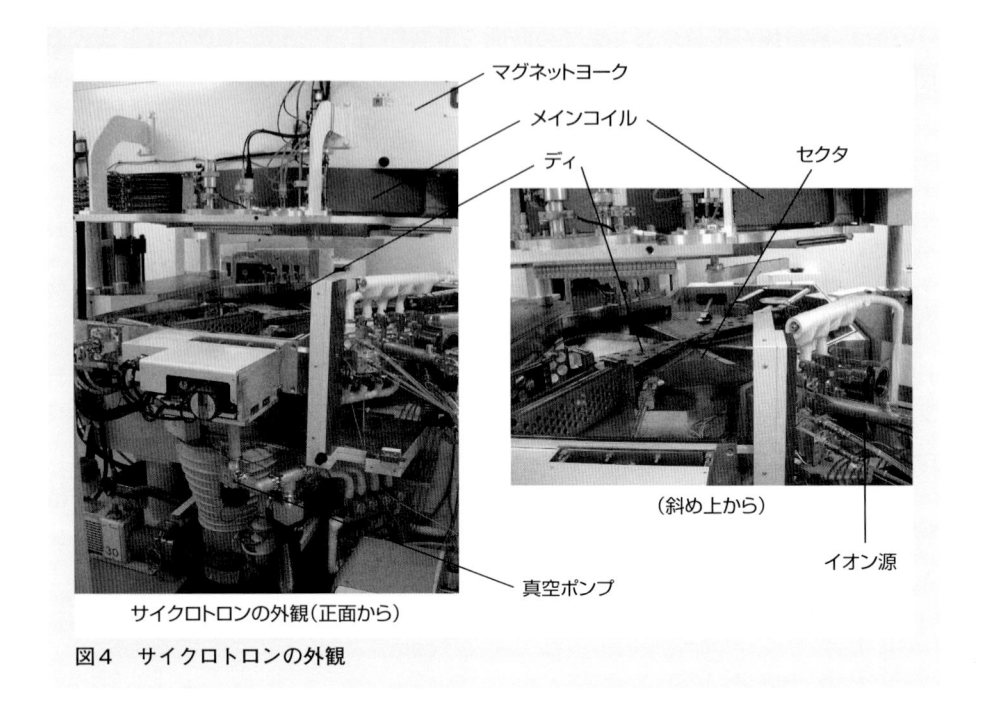

（上図ラベル：マグネットヨーク、メインコイル、セクタ、ディ、イオン源、真空ポンプ／サイクロトロンの外観（正面から）、（斜め上から））

　荷電粒子の運動は，高周波電場発生装置による電場でエネルギーを増加し複数または単体の電磁石による磁場で制御する．

　磁極中心付近のイオン源から高周波電場により引き出された荷電粒子は，ディ電極とダミーディ電極間を通過する．このとき，電場により加速を受けた粒子は，ある軌道で180°回転運動を行って再びディ電極とダミーディ電極間に入るが，この間に電極間の電場の位相は180°進行し電場の方向が逆転するため，荷電粒子は逆転した電場によってさらに加速され回転運動を続け，180°回転するごとにディ電極とダミーディ電極間を通過し，その都度，電場により加速を受けて運動エネルギーを獲得し，回転周期を一定に保ちながら軌道半径を増大させ，加速可能な最大半径に達したところで，ビーム取り出し装置によって磁場の外部へ引き出され，目的とするターゲットに導かれる．

　一様な磁束密度 B (Wb/m^2) をもつ磁場の中で ν (m/sec) の速度をもつ荷電粒子の運動は，ローレンツ力 $q \times \nu \times B$ と遠心力 $m \times \nu^2/r$ とがつりあった半径 r (m) の円運動となり，その物理量は式 (1) によって関係づけられる．

$$q \times \nu \times B = m \times \nu^2 / r \quad \cdots\cdots\cdots\cdots\cdots\cdots\cdots\cdots\cdots\cdots\cdots\cdots \quad (1)$$

q は，クーロンで表される荷電粒子の電荷で，m はその質量である．式 (1) より，角速度 ω，回転周期 T は，それぞれ式 (2) および式 (3) で与えられる．

$$\omega \times \nu / r = q \times B / m \quad \cdots\cdots\cdots\cdots\cdots\cdots\cdots\cdots\cdots\cdots\cdots\cdots \quad (2)$$

$$T = 2\pi \times r / \nu = 2\pi \times m / qB = 2\pi / \omega \cdots\cdots\cdots\cdots\cdots \quad (3)$$

これらの式は，B および q/m が変化しなければ荷電粒子の速度 (あるいはエネルギー) によらず，角速度または回転周期は一定 (等時性) であることを意味する．

b）^{18}F-FDG の合成

^{18}F-FDG は以下の順序により合成する．

1. 照射したターゲット水の回収と吸着：サイクロトロンで製造した ^{18}F− は，H-^{18}F (ターゲット水) の形で合成装置まで移送し，バッファー容器に一時貯留後，陰イオン交換樹脂に通すことで水中に含まれる ^{18}F− イオンが樹脂に吸着される．なお，ターゲット水は別途回収し精製のうえ再利用する．

2. F− の反応器への導入：^{18}F を捕獲した陰イオン交換樹脂に炭酸カリウム水溶液を含む試薬を流すと炭酸イオンが陰イオン交換樹脂中の ^{18}F を交換する．これにより加速器で製造した ^{18}F を反応器まで移送することができる．

（クリプトフィクスの添加と乾燥）反応器にクリプトフィクスを添加し，反応器を乾燥させると ^{18}F は以下のような形状で保持される．

3. フッ素化：前駆体 (1, 3, 4, 6-Tetra-O-acetyl-2-O-trifluoromethanesulfonyl-β-D-mannopyranose) を溶解した試薬を反応器に入れて加熱するとトリフレート基に対して ^{18}F が置換反応を行い (SN2 反応)，トリフレート基のあった場所に ^{18}F がつき前駆体のトリフレート基は遊離する．

4. 乾燥：前駆体を溶解させたアセトニトリルを加熱して除去する．
5. 加水分解：反応器に酸またはアルカリを導入して加水分解を行い，前駆体についているアセチル基を除去する．
6. 精製：加水分解後の液は，精製カラムで異物（クリプトフィクス，未加水物のアセチルFDG，未反応のフッ素イオン，カリウムイオン，ナトリウムイオン（アルカリ加水分解の場合），塩素イオン（酸加水分解の場合））を除去し，最後に滅菌フィルタにより薬品として回収する．

2）PET薬剤の品質管理

施設内の小型サイクロトロンで製造されたPET薬剤を利用する場合には，特別な品質管理が必要となる．高線量の放射性医薬品を取り扱う鉛遮蔽で囲まれた空間を**ホットセル**，放射性医薬品を取り扱って作業する管理区域を**ホットラボラトリ**と呼ぶ（図5）．

空中微粒子がPET製剤に混入すると微生物が媒体となるため，ホットラボラトリにより，1立方フィートの空気中に存在する0.5μmの浮遊粒子数によりクラス分類された浮遊菌数（CPU/m^3）基準が1未満の無菌区域または10〜100以下の清浄区域など清浄度が高い**クリーンルーム**を確保して作業しなければならない．

なお，品質保証および品質管理は「院内製造されたFDGを用いてPET検査を行うためのガイドライン」により比放射能（37MBq/μmol以上），血中における毒素の確認をするエンドトキシン試験（0.25EU/mL以下），バクテック試験法により無菌の確認をする無菌試験，人体に影響を与えないpH（5.0〜8.0）の確認をするpH試験，トレーサの集積を左右する放射化学的純度（クロマトグラフ法にて95％以上）をはじめ，有機溶媒・アルミニウムイオン・非放射化学的異物（CIDG）・Kryptofix222などは人体に対して毒性をもつため半数致死容量（LD50）

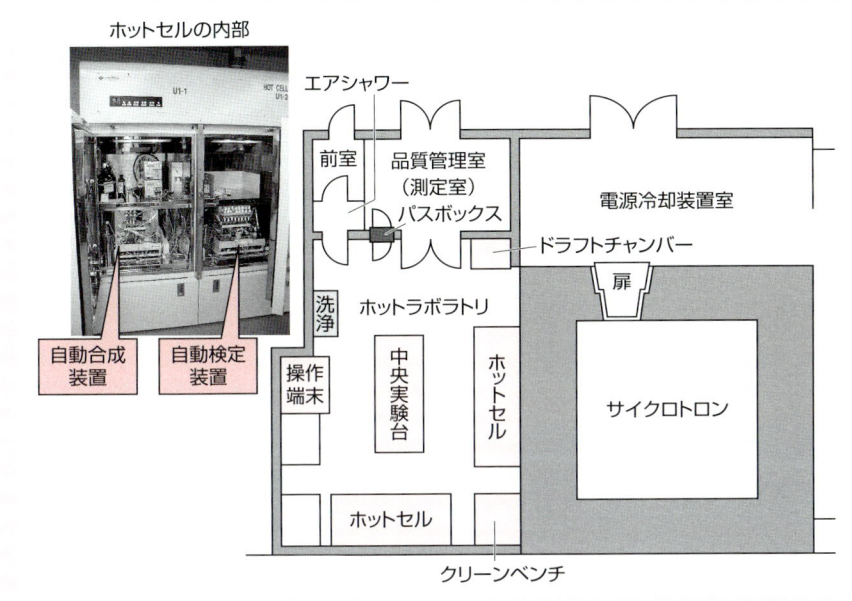

図5　ホットラボラトリとホットセル

を尺度とする．

　薬品会社から購入した^{18}F-FDGを利用する場合には，SPECTにおける放射性医薬品の品質管理と同じ手法でよい．

2 ∥ 核医学検査で使用する薬剤の製造

1）原子炉で製造される放射性医薬品

　ある原子核（標的核）Aに陽子p，中性子n，重粒子dなどの入射粒子aが衝突して反応し，他の原子核（生成核）Bと射出粒子bになる過程を核反応といい，その反応はA(a, b)Bで表される．

　原子炉の反応である核分裂は，標的核（^{235}U）に中性子が入射し，質量数90〜100，130〜140付近のほぼ二つの核分裂生成物ができる．また，中性子が約2.4個（熱中性子）発生し，次々に核分裂が起こる連鎖反応になる．

　核医学検査で使用する放射性同位元素の中性子捕獲反応例を示す．この反応では同じ元素の同位元素が産生される．

$^{98}Mo(n, \gamma)\,^{99}Mo \xrightarrow[66時間]{} \,^{99m}Tc \xrightarrow[6時間]{} \,^{99}Tc$

$^{130}Te(n, \gamma)\,^{131}Te \xrightarrow[25分]{} \,^{131}I \xrightarrow[8日(99\%)]{} \,^{131}Xe$

> **MEMO** ^{99m}Tc の原料である ^{99}Mo は,主にカナダ,オランダ,南アフリカにある原子炉で製造され,わが国に輸入されている.

2) サイクロトロンで製造される放射性医薬品

^{201}Tl は ^{203}Tl（ターゲット物質）にサイクロトロンで加速したプロトン（p）を照射して核反応を起こさせ ^{201}Pb（生成核）を生成する.その後ホットセルによりターゲットエッチング溶液から ^{201}Pb を分離精製し,半減期9.4時間の崩壊で ^{201}Tl を生成する.これをTBPカラムにより分離する.

この他の製造例には,$^{68}Zn(p, 2n)\,^{67}Ga$,$^{112}Cd(p, 2n)\,^{111}In$,$^{124}Xe(p, 2n)\,^{123}Cs \to \,^{123}Xe \to \,^{123}I$ がある.

3) ジェネレータで製造される放射性医薬品

親核種P（原子数 N_P）が崩壊により娘核種D（原子数 N_D）に崩壊し,さらに孫核種に変わる系列において,t時間経過後の原子数 N_D は,

$$\frac{dN_D}{dt} = \lambda_P N_P - \lambda_D N_D \quad \cdots\cdots\cdots 式(1)$$

で,積分すると

$$A_{D(t)} = \lambda_D N_D = \frac{\lambda_D A_{P(0)}}{\lambda_D - \lambda_P}(e^{-\lambda_P t} - e^{-\lambda_D t}) \quad \cdots\cdots 式(2)$$

となる.

親核種の半減期が娘核種の半減期よりある程度（T_D の約4倍）の時間が経過する（$\lambda_D > \lambda_P$）と娘核種 $e^{-\lambda_D(t)}$ は無視でき,親核種と娘核種の放射能の比率は一定になり時間放射能曲線は平行で親核種の半減期により崩壊する.一方,親核種の半減期が娘核種の半減期よりきわめて長い（$\lambda_D \gg \lambda_P$）と,λ_D に比べ λ_P は無視できる.前者が**過渡平衡**,後者が**永続平衡**で,総称して**放射平衡**という.親核種の

図6　過渡平衡と永続平衡

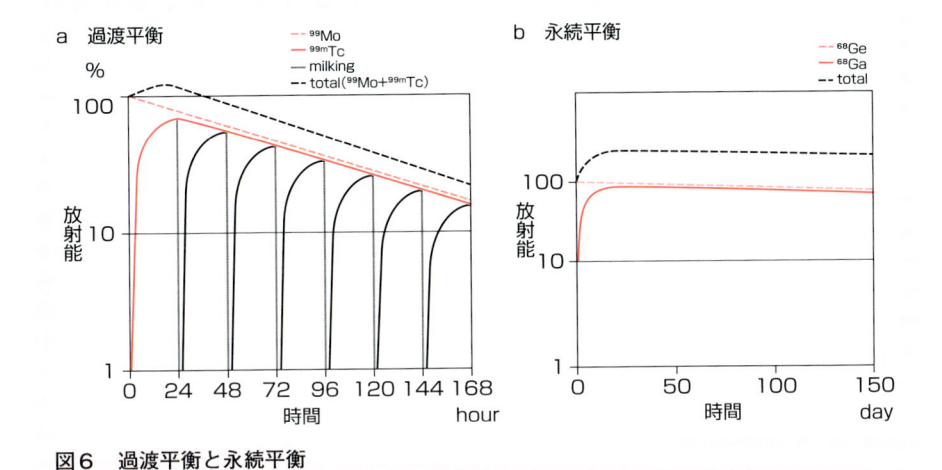

半減期が娘核種の半減期より短い場合は放射平衡が成立しない．

　SPECTなどで利用される^{99m}Tcの親核種^{99}Moは過渡平衡（図6）で，娘核種^{99m}Tcを分離してもその後ある時間放置すれば^{99}Moから再び^{99m}Tcが生成され，次に分離される放射能が最高になるのは約23時間後である．^{99}Moの87％がβ崩壊により^{99m}Tcになる．

　なお，この過程を利用して娘核種を繰り返し採取することを**ミルキング**といい，その操作を容易に行えるように加工した親核種がカウ（ジェネレータ）である（図7）．過テクネチウム酸ナトリウム注射液ジェネレータの構造は，アルミナカラムに^{99}Moを吸着させたもので，生理食塩水を加えると^{99m}TcO$_4^-$が溶出される．溶出方式はウェットタイプとドライタイプがあり，前者は生食をミリポアフィルターに通すか，オートクレープで滅菌し溶出させなければならないが，後者はジェネレータ全体が無菌的に作成されているため滅菌バイアルで溶出液を採取する．なお，^{99}Moからは740〜780keVのγ線が放出されるため，3〜5cm厚程度の鉛シールドにより遮蔽されている．その他のジェネレータにはクリプトンがある．

$$^{82}Kr\,(p,\ 2n)\ ^{81}Rb \xrightarrow{4.57時間} {}^{81m}Kr \xrightarrow{13秒} {}^{81}Kr \xrightarrow{2.14\times10^5年} {}^{81}Ba$$

図7 過テクネチウム酸ナトリウム注射液ジェネレータの断面

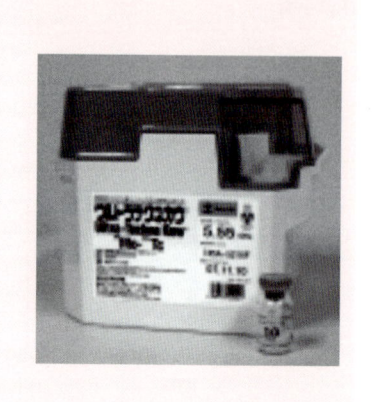

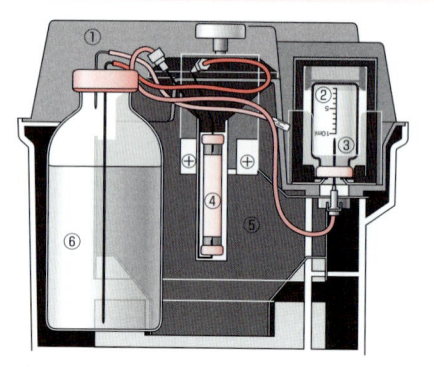

① ジェネレータ本体
② コレクティングバイアル
③ 溶出用注射針
④ ^{99}Mo-^{99m}Tc カラム
⑤ 鉛シールド
⑥ 生理食塩液

なお，永続平衡には，PETの校正用線源で利用される^{68}Ge－^{68}Ga（図6）がある．

$$^{69}Kr\,(p,\ 2n)\ ^{68}Ge \xrightarrow[270.8日]{} \ ^{68}Ga \xrightarrow[67.6分]{} \ ^{68}Zn$$

4）核医学検査で使用する薬剤の品質管理

放射性医薬品の管理は，管理台帳などを作成し，検査受付・発注・受け渡し・保管・使用状況・廃棄などなどのワークフローを把握する．

放射性医薬品の保存は，医療法（施行規則第14条）を遵守し，製剤はなるべく室温で遮光して保存する．液剤および液剤の注射剤で冷所に保存するものは凍結を避けて行う（放射性医薬品基準）．注射液調剤用キットは市販の冷蔵庫などで保存し，^{99m}Tc-MAAのみ凍結保存する．なお，^{99m}Tc-MIBIは毒薬のため施錠が必要で，他の注射液調剤用キットと区別して保管しなければならない（薬事法第48条）．また，注射液調剤用キットは有効期限内に使用する．

（高橋康幸）

放射性医薬品

1 ‖ 放射性医薬品の特徴

(1) 核医学検査で投与するRI量はきわめて少ない．したがって薬理作用がなく，副作用もほとんどない安全な検査である．

PET検査では^{18}F，SPECT検査では^{99m}Tcが最もよく利用されているが，いずれもさまざまな^{18}F標識化合物や^{99m}Tc標識化合物が作成され，検査が行われている．

(2) 核医学検査で使用するRIは，微量の放射線を放出するため，厳重な放射線管理が求められる．また妊娠中の女性には投与してはならない．

(3) 核医学検査で利用する放射性医薬品の多くは，薬品会社から購入したものを患者にそのまま投与する．しかし^{99m}Tcは病院内で^{99m}Tc標識薬剤を作成することができる．また半減期の短いPET薬剤の多くは，施設内の小型サイクロトロンで製造されたPET薬剤を用いるが，薬品会社から購入した^{18}F-FDGをそのまま投与することもできる．

2 ‖ ^{99m}Tcの特徴

核医学検査で最もよく利用されているのは^{99m}Tcである．^{99m}Tcが開発されるまでは，^{131}I標識化合物が主に利用されていたが，^{99m}Tcは臨床応用に優れた性質を有する．

(1) 半減期が6時間と短く，β線を放出しないため，患者の放射線被ばくが少なく，投与量を多くできること．

(2) 放出するγ線のエネルギーが141keVで美しい画像が得られること．

(3) さまざまな^{99m}Tc標識化合物を開発できること．

(4) ^{99}Mo-^{99m}Tcジェネレータがあれば，いつでも必要な時に^{99m}Tc標識薬剤を作り，検査できること．

骨，脳，心臓など多くの核医学検査では^{99m}Tc標識薬剤が利用されている．SPECT断層像も作られ，より正確な画像診断が得られるようになった．

^{99}Mo-^{99m}Tcジェネレータからミルキングにより^{99m}Tcを溶出し病院内で薬剤キットと混和し，^{99m}Tc標識薬剤を作成し，患者に投与する場合と，薬品会社から作成された^{99m}Tc標識化合物を購入し，そのまま患者に投与する場合があるが，同じシンチグラムを得ることができる．

（高橋康幸）

PET 検査

1 ‖ PET/CT カメラ

　PET 薬剤（陽電子断層撮影診療用放射性同位元素）を画像化する PET カメラ（陽電子放射断層撮影装置）は，X 線 CT によく似た外観である（図1）．

1）PET の収集原理

　陽電子は電子と結合すると消滅し，180°反対方向（厳密には約±0.25°の角度揺動がある）に **511keV** の**消滅放射線**（消滅光子）を放射する（p.132～「放射性同位元素」を参照のこと）．ただし，360°いかなる方向でも起こりうることから，光学的に遮蔽された検出器を円周に沿って列（リング）状とし，対向する一対で捕捉して**同時計測カウント**（coincidence count）を得れば画像情報が得られる．

　リングの配置は，フルリング型と一対の検出器を回転させて捕捉する部分リング回転型があり，現在では 2 次元および 3 次元収集が可能な前者が主流となっている．なお，ガンマカメラで同時計数回路（coincidence circuit）を搭載し，検出器を回転させて計測する**ハイブリッドカメラ**（図2）は後者の 1 例と考えることが

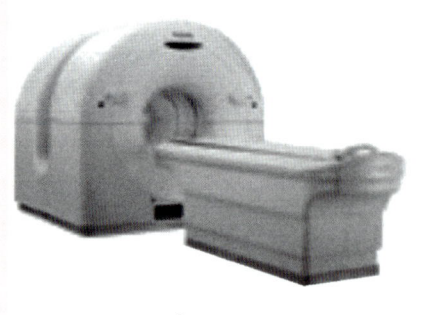

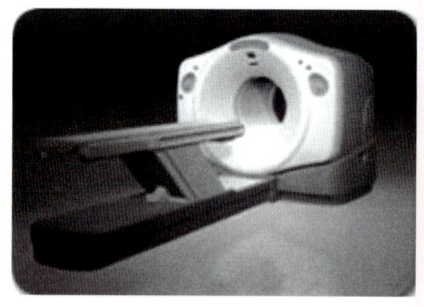

図1　PET/CT カメラの概観・構造
a　PET と CT のガントリが分離した機種
b　PET と CT が一つのガントリに収納された機種

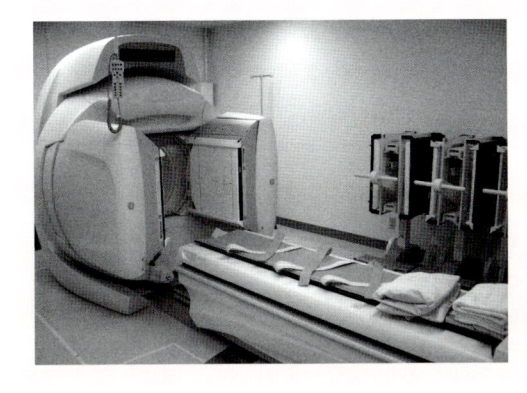

図2　ハイブリッドカメラの概観

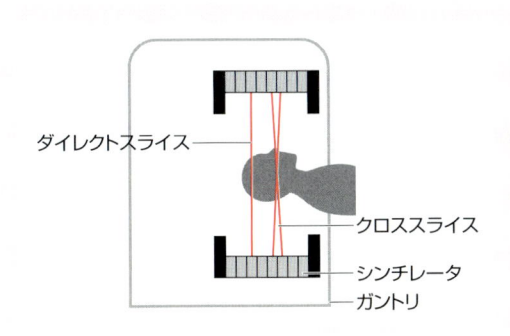

図3　PETカメラの断面図

できる.

　フルリング型のスライスは,同一リング上の同時計測線(**LOR**)で構成される**ダイレクトスライス**や隣り合うリング間の同時計測線から構成される**クロススライス**が利用され(図3),リング数をNとするとダイレクトスライス数はN,クロススライス数はN-1,全スライス数は2N-1となる.また,感度を向上させるため,体軸断面と同時計測線の角度が10～20°の範囲で3～5リング離れたリングも同時計測線とし一つのスライスに束ねる方法が利用されている.なお,分解能は中心スライスから離れたリングほど低下する.

2) 検出器

　検出器の方式には,複数の**クリスタル**と**光電子増倍管**をユニット化したブロック式とクリスタルの閃光点をガイドパイプ越しに複数の光電子増倍管で計測する

(1) PETリング
― リング間仕切り
― クリスタルリング
― 外周遮蔽体

セプタあり（2D）　　セプタなし（3D）

(2) 検出器

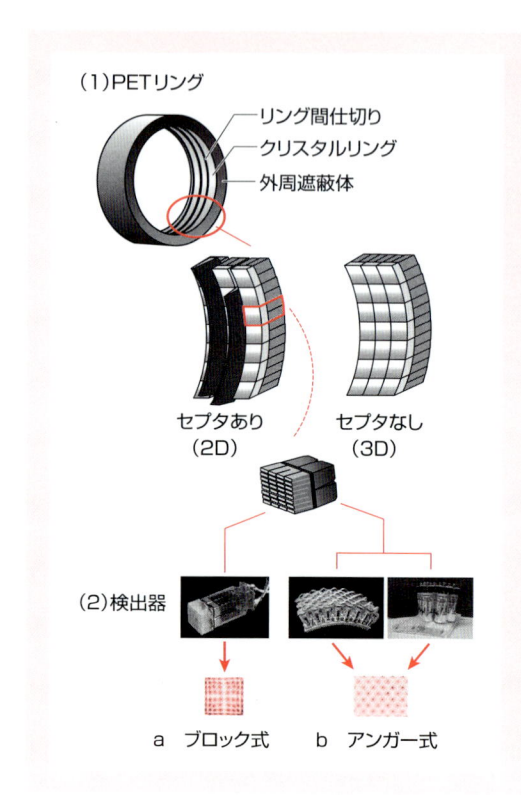

a　ブロック式　　b　アンガー式

図4　PETガントリの構造と検出器

アンガー式がある（図4）．

　消滅放射線は，蛍光物質のクリスタル（crystal）で阻止され，閃光を光電子増倍管で電子に変換し増幅して得た電気信号をA/D変換する方式や閃光を光ダイオードで直接A/D変換する方式がある．

　消滅放射線のエネルギーは，511keVときわめて強いためクリスタルは高い密度つまり高い光子阻止力と大きい発光量が求められ，密度が高い**BGO**が用いられている．また，密度も発光量も大きく発光消滅時間が短い（残光のパイルアップを抑えられる）**LSO**や**GSO**が採用され，最近ではTOF PETに対応できる発光消滅時間がきわめて短いLYSOなども開発されている（表1）．

3）消滅放射線の受信パターン

　消滅放射線の発生位置はリングの視野中心から放出されず，検出器までの距離

表1　クリスタル用蛍光物質比較表

511keVでのパラメータ	NaI (Tl)*	BGO	LSO	GSO	LYSO
密度 (g/mL)	3.67	7.1	7.4	6.7	7.1
平均自由行程 (cm)	2.88	1.04	1.15	1.4	1.2
光消滅時間 (ns)	230	300	～40	60	～40
比較発光量 (NaI (Tl) = 100)	100	<15	75	<25	90
エネルギー分解能 (%)	7.8	>13	～11	～10	～10

*SPECTに採用されている.

が異なることから時間差が発生する．また，光子の速度（30cm/ナノ秒）やクリスタル，電気回路の性能なども考慮され2～12ナノ秒程度の幅（**タイムウインドウ**）をもたせて同時としている．

2 ║ 収集法

　マトリクスサイズは，128×128，144×144，168×168が用いられ，最近では256×256についても検討されている．

　2次元（2D）収集では，スライス間に一方向だけを遮蔽する鉛またはタングステンの仕切り板の隔壁（**セプタ**）を設け，入射角を制限して散乱線の混入を低減する（図4）．分解能は向上するが収集感度は低下する．

　3次元（3D）収集は，同時計測線数を増加し感度を向上させる手段として，隔壁を検出器外に退避させ広い角度で計数する方法である（図4）．システム感度はリング数の2乗に比例して増加しガントリの中央を頂点とし辺縁が低い三角形の分布となり2次元収集の8～10倍にまで向上するため（図5），撮像時間を短くまたは投与するRI量を減らすことができる．さらに近年の画像再構成アルゴリズムにより雑音を有効に処理し，また収集範囲の一部を重複させることで感度分布が安定したことから現在の撮影法の主流になっている．しかし，真の同時計数とともに同時偶発計数や散乱同時計数などが増加することから2次元収集より定量性は低下する．なお，初めからセプタを装備しない3次元収集専用PETカメラもある．

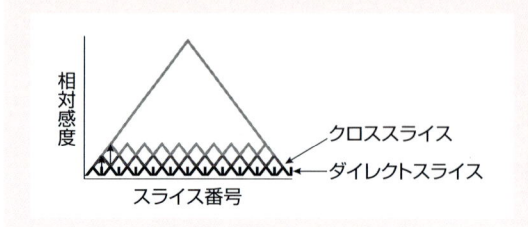

図5 軸方向の感度分布

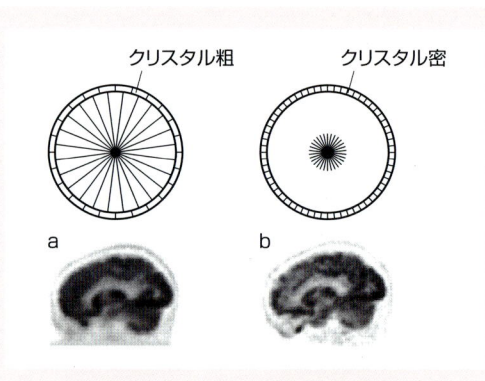

図6 TOF PETと従来型PETの比較
a 従来型PET
b TOF PET

MEMO
TOF PETについて：従来型のPETは，同時計測線上で陽電子消滅点の位置が明確でないため同時計測線全域のデータを収集しなければならないが，**TOF PET**では陽電子消滅点を中心とした時間分解能の範囲のみデータを収集できるため，信号対雑音比がきわめて良好となり，LYSOのような減衰時間の短いクリスタルを採用して時間窓をより狭くすること（600ピコ秒程度）が可能になった．これはシンチレータをより細かくして低下する感度を差し引いても従来型PETを大幅に上回る感度が確保でき，特に被検者が大きい場合でも空間分解能が向上し良好な画質を得ることができる（図6）．
※MRIによる血管撮影法にもTOF法がある．

3 ‖ PETの収集データの補正

収集したデータの画像処理はおおむね次の手順で行う（図7）．

1）減弱補正

減弱係数（μ分布）は**外部線源**により放射能を含まない状態の物体を透過した計数率（トランスミッションスキャンカウント）T_L，物体を置かない状態の計数率（ブランクスキャンカウント）Bにより散乱による影響を無視すると式3で定義

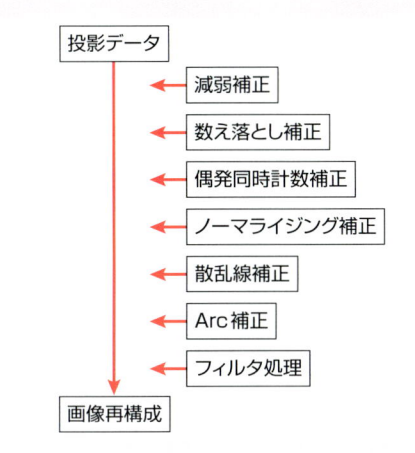

図7　PET画像処理のワークフロー

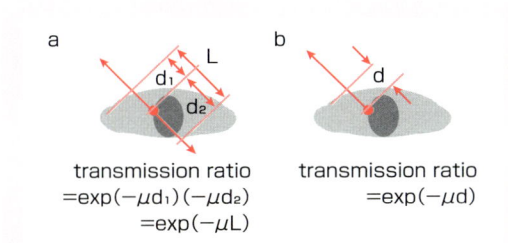

図8　PETとSPECTの減弱補正

され，T_LとBの計数率の比から減弱係数が得られる．式の対数をとるとμ分布の投影データになり，これを再構成すると減弱係数分布画像が得られる．したがって異なるエネルギーの外部線源で得られたμ分布でも511keVの光子の減弱係数に換算することで補正できる（図8）．

$$T_L = B\exp\left[-\int_0^L \mu(x)_{511keV}\,dx\right] \quad \cdots\cdots 式(3)$$

PETでは2本の陽電子消滅光子を同時に検出するため，その減弱の割合は体内を通過する距離の積と考えることができ（図8a），また物質の密度と原子番号にも依存することから減弱係数（μ分布）は，外部線源として線線源の^{68}Ge-^{68}Ga（ポジトロン核種）あるいは点線源の^{137}Cs（シングルフォトン核種），または最近のPET/CTカメラではX線CTを用いて減弱補正が行われている．一方，SPECT

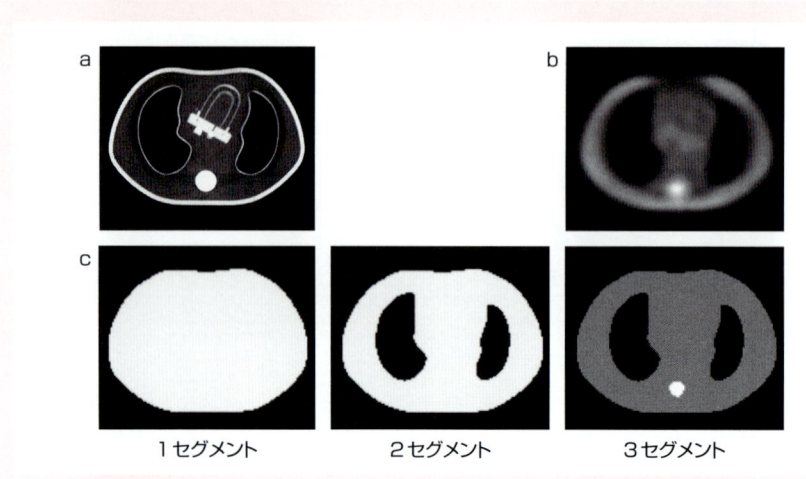

図9 減弱補正画像
a CTによる画像
b 外部線源による画像
c 外部線源による画像をセグメント化した画像

では体内の深さdにより減弱されて到達したγ線や特性X線を検出する(図8b).

なお,外部線源で測定したトランスミッションデータは,直接補正する方法(MAC)やトランスミッションスキャン時間を短縮しかつ補正の精度を向上させるため空気,肺野,軟部組織,背骨や金属などによる数区分のデータマップに変換して補正する**セグメント法**(SAC)が利用されている(図9).

> **MEMO**
> 1セグメントは均一減弱補正と考えることができる.
> X線CTを用いた減弱補正では,CTのエネルギーが消滅放射線と比べてかなり低いため,CT画像の画素値(HU)を消滅放射線の511keVへエネルギー変換しなければならない.

CT画像による減弱補正をした場合と,減弱補正をしなかった場合の脳 ^{18}F-FDG横断像を比べると,PETにおいて減弱補正は欠かせないことを確認できる(図10).

2) 数え落とし補正

計測系には不感時間があり,この時間内に到達した信号は計測できない.補正はシステムの計数率特性をもとに行う.

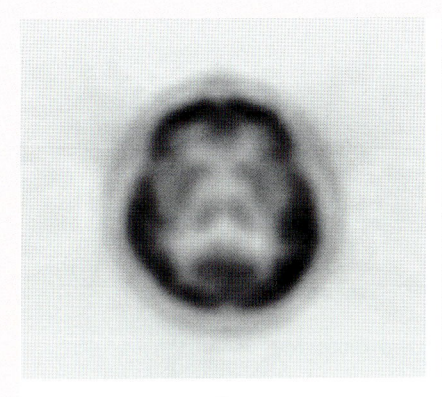

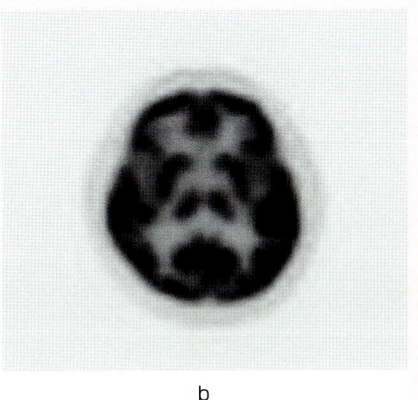

図10　CTによる減弱補正有無の脳PET画像の比較
a　減弱補正なし
b　減弱補正あり

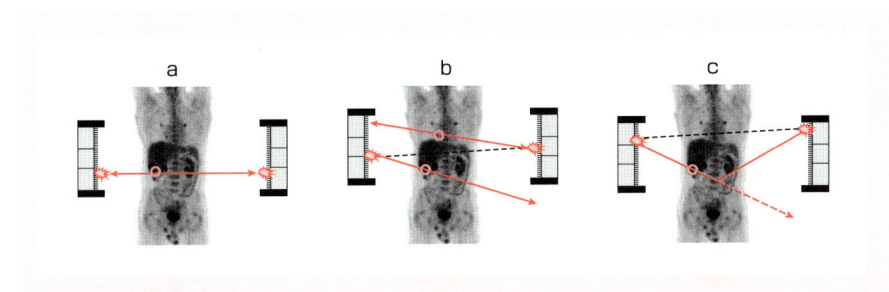

図11　仮想同時計測線により検出される信号
a　真の同時計数
b　偶発同時計数
c　散乱同時計数

3）偶発同時計数補正

　偶発同時計数は時間に依存しないため，10ナノ秒以上の遅延同時計数を測定し，これを偶発同時計数とみなし最初の同時計数から差し引き真の同時計数とする．
　検出される信号には真の同時計数（true event）の他に偶発同時計数（randoms）や散乱同時計数（scatter）を含む（図11）．**偶発同時計数**は陽電子消滅点から放射された一対の消滅光子の片方の単光子だけが検出器に計測された場合で，全く別の陽電子消滅点から放射された単光子がきわめて近いタイミングで別々の検出器

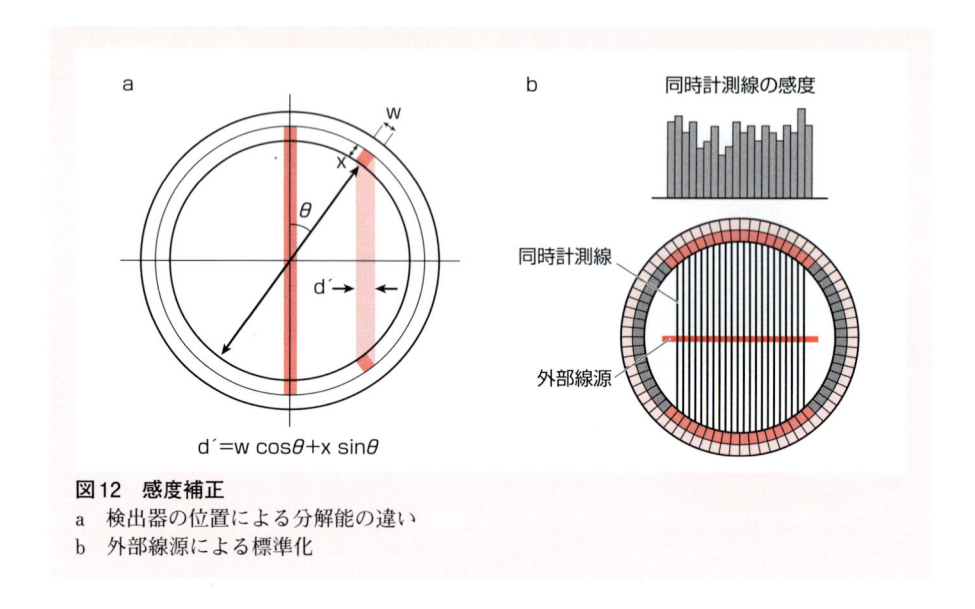

図12 感度補正
a 検出器の位置による分解能の違い
b 外部線源による標準化

$d' = w\cos\theta + x\sin\theta$

により計測され，あたかも検出器を結ぶ線上に陽電子の消滅点があったかのごとく錯覚する．また，**散乱同時計数**は消滅光子の飛程にある原子核に衝突してコンプトン散乱する現象である．前者の光子のエネルギーは511keVであるが，後者は衝突によってエネルギーを損失するため511keVより低くなる．このためエネルギーウインドウ幅は，511keV近傍に狭くに設定し散乱線の混入を低減させたいところであるが，真の同時計数であってもクリスタル内でのエネルギー損失があり数え落しとして感度が低下することから，その幅は通常250〜600keVに設定せざるを得ず散乱線が含まれることになる．

4）ノーマライジング補正

検出器はリングの中心を向き放射状に配置されているから，各検出器に入射する光子とクリスタルの角度（見込み角度）は異なる．この見込み角度や各検出器の感度のばらつきにより同時計数線の計測効率は低下するため外部線源を用いて補正する（図12）．

5）散乱線補正

散乱線はエネルギーが低いため，エネルギーウィンドウの設定により除去する

ことも可能であるが容易ではない．よって，体外の周囲に設定した関心領域により散乱成分を推定するバックグラウンドフィッティング法やモンテカルロシミュレーションを用いて散乱成分を計算する**SSS法**が利用されている．

6）Arc補正
同時計数線は中心から離れるほど阻止位置が異なり空間分解能が低下する．

> **MEMO** 定量評価では，PET装置とドーズキャリブレータを定期的に校正しなければならない．これはPET値を放射能濃度（Bq/mL）に変換するために，ドーズキャリブレータで測定した既知の放射能濃度による均一性ファントムを収集して，単位体積当たりの放射能の換算係数を算出する．これを**クロスキャリブレーション**（cross-calibration）という．

4 ‖ 分解能

分解能は装置に由来する要因とPET核種の物理的要因が関係する．エネルギー分解能は，p.149の表1に示すクリスタル固有の影響が大きい．断面方向のシステム（空間）分解能は，検出器の幅をw，厚さをxとするとリング中心部では$w/2$となり検出器に近づくほどwになる．また，厚さxが増すと実効的なwが増加し空間分解能は低下する．一方，体軸方向の空間分解能は，有効視野がリングをつなげたものであるので，クリスタルの幅と間隔によるサンプリング頻度と各リングの分解能のばらつきで決まる．

また，第1章p.4の表1に示すPET核種の飛程は空間分解能を低下させ，角度揺動はリング径が大きくなるほど分解能（全身用では約2mmの損失）を低下させる．

5 ‖ 感度

感度は単位放射能（kBq/mL）当たりに検知される同時計数率（cps）で定義され，クリスタル固有の密度の差が大きく影響し，シンチレータの厚さx，リング径をDとするとリング中心部の感度はx/Dに比例する．一般的に検出器の幅が広くなるほど，またクリスタルが厚くなるほど感度は向上するが，空間分解能は低下するためバランスが配慮された設計がなされる．

6 ‖ 画像再構成法

3D収集は広範囲のリングを投影データとしているため，傾斜した投影データはFORE処理によりフーリエ空間で平行に並べ替え，さらにフーリエ逆変換して

すべての投影データを2次元サイノグラムに変換する．

また，雑音低減のため，**ガウスフィルタ**による平滑化処理を行う．

$$G(x,\ s) = \frac{\exp(-\frac{x^2}{2s^2})}{\sqrt{2}\sigma s}$$

標準偏差 σ の（分散 σ^2）値によって平滑化の度合は変化し，σ が大きいほど関数の山は緩やかになり画像の細部は潰れ，逆に小さくなればその変化は急峻になる．PET画像では σ の代わりに半値幅を利用する．

画像再構成は，前項に示す補正を経て従来はフィルタ補正逆投影法により行われてきたが，最近では逐次近似法のOS-EM法やRAMLA法，DRAMA法が使用されている（図13）．

OS-EM法は，先に演算したサブセットが次に演算されるサブセットにより修正される．よって，後半のサブセット情報が最終画像により反映されるため，そのサブセットに雑音成分が多く含まれる場合は画質が低下する（リミットサイクル現象）．

RAMLA法は，この雑音を抑制するためその基本式に**緩和係数**（relaxation parameter）を組み込み近似回数ごとに初期値から徐々に小さくしている．その演算能力は非常に優れ，繰り返し回数1〜3でEM法の繰り返し回数45〜70の画質に類似する．

RAMLA法の緩和係数は繰り返しごとに固定されるが，**DRAMA法**は1回の逐次近似において緩和係数を投影方向それぞれに変化させ雑音の不均衡を和らげリミットサイクル現象を解消した．

なお，FORE法＋逐次近似法は，あらかじめ投影データに対し減弱・散乱補正などの処理を行うため，雑音成分を含んだ画像が再構成される．つまり，雑音成分も増幅され誤差を含む統計学的画像となるため，Fully 3D OS-EM法は3Dデータに直接各種補正を加えて逐次近似画像再構成を行うことから統計雑音が低減し画質が向上する．

7 ‖ PETカメラの性能測定および日常点検（QA，QC）

PETカメラの性能測定については，（社）日本画像医療システム工業会がNEMA

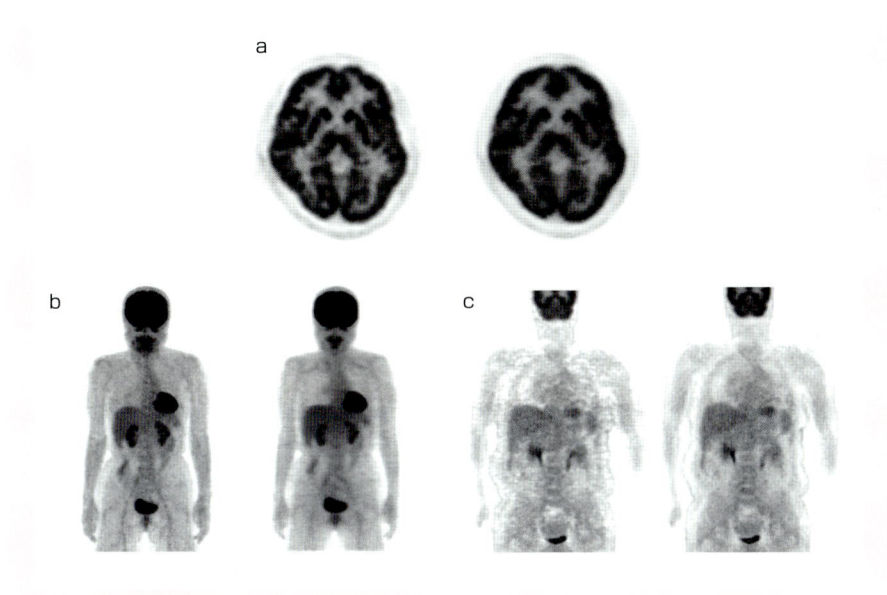

図13 各種画像再構成法によるPET画像
a DRAMA, OS-EM
b RAMLA, OS-EM
c full-3D OS-EM, OS-EM

やIECに関連して『JESRA X-73-1993 PET装置の性能評価法』により規格している（下表）．しかし，PET/CTの普及や新しい画像構成法など従来の規格では性能測定が困難になっており改定が検討されている．

1）PET装置の性能測定

性能項目	内容	基準
①空間分解能	空間分解能は，再構成画像上で2点間を分離する能力を表す．この測定の目的は，微小線源の画像再構成点広がり関数（PSF）を半値幅（FWHM）あるいは1/10値幅（FWTM）によって評価する	計数損失が5％以内または偶発同時計数率が全同時計数率の5％以内とする．ファントムは内径1mm以下，外径2mm以下のガラス毛細管とする

②散乱フラクション，計数損失，偶発同時計数測定	第1の目的は，散乱線に対する相対的なシステム感度を求め，散乱を装置全体に対する散乱フラクション（SF）で表す 第2の目的は，いくつかのレベルの線源において，システムの不感時間と偶発同時イベントの発生の影響を測定する 真の同時計数率は全同時計数率から散乱同時計数率と偶発同時計数率を引いたものである	相対的に高放射能の線源（ファントム）をPET装置の視野に置き，数半減期にわたって規則的な測定を行う．放射能の減衰に伴い真の同時計数率に対する偶発同時計数率の比率が減少し，最終的には偶発同時計数率が1％以下になる
③感度	与えられた線源の強度に対して，真同時計数が検知される1秒当たりの計数における割合（計数率）で表す．ただし，ファントムの材料も減弱に影響することから既知の減弱体と線線源を利用する	使用する放射能は計数損失が1％未満で，偶発同時計数率が真の同計数率の5％未満になるように十分低くする ファントム内の初期放射能はドース・キャリブレータで測定する
④精度：計数損失および偶発同時計数補正	画像における不感時間損失と偶発同時計数の補正の精度を測定する．これは臨床における高計数率から広範囲にわたって変動する条件において線源の放射能分布の定量測定を評価する	②のデータは，不感時間損失や偶発時計数削除の補正後の計数における正味の誤差を測定するのにも利用できる データ収集は放射性核種の半減期 $T_{1/2}$ の半分以下の間隔で，真の計数損失が1.0％未満かつ偶発同時計数率が真の同時計数率の1.0％未満になるまで行う
⑤画質，吸収補正および散乱補正の精度	異なるシステム間での臨床画像をホット球とコールド球によるコントラストおよびS/N比から比較する．また，減弱補正と散乱補正の精度もこの測定により評価する	IECファントム内にバックグラウンドとして5.3kBq/mL（0.14μCi/mL）±5％以内の放射能量を封入し，また大きさの異なるホット球とコールド球を配置する．ファントム中心は肺を模倣した5 cm径の円筒で，コールド病巣には放射能を含まない水を満たし，ホット球はバックグラウンドのN（4，8）倍の濃度とする

2）日常点検

また，日常点検（毎日）と定期点検（3ヵ月ごと）して下表を実施する．

点検項目	内容	基準
Daily QA（毎日の品質管理）	画質の経時的変化を定量的に監視する	1回/日
ブランクスキャン	検出器の相対的なばらつきを補正し，また画像再構成でTCTデータの補正に利用する	1回/日
同時係数タイミング補正	PMTごとに，電子回路の伝播遅延を等しくするための適切なタイミング（遅延時間）を決定する	1回/週
ゲインキャリブレーション	PMTごとの出力信号を調整する	1回/週 または 1回/3ヵ月
ポジションキャリブレーション	検出器のクリスタルの電気的特性を把握し，LUT (look up table) を作成する	1回/3ヵ月
エネルギーキャリブレーション	検知された消滅放射線のエネルギーの閾値を決定する	1回/3ヵ月
ノーマライゼーション（検出器感度補正）	検出器の相対的なばらつきを補正し，また画像再構成でECTデータの補正に利用する	1回/3ヵ月
3Dジオメトリックキャリブレーション	検出器の配置要素を取り入れ適切な3Dノーマリゼーション補正データを収集する	1回/3ヵ月

（高橋康幸）

核医学検査

I. ガンマカメラ

1 ガンマカメラの原理と構造

1）ガンマカメラの検出部と構成

　ガンマカメラ（核医学撮像装置）は，**コリメータ**と**検出器**（ディテクタ）からなり，収集効率を上げるために2個の検出器型が一般的である（図1a）．

　検出器はアームにより支柱に固定されており，内部はシンチレータや光電子増倍管などが並べられている（図1b）．

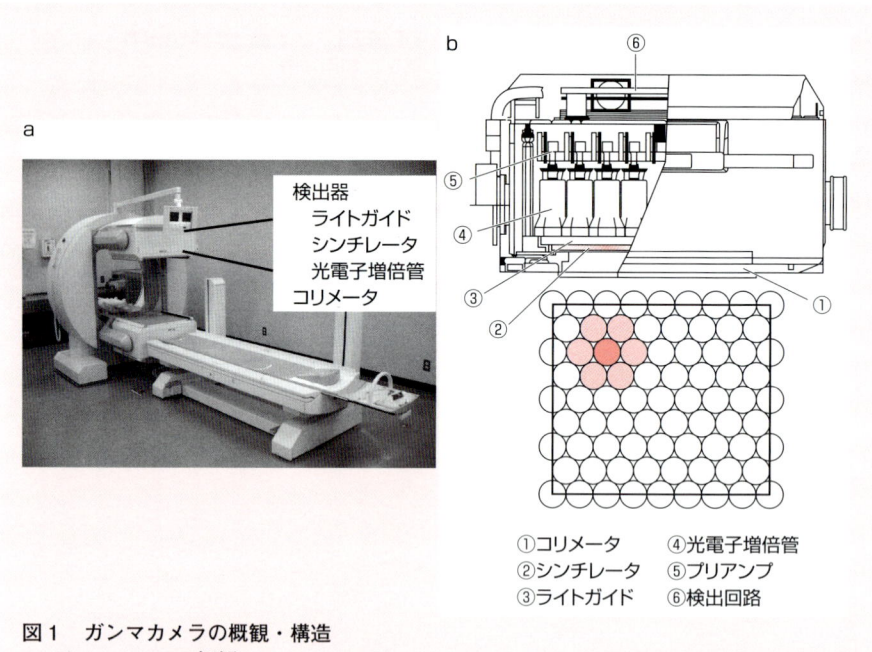

図1　ガンマカメラの概観・構造
a　ガンマカメラの概観
b　ガンマカメラの構造と光電子増倍管の配置

①コリメータ　④光電子増倍管
②シンチレータ　⑤プリアンプ
③ライトガイド　⑥検出回路

表1 エネルギー範囲によるコリメータの分類

コリメータの種類	エネルギー範囲	対象核種
低エネルギー用	～160keV以下	^{99m}Tc, (^{123}I), ^{133}Xe, ^{201}Tl
中エネルギー用	～300keV以下	^{67}Ga, ^{111}In, (^{123}I)
高エネルギー用	～450keV以下	^{131}I
超高エネルギー用	511keV	^{18}F

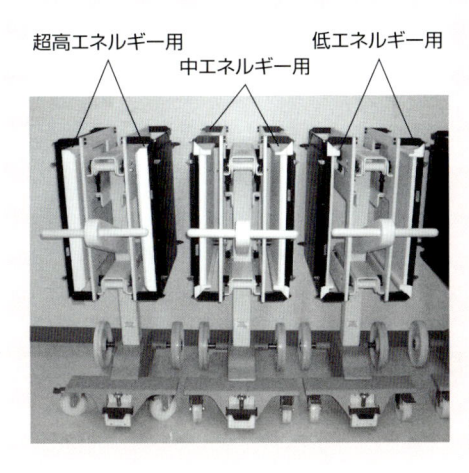

図2 カートに収納されたコリメータ

2）コリメータ

　コリメータは，検出器の前面に装備し体内からの散乱線をできるだけ除去して，一定の方向からγ線や特性X線を通過（コリメート）させることを目的としている．γ線のエネルギーが高くなるほど遮蔽能力を上げるためコリメータ孔壁が厚くなり，薄い順から**低エネルギー用**（LE），**中エネルギー用**（ME），**高エネルギー用**（HE）に区別される（表1）．これらのほかにも^{123}I製剤を対象とした低中エネルギー用やPET（511keV）対応の超高エネルギー用がある（図2）．

　また，コリメータ孔数が多く分解能に優れる**高分解能型**（LEHR）や超高分解能型（LEUHR）があり，コリメータは検査目的により感度または分解能のどちらを優先するか適宜に選択する．

　コリメータ孔の配列の違いによる分類では，検出器面に対して直角に通過させる**パラレルビーム（ホール）コリメータ**（図3a）や深部の分解能を向上させるため

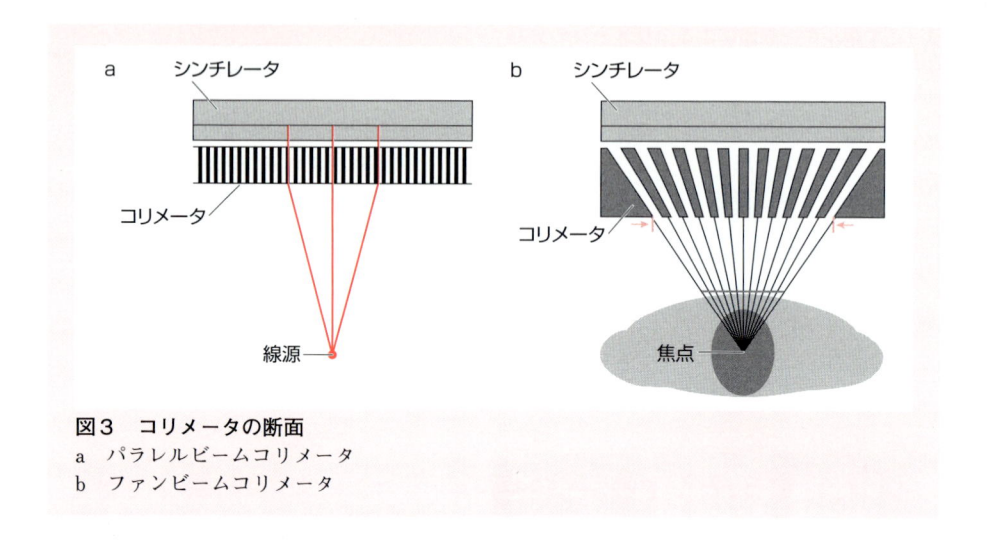

図3　コリメータの断面
a　パラレルビームコリメータ
b　ファンビームコリメータ

体軸に対して焦点を設定しコリメータ孔を傾斜させた**ファンビームコリメータ**（図3b）がある．

　なお，コリメータ名が同じでも製造販売業者によりエネルギー許容範囲が若干異なり，鉛厚が薄い場合はエネルギーに対しγ線が通過する貫通現象（ペネトレーション）に注意する．

　^{123}IをLEHRとLMEGPコリメータで撮像した肝臓ファントム像を呈示するが，LEHRではファントムの周辺などにペネトレーションが観察される（図4）．

3）シンチレータ

　光子の検出には，55×40cm（角形）程度の無機シンチレータ**NaI (Tl)**の結晶（クリスタル）が用いられ，**潮解性**があるためアルミニウム密閉容器に封入されている．温度変化に弱く3℃/時間以下に抑えるため，施設の温度管理に注意する．また，機械的衝撃にも弱く，コリメータ交換の際はその作業に注意を払わなければならない．

　光子がクリスタルに入射するとシンチレータ内の電子が高エネルギー状態（励起状態）になり，これが元の状態（基底状態）に戻るときのエネルギー差分を閃光（シンチレーション）として放出する．なお，高いエネルギー分解能を得るために0.1〜0.4％のタリウムを活性剤として均一に分布させ励起した電子を捉えやすくしている．

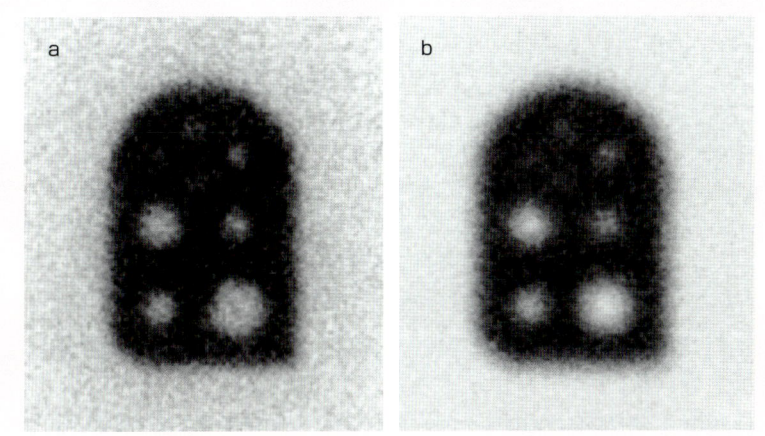

図4　コリメータの違いによるペネトレーション
a　低エネルギー高分解能コリメータ（LEHR）
b　低エネルギー汎用型コリメータ（LMEGP）

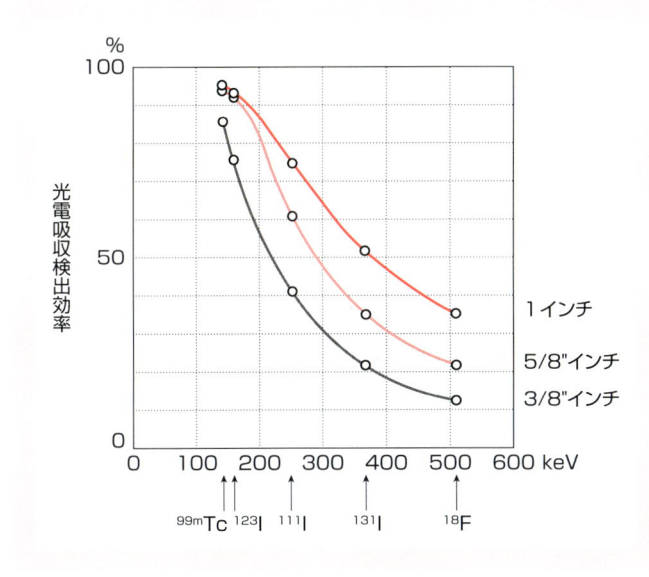

図5　NaI（Tl）の光電吸収検出効率

シンチレータ厚は使用頻度が高い ^{99m}Tc のエネルギーを配慮して 3/8 インチ（9.5mm）が多く用いられており，141keV の**光電吸収検出効率**は約 85％ を示す（図5）．

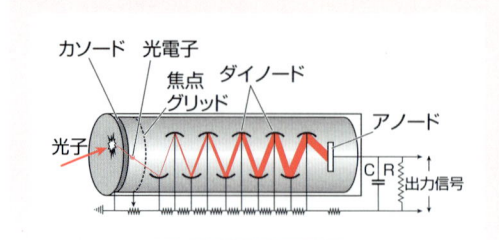

図6　光電子増倍管の原理

4）光電子増倍管

閃光は**光電子増倍管**（PMT）に導かれる．光電子増倍管は2〜3インチ径で50〜90本が等間隔に配列される（図1b下）．検出器の性能はその直径と本数により異なり，本数が多いほど分解能および感度が向上する．

閃光は量子効率（光電面から放出された光電子数のダイノードに入射する割合）が高い**バイアルカリ光電面**（カソード：陰極）に衝突して光電子を放出し，続いてダイノード（二次電子放出電極で10段から構成される）で10^6〜10^7倍程度に増幅されたものが，アノード（陽極）に集められて電気（出力）信号として検出される（図6）．出力信号の波高値は閃光の強さに比例するため，光子の入射位置に近い光電子増倍管では大きく，その位置から離れるに従い小さくなる（図1b下）．

5）位置計算回路

光電子増倍管からの出力信号は，従来は**抵抗マトリックス**（まれに**遅延線**（ディレイライン））**方式**によりアナログ回路で処理されそのまま記録媒体に出力（アナログ型）されるか，コンピュータによる解析のためにこの信号を**AD コンバータ**でデジタル信号へ変換（**デジタル型**）していた．しかし，今日ではADコンバータを搭載し光電子増倍管の出力信号を直接デジタル化するものが一般化しており，前者のデジタル型と区別するため後者を**フルデジタル型**と呼んでいる．信号の伝達方法が異なってもアナログ型を含めガンマカメラの基本原理は同じである．

6）補正機構

光電子増倍管は経時的な変化により感度が異なってくる．光電子増倍管の出力を均一にするため，検出面に対し^{99m}Tc点線源で照射して均一性を確認し印加し

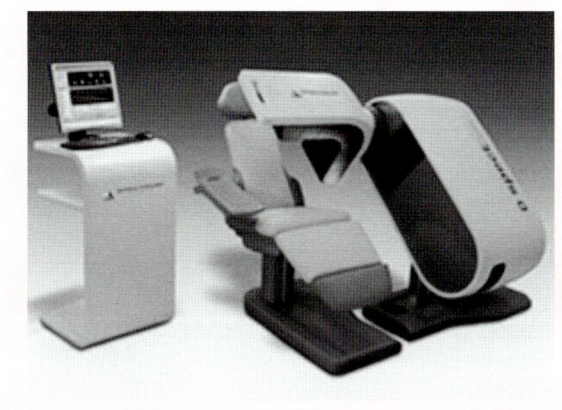

図7　半導体検出器の概観

ている高圧電源または出力に接続している増幅回路の増幅率を調整する(p.184「性能測定」参照).このほかにもエネルギー補正や位置信号補正(直線性補正)が行われる.

7）データ処理装置・表示媒体

　画像はCRTモニターに輝点として映し出される.また，デジタル信号は中央処理装置(CPU)で制御され，演算はワークステーションやパーソナルコンピュータで行われる.データは記録媒体などへ保存する.

2 ‖ 半導体検出器

　カドミウム・テルル化亜鉛(CZT)**半導体検出器**(図7)は，従来のガンマカメラより空間分解能が2倍以上に向上するとされる.

　D-SPECT™は，検出器は回転せず，光電子増倍管を振り子式とした立体角収集がなされ，2分程度の検査時間で心筋血流や冠動脈血流画像が得られる.また，画像再構成アルゴリズムはBroadView法が採用されている.

3 ‖ SPECT/CT

　SPECT/CT(核医学－CT複合装置)(図8)はガンマカメラにCTを搭載した装置で，SPECT撮像とCT撮影を同じ寝台で行う.SPECT画像とCT画像の高精度な画像重ね合わせが可能となる.

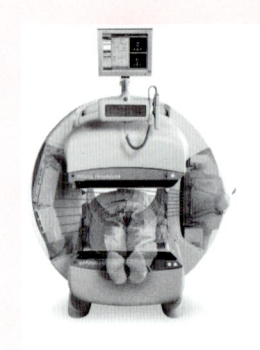

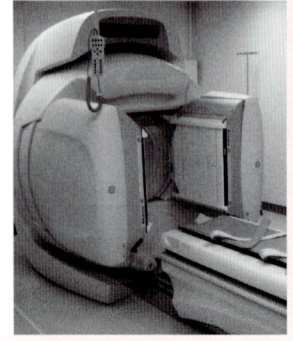

図8　SPECT/CT装置の概観

> **MEMO** SPECTの機能画像にCTの形態画像を重ね合わせることで，病変部位が特定しやすくなる．また，CT画像は減弱補正にも利用される．

II．核医学画像

1 ‖ 標本化と量子化

　一般的に良好な画像は，その最小単位である**画素**（ピクセル）サイズを小さくし，ピクセル当たりの計数値（カウント数）を多く収集することで得られる．しかし，核医学検査では元々のカウント数が少ないためピクセルサイズを小さくすると1ピクセル当たりのカウント数はさらに減少し統計変動が大きくなり画質の精度は低下する．また，データの収集時間は患者の状態や検査の種類により制約される．よって，検査目的とする臓器の疾患が診断できるマトリクスサイズを適宜に選択することになるが，ガンマカメラにはあらかじめ横方向の画素数×縦方向の画素数で64×64，128×128，256×256，512×512のマトリックスが格子状に配列され，ガンマカメラの有効視野に接する正方形の範囲が画像データとして得られる領域になる．

　核医学におけるデジタル信号は，入射した光子がカウント数として**量子化**されており，位置情報としてピクセルに**標本化**される．また，画像表示はデータを実数や整数に変換し，白黒やカラーなどで0～255の計256段階の濃淡の度合い（**コントラスト**）として連続した色調で表示される．

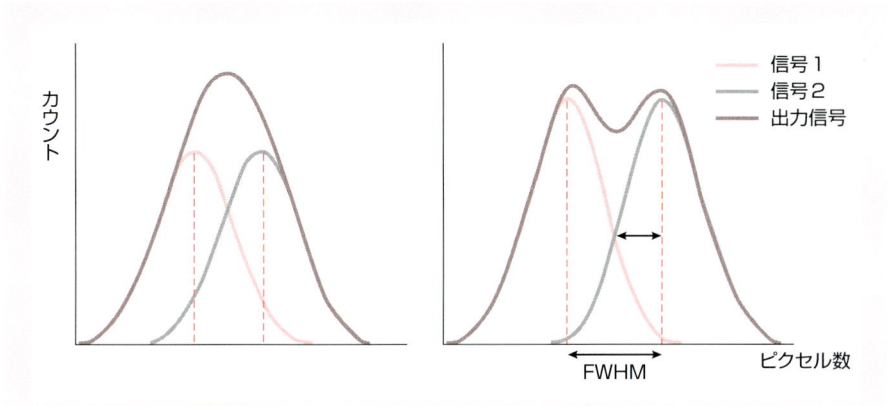

図9 点線源の線応答関数
サンプリング間隔は1/2FWHM以下

2 ｜ サンプリング定理

　理論的なピクセルサイズは，**標本化（サンプリング）定理**により求めるが，画像を**フーリエ変換**した空間周波数の波形で考えると，これを**逆フーリエ変換**して元の画像を再現するためのサンプリング間隔はNq cycle/cm以上の周波数を含まない場合 $1/(2Nq)$ cm以下が必要になる．核医学画像では二つの点線源を区別する**半値幅（FWHM）**で考え，その再現には1/2FWHM以下が必要といえる（図9）．

　FWHMは信号の**線応答関数**（LSF）の最大値が半分になる値による2点間のX座標に沿った距離である．その距離により2点の信号（線応答関数）は区別できる．LSFは線源（ファントム）検出器（コリメータ）間距離が遠くなるほど，また吸収体により解像力が低下する（図10）．

　これらのことからガンマカメラの分解能は8〜12mm程度で，必要なサンプリング間隔は4〜6mmとなり，通常の検査では1.6〜6.4mmが用いられる．

> **MEMO** 線応答関数は線状線源を垂直方向から見たカウント数分布である．

3 ｜ データ収集法

　ガンマカメラを用いた収集法は大きく4種類に分類される（表2）．
　収集方法は検査目的に応じて選択する．

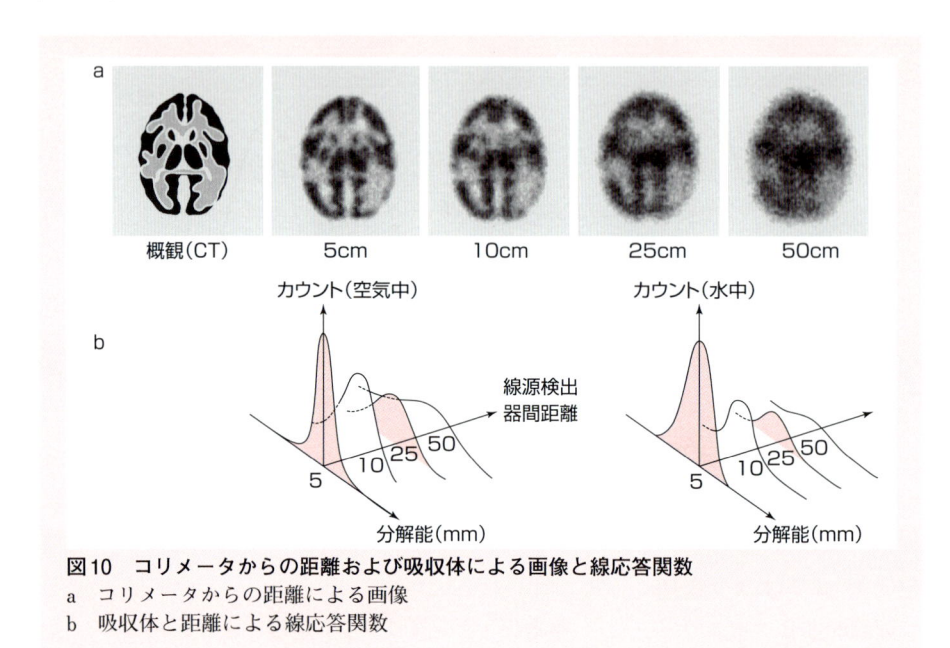

図10 コリメータからの距離および吸収体による画像と線応答関数
a コリメータからの距離による画像
b 吸収体と距離による線応答関数

表2 検査目的による収集方法

収集方法	臓器	マトリックスサイズ
静態画像	甲状腺，肺血流，センチネルリンパ節	256×256，512×512
動態画像	腎臓，肝（GSA），唾液腺	64×64，128×128
全身画像	骨，^{67}Ga	512×1,024
SPECT	脳血流，心筋血流	64×64，128×128

1) 静態画像

　スタティック（プラナー）画像ともいう．RI（トレーサ）の体内分布を2次元画像として撮像する方法で，正面（前面），背面（後面），右側面，左側面などの方向から収集する．また，これらの方向以外にも肺血流シンチグラフィでは右および左後斜位像，骨シンチグラフィでは骨盤軸位像が，それぞれ臓器の重なりを避けることができ有用である．分解能は，線源（被検者）検出器（コリメータ）間の距離に依存するため，検出器を可能な限り体表面に近接することが望ましい（図10a）．

2）動態画像

ダイナミック収集ともいう．RIの時間的変化を捉える方法で，体内動態や集積過程を連続して撮像する．撮像時間の間隔は目的臓器や検査方法により異なるが，比較的短い時間で連続して撮像し，**時間放射能曲線**（TAC）を作成し客観的に評価する場合もある．1フレームの情報量が少ないためピクセルサイズは大きいものを利用する．

3）全身画像

ホールボディ収集ともいう．RIの全身分布を観察し，また摂取率の算出にも利用される．この撮像法には静態画像をつなぎ合わせる方式や検出器（または寝台）移動方式があり，骨シンチグラフィや ^{67}Gaシンチグラフィなどが行われる．検出器移動方式は頭頂より一定の速度で検出器（またはベッド）を移動させ，その速度は検査の種類に応じて5〜20cm/分に設定される．

> **MEMO** 自動近接機構（体輪郭近接収集）は，ガンマカメラの検出器周辺に体輪郭検知のためコリメータや検出器表面に赤外線センサが取りつけられ，線源（被検者）検出器（コリメータ）間距離を一定（数cm）に保ちながらガンマカメラが移動して撮像する．なお，このセンサにより接触事故や圧迫事故を避けることができる．

Ⅲ．SPECT画像

脳や心臓など複雑な解剖の臓器では，SPECTを撮像することにより，臓器や病巣の解剖学的位置や範囲が明瞭となる．断層像を再構成するために，検出器が体軸を中心に被検者の周りを回転し投影データを収集する．CTとほぼ同じ原理により得られた断層像をSPECTという．

1 ‖ 撮像条件

SPECTデータ収集のパラメータは検査目的に応じて調整する（図11）．

1）回転軌道

回転軌道は，体軸より一定の距離を描く円軌道，体輪郭に類似させる楕円（他に近接や任意）軌道などがある（図12）．

円軌道（半径25×25cm）では距離が一定であることからその断層像はあまり歪

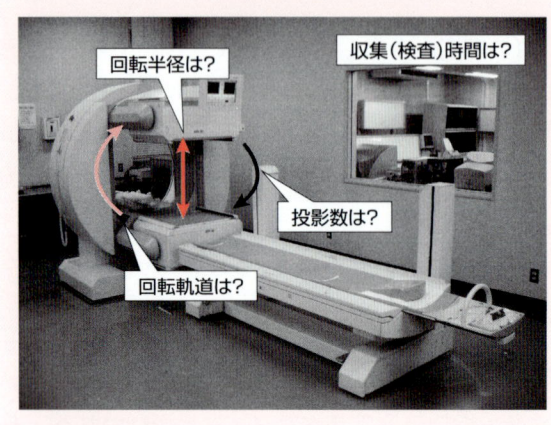

図11 SPECTデータ収集のパラメータ

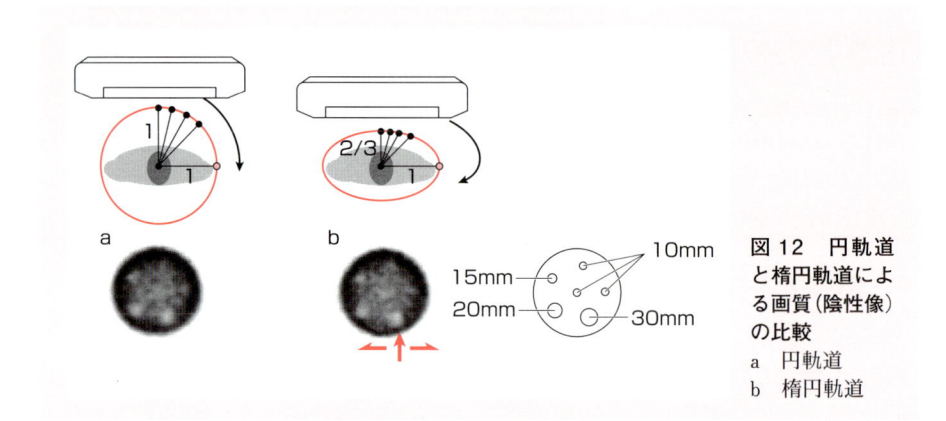

図12 円軌道と楕円軌道による画質（陰性像）の比較
a 円軌道
b 楕円軌道

まないが，楕円軌道（半径16×25cm）では近接する方向の分解能が向上し，またその方向のカウント数が増加するため若干の歪を認める．

2）収集範囲

2検出器型は，検出器を対向した配置で半周回転させ360°とする収集や心筋検査では検出器を直角型とし90°回転させ180°収集が行われる（図13）．

^{99m}Tc-MIBI心筋SPECT像において180°収集では心室中隔や心基部のコントラストが低下し，また心尖部方向に歪を認める．なお，投影方向数はそれぞれ同じ60方向である（図13）．

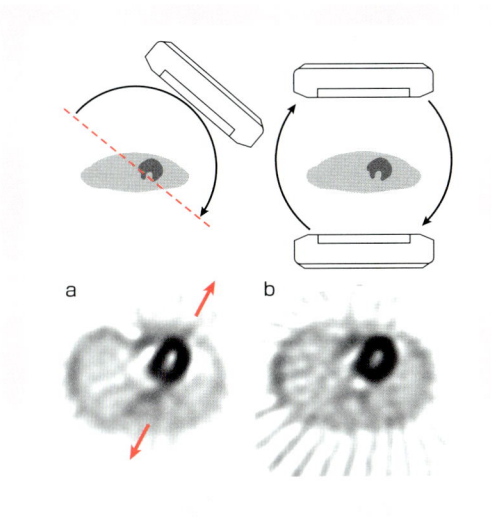

図13　180°収集と360°収集による画質の比較
a　180°収集
b　360°収集

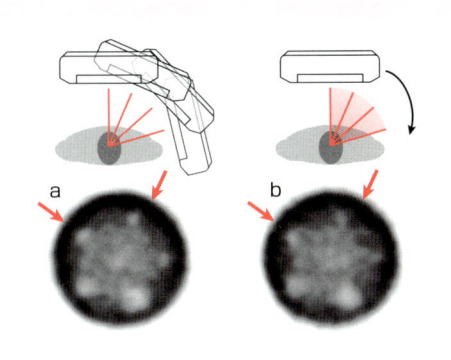

図14　回転方法の違いによる画質（陰性像）の比較
a　ステップ収集
b　連続収集

3）収集形態

　収集形態には，あらかじめ設定した角度ごとに検出器が移動し，静止した状態でデータを収集するステップ収集や検出器が一定速度で回転しながらデータを収集し続け，投影データは別に設定した角度分をひとまとめにする連続収集がある（図14）．収集時間は患者の状態を優先するが，それぞれ20分程度が一般的である．
　連続収集は検出器の移動時間もデータを収集するため，その収集時間分のデータ量が増加する．しかし，回転中に角度サンプリングを行うため，サンプリング

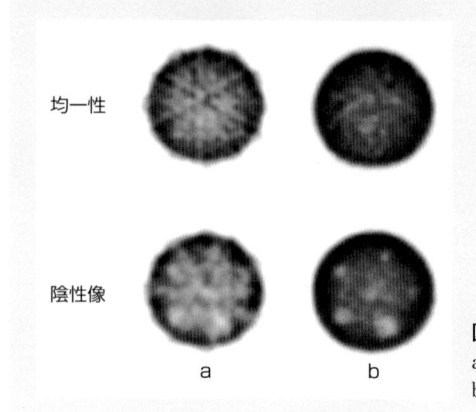

図15 投影数の違いによる画質の比較
a　投影数12方向
b　投影数72方向

間隔が同じステップ収集と比較すると画像が回転方向にやや歪む．

4）投影数

　投影数Nは，直径Dの被検者の円周（πD）で2aピクセル（pixel）の信号を識別できる$N=\pi D/2a$により算出される．有効視野が60cmのガンマカメラで128×128マトリックスにより収集するとピクセルサイズは600/128＝4.69mm，撮像する被検者の大きさは頭部で直径20cmを等倍により収集すると3.14×200/(2×4.69)＝63投影数が必要となり，360°収集における投影角度は360/63＝5.6°になる．小数点以下の収集角度は設定できないため5°（72方向）で収集する（図15）．

　トレーサを均一に満たしたファントム（以下は均一性ファントム）および陰性ファントムにおいて投影数を12と72に変化させFBP画像再構成法によるSPECT像を示す．投影数12では画質の劣化が著しい．

5）収集カウント数

　良好な画像を得るためにはある程度のカウントを収集しなければならない．検査時間からマトリックスサイズ，投影方向数や投与量を考慮すると，1投影方向当たりの収集カウント数は平均50〜100カウント以上/ピクセルで収集される（図16）．

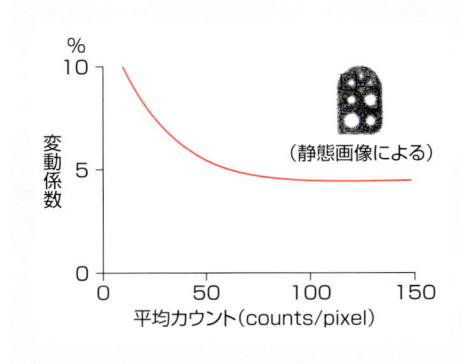

図16 カウント数の違いによる画質のばらつき

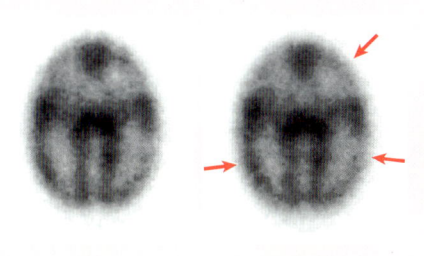

図17 ウインドウ幅の違いによる画質の比較
左：ウインドウ幅15％（散乱体含む）
右：ウインドウ幅30％（散乱体含む）

> **MEMO**
> ファントムを用いた静態画像により，どの程度のカウント数で画質の描出性が安定するか，1～2cmのコールドスポット周辺の変動係数（CV：％＝標準偏差/平均値）で評価する（図16）．

6）ウインドウ幅

　収集ウインドウに含まれる散乱線の割合は，ウインドウ幅の拡大に伴いほぼ一定に増加する．適正なウインドウ幅は光電ピークの約90％が入る広さが適当とされているが，この幅は核種の種類によっても異なる．ウインドウ幅を狭くすると散乱線は減少するが，感度（計数効率）も低下する．よって，エネルギー分解能と収集カウントのバランスから15～20％のウインドウ幅が用いられている．

　図17は^{99m}Tc脳ファントムに散乱体（水を5cm）を加えウインドウ幅を15％と30％に変化させた画像である（ファントム－検出器間距離は10cm）．

2 ∥ SPECT画像再構成

　SPECT画像処理は，装置や再構成法などで若干異なるが投影データに対し次

図18 SPECT画像処理のワークフロー

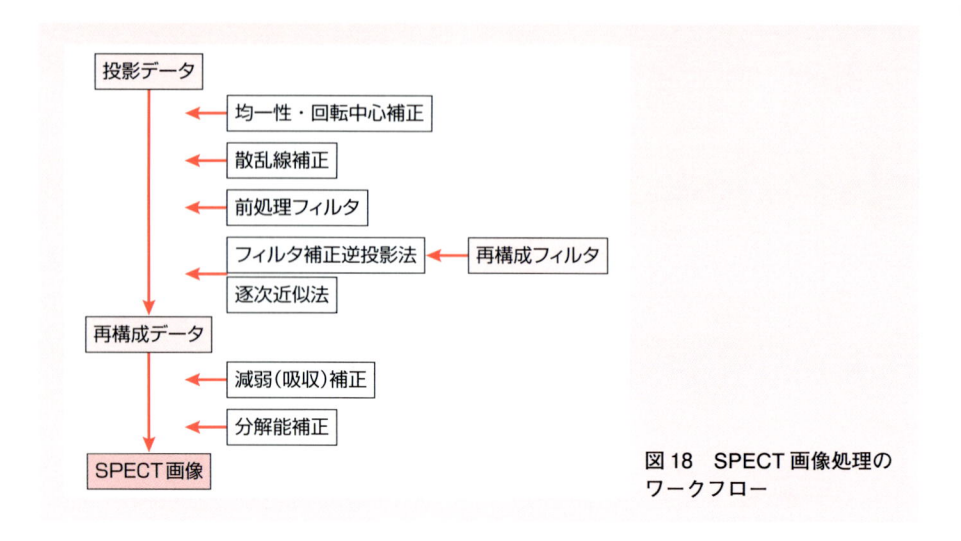

の手順で行う（図18）．

1）均一性・回転中心補正

回転中心部に点線源を置き，投影データから角度ごとのずれを算出してアフィン変換により補正する．均一性補正はp.184～「性能測定」，体動補正はp.193～「典型的なアーチファクト」を参照のこと．

2）散乱線補正

エネルギーピークの収集ウインドウにはコンプトン散乱線が混入するため，コントラストや精度が低下する．散乱線は光子のエネルギー，散乱体（被検者）の密度や形状，放射能分布などに依存し，その混入率は一定でない．

散乱線補正は，DEWS法，TEW法などが使用されている．

a）DEWS法

エネルギーピークのメインウインドウ（W_1）とコンプトン領域にサブウインドウ（W_2）を設定する（図19）．

サブウインドウで収集されたデータはメインウインドウに含まれる散乱線成分の放射能分布と同じであることから，計数率を係数$\kappa = 0.5$で調整し次式により算出する．

$$W(\gamma, \theta) = W_1(\gamma, \theta) - \kappa \times W_2(\gamma, \theta)$$

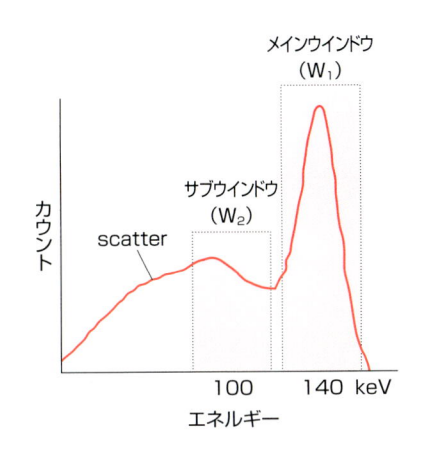

図19 DEWS法における散乱線成分の推定方法

ここで$W(\gamma, \theta)$は散乱補正後の投影データ，$W_1(\gamma, \theta)$はメインウインドウによる投影データ，$W_2(\gamma, \theta)$はサブウインドウによる投影データである．

b）TEW法

エネルギーピークのメインウインドウとその上下に3～7％のウインドウ幅とするサブウインドウを設定し，メインウインドウに混入する散乱線を次式により図20に示す台形の面積として推定し，ピクセルごとに校正（減算など）処理を行う．

$C_{scat} = (C_{W2}/Ws + C_{W3}/Ws) \times Wm/2$

$C_{prim} = C_{W1} - C_{scat}$

低エネルギー側サブウインドウの計数値をC_{W2}，高エネルギー側サブウインドウの計数値をC_{W3}，サブウインドウ幅をWs，メインウインドウ幅をWm，メインウインドウの計数値をC_{W1}，推定した散乱線の計数値をC_{scat}，算出したい真の計数値がC_{prim}である．

3）前処理フィルタ

SPECTの投影データは収集時間が短いため，高周波領域の統計雑音が増加する（図21）．この雑音を低減するためフィルタ処理を行うが，**バターワース（Butterworth）フィルタ**は，ある周波数fc（遮断周波数）より高い周波数成分を通過させない低域通過型で，**前処理フィルタ**（pre filter）として利用されている．その定義式は，

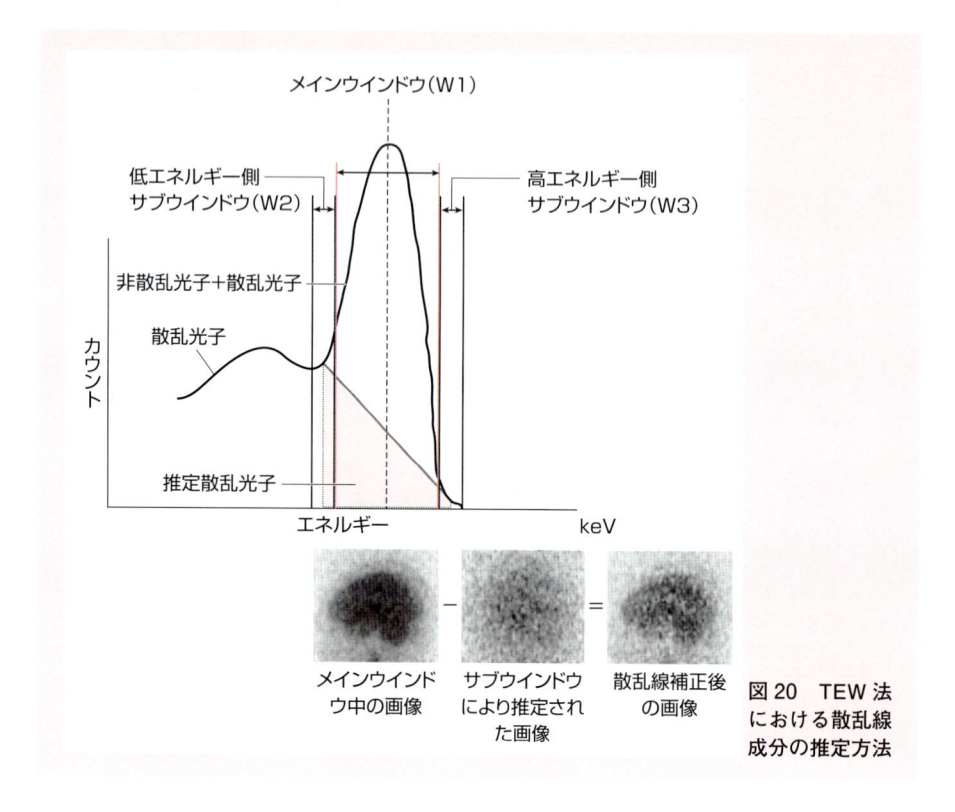

図20 TEW法における散乱線成分の推定方法

$$B(f) = \frac{1}{\sqrt{1 + \left(f/f_c\right)^{2n}}}$$

である．nは減衰の傾き（オーダー）である．

^{99m}Tc脳血流シンチグラフィにおいて120秒（a）と20秒（b）で収集した画像（側面像）とそれぞれパワースペクトルグラフを示すが，高周波成分に違いが確認できる．また，バターワースフィルタにより高周波を制限した画像（c）とそのパワースペクトルの変化を示す（図21）．なお，このほかにも中高域通過型フィルタの**ウイナーフィルタ**などがある．

> MEMO 遮断周波数を変化させた心筋SPECT画像の変動係数を示すが，フィルタのノイズ除去効果が確認できる（図22）．

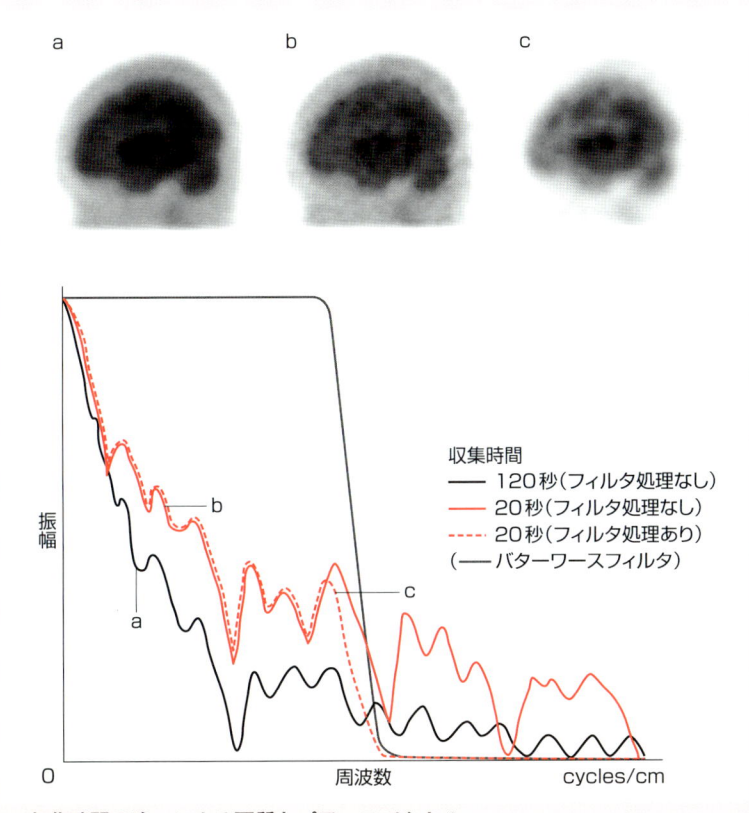

図21 収集時間の違いによる画質とパワースペクトル
a 2分収集した画像
b 20秒収集した画像
c 20秒収集した画像にフィルタ処理を行った画像

4）画像再構成法

a）フィルタ補正逆投影法（FBP）

単純逆投影による再構成データ$f(x, y)$は$1/f$関数でぼかされたデータになる．このぼけを補正するためfの周波数特性をもつ補正関数（**再構成フィルタ**）を投影データ$p(r, \theta)$に畳み込み積分して逆投影しなければならない（図23）．このフィルタ処理を周波数空間で行う場合を**フィルタ補正逆投影法** filtered back projection（FBP），実空間では**重畳積分逆投影法**と呼ぶ．なお，その基本式は，

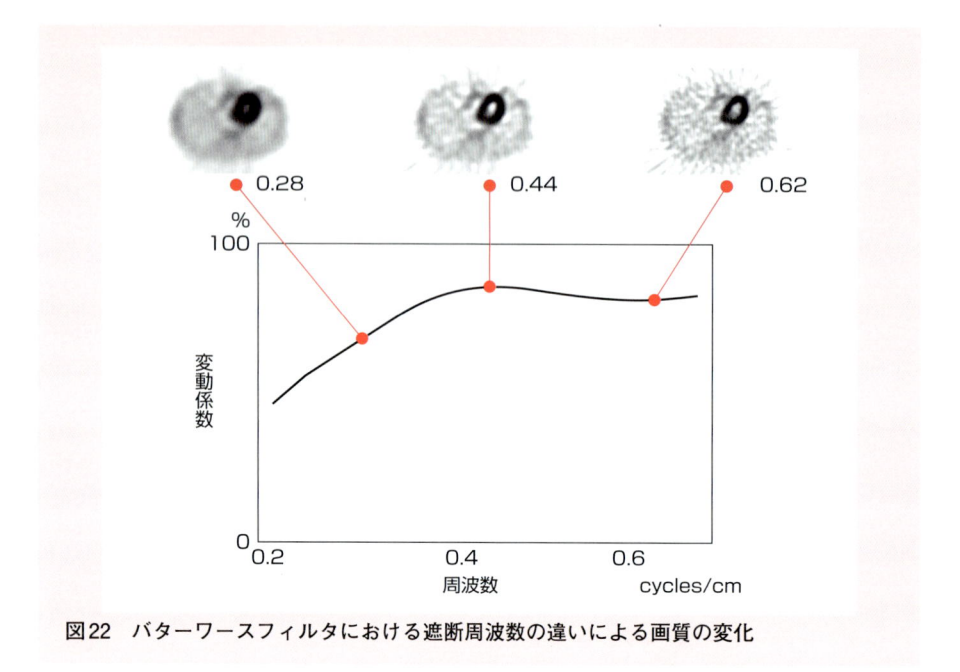

図22 バターワースフィルタにおける遮断周波数の違いによる画質の変化

$$f(x, y) = \int_o^\pi p(r, \theta) \otimes g(r) \, d\theta$$

である．$f(x, y)$ はある断面像の座標位置 (x, y) におけるトレーサの集積情報，$p(r, \theta)$ はガンマカメラが角度 θ を移動した位置の投影データ，$\otimes$ は重畳積分，$g(r)$ は再構成フィルタである．

再構成フィルタには，高周波成分を直線的に増加させる Ramachandran (ramp) フィルタ，高周波成分の雑音を抑制する Sheep-Logan フィルタ，ほかに Chesler フィルタが利用されている．前処理フィルタでノイズを適切に除去している場合は，再構成フィルタによりさらに信号成分が抑制され解像力が低下することから ramp フィルタが推奨されている（図24）．

b）逐次近似法

統計学的手法により，トレーサの分布を画素ごとに最も確からしい値を推定する方法で，投影データの実測値と推定値の差を反復して補正する最尤推定により真の画像に近づける．

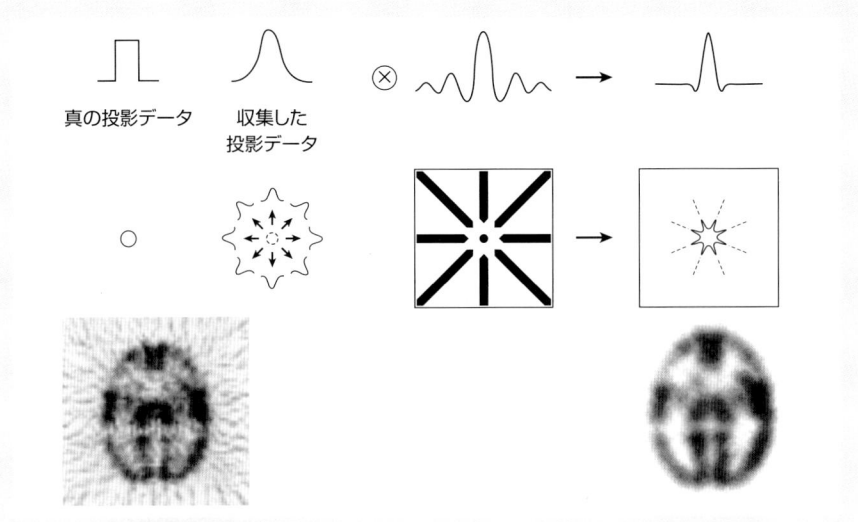

図23 フィルタ補正逆投影法の考え方

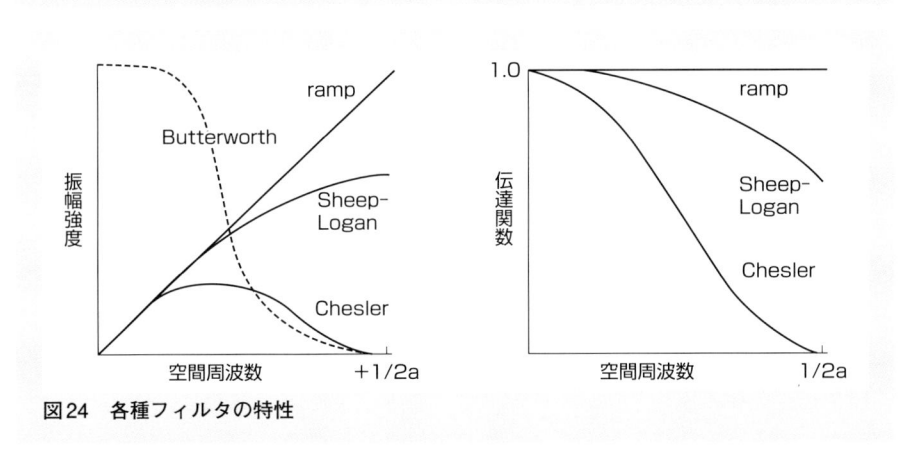

図24 各種フィルタの特性

(1) ML-EM法

ML-EM（最尤推定期待値最大化）法の基本式は，

$$x_j^{(n+1)} = \frac{x_j^{(n)}}{\sum_{i=1}^{I} a_{ij}} \sum_{i=1}^{I} a_{ij} \frac{y_i}{\sum_{k=1}^{J} a_{ik} x_k^{(n)}}$$

である．x_j は画素 j から放出された光子数の平均（ここでは初期画像として 1），

図25 OS-EM画像再構成法のサブセットと繰り返し回数を変化させた画像の変化

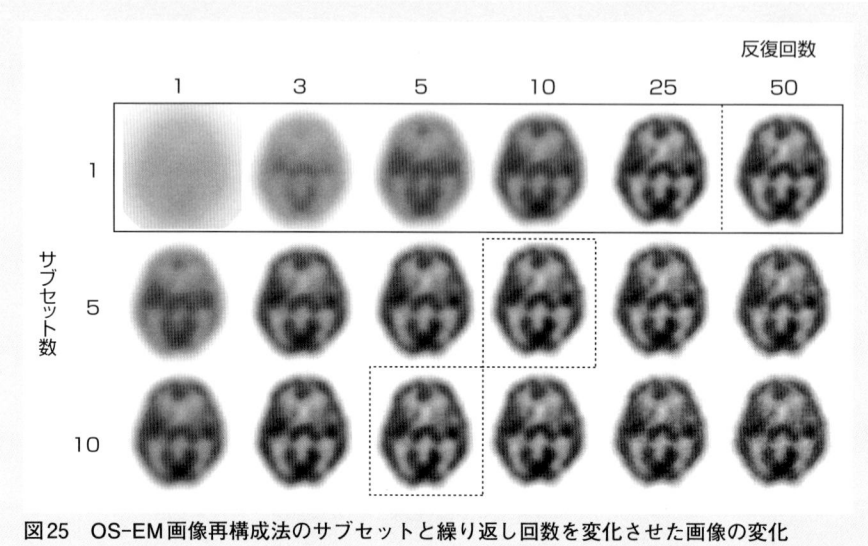

y_iは画素iにて検出される光子数(想定した投影データ),a_{ij}は画素jから放出された光子が計数される確率(実測投影データ)で,画素値xがポアッソン分布に従い検出される最大の確率を逐次近似n回で推定しながら画像の差分を更新する.

この画像再構成法の利点は,① 再構成画像の画素値が負にならない.② 画素値の総和が保存される(図25の実線枠でサブセット1の行それぞれの画像における画素値の総和は等しい).ただし初期画像の設定値に依存する.③ ある程度少ない計数値や投影方向でも収束が保障される(雑音を含まない場合に限る).④ 高集積による放射状アーチファクトが低減する.⑤ 減弱,散乱,コリメータ開口幅補正を組み込むことができる,などである.一方,欠点は,① 雑音は収束がないので逐次近似の回数とともに増加する.② 逐次近似の回数が著しく多くなると雑音が増大し発散するため,逐次近似は40〜60回程度が利用される.③ 処理時間がフィルタ補正逆投影法よりかかる,などがあげられる.

(2) OS-EM法

OS-EM法は,オゼム法とも呼ばれML-EM法を高速化した方法である.投影データを数グループ化(**サブセット**)し,サブセットごとで順序に従い再構成画像を更新する.なお,投影データ数はサブセット数で割り切れる数になり,サブセット数を増すほど高速化されるが雑音は増加する.

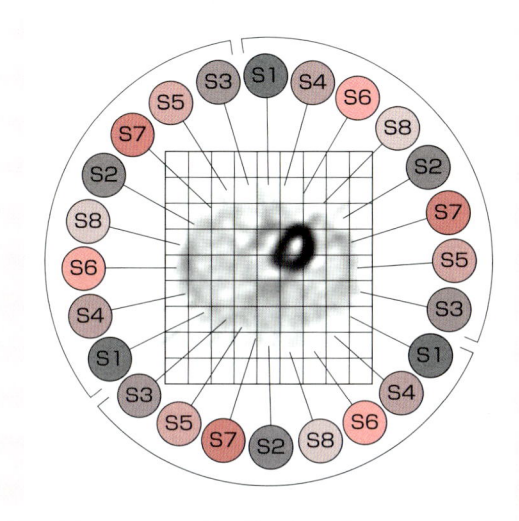

図26 OS-EM画像再構成法の考え方

　投影データ数が24では，サブセット数を3にすると1サブセットには8つの投影データが属することになる．演算の順序は投影データS1で画像を修正し，次にその画像を初期画像に置き換えそれぞれの投影データから最大角度離れた投影データS2で修正し，順に8番まで逐次近似して1回目が終了する．これは1度に3つの投影データを使用しているため，ML-EM法で考えると3倍の高速化がなされたことを意味する（図26）．

> **MEMO** サブセット1の行はML-EM法と考えることができ（実線枠），また破線枠はサブセット×繰り返し回数の数値が同じであることから逐次近似した回数が等しいと考えることができる（図25）．

5）減弱（吸収）補正

　光子は，距離や吸収体の密度により減弱し計数値が低下するため，体内深部ではコントラストや精度が低下した画像となる（図27）．

　減弱（吸収）補正法には，体内が一様の減弱物質で構成されていると仮定した均一減弱補正と，体内の組織によって減弱係数が異なるとした不均一減弱補正がある．頭部ではほぼ一様な減弱体であることから均一減弱補正のSorenson（ソレンソン）法やChang（チャン）法が利用される．しかし，胸部は肺野，縦隔，背骨

など一様でないため，外部線源やCT画像により体内の減弱係数を求め補正するのが望ましい．

a）均一減弱補正

(1) Sorenson（ソレンソン）法

投影データに対して補正するため，前補正法といわれ，その基本式は次になる．

$$\rho_0(\gamma, \theta) = =\mu L\{\rho(\gamma, \theta) + \rho(-\gamma, \theta+\pi)\}/\{4\exp(-\mu L/2)\sinh(\mu L/2)\}$$

減弱がない真の投影データ $\rho_0(\gamma, \theta)$ は，体厚Lにおける深さl点の補正で体内の減弱係数をμ，放射能分布をρ，角度θの位置とした投影データ$\rho(\gamma, \theta)$において，深さl点の減弱は1方向のみでは精度が低下するため，対向位置の投影データ$\rho(-\gamma, \theta+\pi)$との幾何平均で算出する．なお，体内深部では感度が低下する．

(2) Chang（チャン）法

再構成画像に対しピクセルごとに補正する方法で，後補正法といわれ，その基本式は次になる．

$$ACF(x, y) = \frac{1}{\frac{1}{N}\sum_{i=1}^{N}\exp(-\mu d_i)}$$

d_iは点(x, y)からの距離，Nは360°にわたる投影データ数で，(x, y)の補正係数(μ)はピクセルごとに平均減弱（コントラスト）を算出する．なお，FBP法では誤差投影を含むため直径20cm以上では中心部が過補正になり2次補正を行わなければならない．

> **MEMO** 水に対する物理的減弱係数は^{99m}Tcが0.150/cm，^{201}Tlが0.187/cm，^{131}Iが0.146/cmで，これは光子がそれぞれ1cmにつき約15％，18.7％，14.6％に減衰することを意味する（図27）．

b）不均一減弱補正

(1) 外部線源による透過型CT法（TCT）

外部線源は^{153}Gdが使用されマルチプルライン型やスキャニングロッド型の配置となっている．精度に優れるが，良好な透過型CT画像（トランスミッション画像）を得るには，ある程度の時間を要し被検者の被ばく線量が増加する．

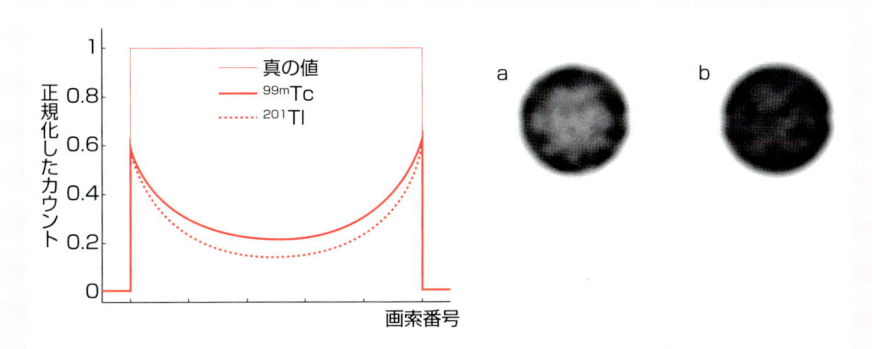

図27 均一性ファントム(^{99m}Tc)による減弱補正有無の画像と核種別の減弱を示したプロファイル曲線
a 補正前
b 補正後

(2) X線CT法

X線CTによる減弱補正法は，CT画像が外部線源法に比べ短時間で比較的ノイズの少ない透過型CT画像として利用することができるため普及してきた．

心筋ファントムによる減弱補正の手順について，X線CTのエネルギーはγ線と異なり，また減弱の割合は物質の密度と原子番号に依存することから，CT画像の画素値(HU)を空気(CT値－1,000)は減弱係数0/cmに，また水(CT値0)は^{99m}Tcが0.150/cm，^{201}Tlが0.187/cmの減弱係数とする直線近似などにより減弱補正用CT画像に変換し補正を行う(図28)．

6) 空間分解能補正(図29)

SPECTでは，空間分解能を向上させるため検出器に入射する散乱線を制限し，一定の方向からのみの光子を入射させるコリメータを装備するが，コリメータ孔の直径により光子は斜入し，またコリメータの鉛による特性X線により分解能は低下する．

空間分解能の補正法には**コリメータ開口幅補正法**や**FDR法**が実用化されている．前者はガンマカメラの分解能はコリメータから線源までの距離に依存するため，画素から発生した光子を線源から検出器までの距離に依存したある点広がり関数(ガウス関数)により入射すると仮定し，その関数をOS-EM法に組み込み補正する．

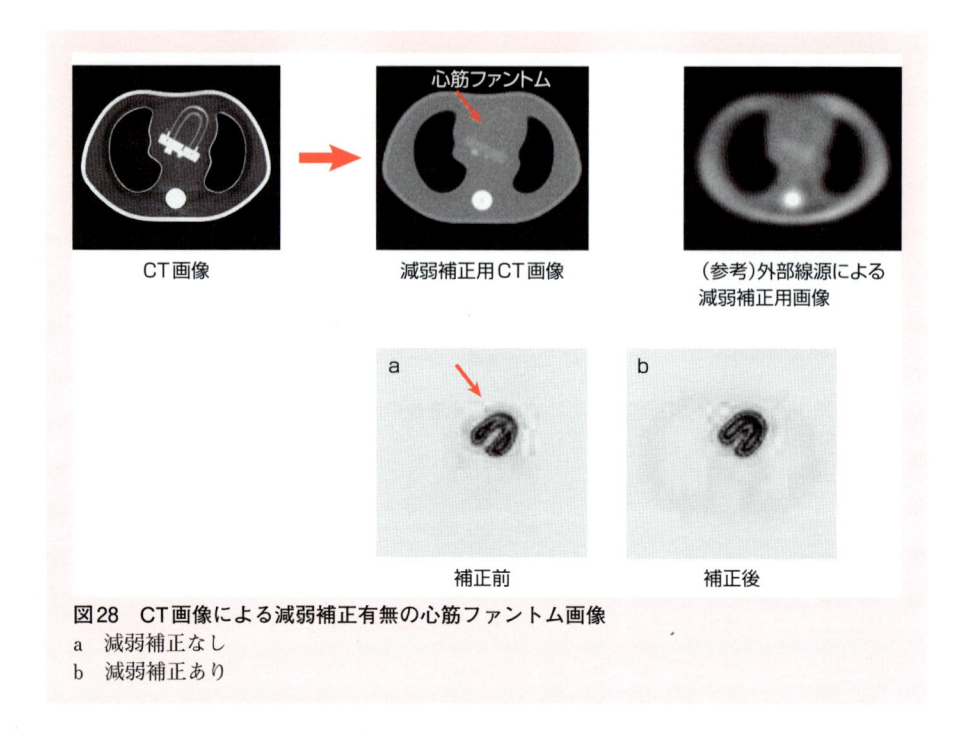

図28 CT画像による減弱補正有無の心筋ファントム画像
a 減弱補正なし
b 減弱補正あり

7）部分容積効果

　放射能濃度の再現性は，分解能（FWHM）に依存する．正確な濃度（集積）を示すにはFWHMの2.5倍以上の大きさが必要とされており，それ以下では画像の周辺が不鮮明となり過小評価される．これを部分容積効果という．核医学画像は，ピクセルサイズが大きく分解能も悪いうえ，集積や欠損の大きさはFWHMの2.5倍より小さいものが多く**部分容積効果**が顕著に現れる．

　脳ファントムの灰白質部は同じ濃度の ^{99m}Tc を満たしているが，厚さの違いにより局所のコントラストは異なる．また，画像の厚さは中央部のカウント数が高く，周辺ほど低くなることから画像の境界がゆるやかに描出される（図30）．

3 ガンマカメラの性能測定

　ガンマカメラの性能測定については，（社）日本画像医療システム工業会が，NEMAやIECに関連して『JESRA X-51*B-2009　ガンマカメラの性能測定法と表示法』により規格している．p.188～189の表に示す保守基準値は，医療機器製

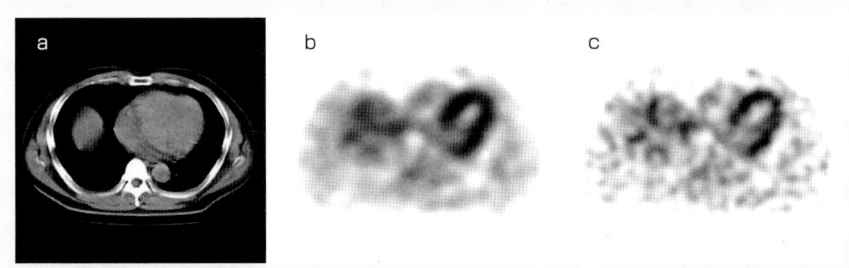

図29　^{201}TlCl心筋血流SPECTにおける分解能補正（コリメータ開口幅補正）前後の画像
a　心臓CT
b　分解能補正なし
c　分解能補正あり

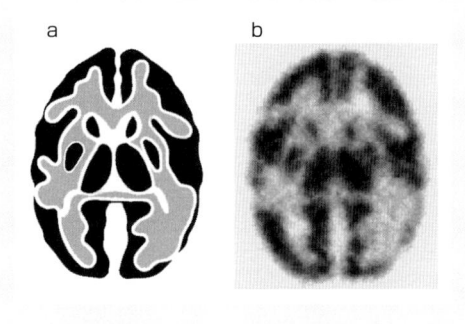

図30　部分容積効果の違い
a　CT画像
b　RI画像

造販売業者が校正・修理作業を行う必要の是非を判断するため，装置の使用値を基準とした性能の相対値である．測定はコリメータを取り除いた固有性能（固有均一性，固有空間直線性，固有エネルギー分解能など）とコリメータを取り付けた総合性能（総合均一性，総合空間分解能，総合感度など）がある．本項では，日常測定として比較的簡便に実施できる方法を述べる．

1）ガンマカメラの性能測定
a）固有均一性
固有均一性は，コリメータを装着しない検出器固有の均一性で，シンチレータの劣化，光学グリスの流出，高圧電源を含む電源電圧の変動，光電子増倍管のチューニングの変動，エネルギーウインドの変動，検出器回路の不具合，各補正パラメータの不具合などに起因して劣化する．

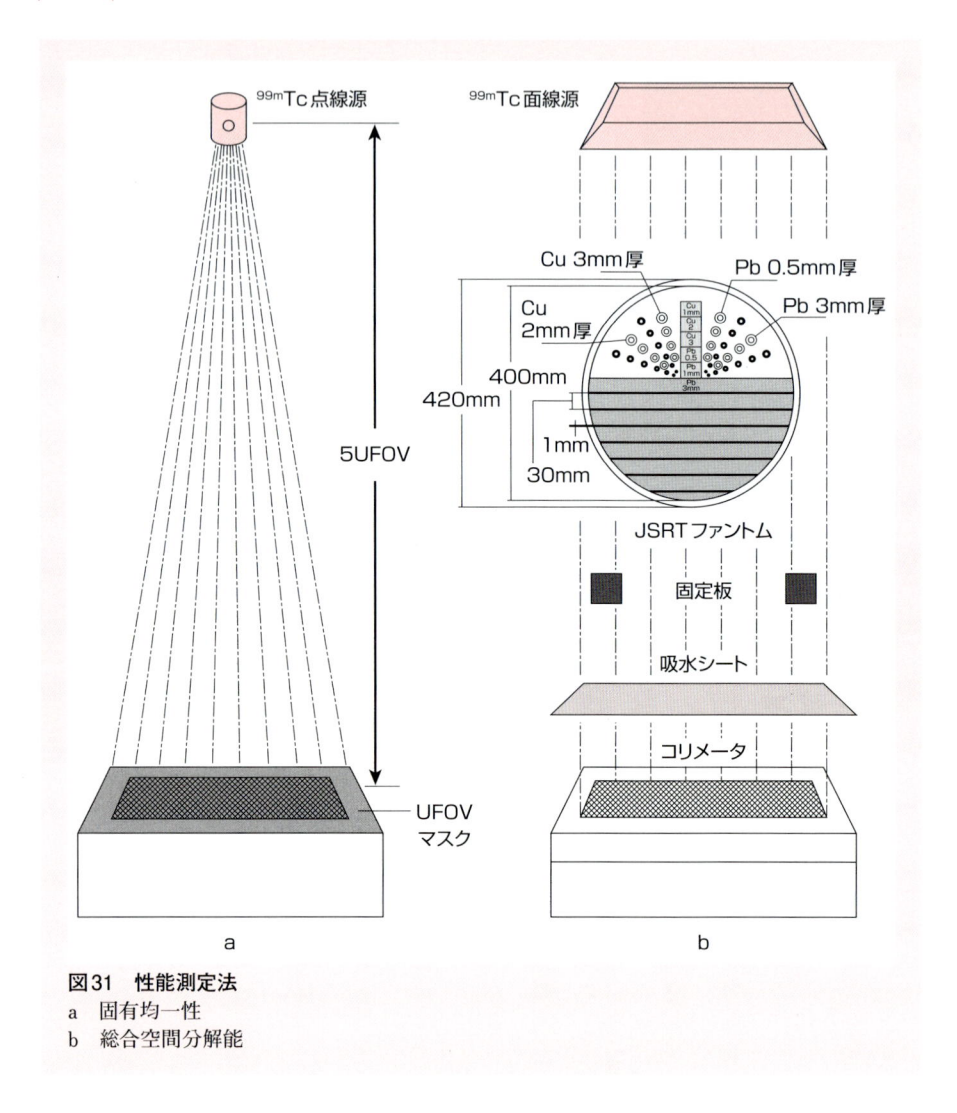

図31　性能測定法
a　固有均一性
b　総合空間分解能

測定方法は，鉛シールドに入れた$^{99m}TcO_4^-$点線源を有効視野（UFOV）最大径の5倍の距離でUFOVの中心軸上に検出器に向けた位置とする．データ収集はピクセルサイズが6.4mm±30％とし，画像の中心で1ピクセルの値が10,000カウント（10kc）以上になるようにする．解析方法およびその基準値は各メーカ，装置，視野，計算法によってやや異なるが，有効視野および中心視野（CFOV：有効視野の75％の範囲）の積分均一性や微分均一性を算出する（図31）．

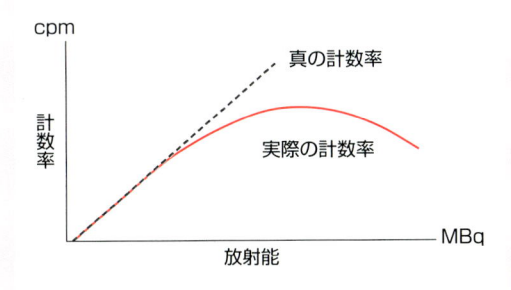

図32 固有計数率特性

> **MEMO** 検出面の周辺部はシールド鉛による特性X線の影響でカウントが増加する（図31）．

b）固有計数率特性

　固有計数率の測定は，バックグラウンドおよび1～数10MBqごとの線源を約10秒間で5回測定し平均値を求め，放射能をX軸，計数率をY軸にとり計数率曲線を作成する（**図32**）．計数率は最高点（最高計数率）を超えて減少するが，直線部を外挿した破線を真の計数率Nとして80％以下の右下がりになる計数（20％損失観測計数率）まで実施する（線源増加法）．下式(1)より10％および20％低い値になる計数率n[cpm]を求め，分解時間τ（10％低い値）を下式(2)から算出する．

$$X[\%] = (N-n)/N \times 100 \quad \cdots\cdots 式(1)$$

$$\tau ≒ (N-n)/N \times n \quad \cdots\cdots 式(2)$$

> **MEMO** コリメータをはずして実験を行うため，外的ショックによりシンチレータを破損させないよう注意する．
>
> 光子がシンチレータに入射したときの**光消滅時間**は250×10^{-9}秒程度で，この時間に次の閃光が重なると正しいエネルギー信号として検出されずエネルギーウインドから除外される**パイルアップ**により計測値は低下（数え落とし）する．この連続して入射した2つの光子を区別するのに必要な最小時間を**分解時間**といい，放射能の強さが増すほど数え落としが多くなる．

c）総合空間分解能

　総合空間分解能は，コリメータを装着した状態の分解能で，電源電圧の変動・光電子増倍管のチューニングの変動・エネルギーウインドの変動・検出器回路の不具合・直線性補正パラメータの不具合など固有分解能に起因する原因に加えコリメータのインサートのずれ，損傷などにより劣化する．

　測定方法は，ガンマカメラにコリメータを取り付け，汚染防止のためポリエチレンろ紙を敷き，その上に鉛窓マスク，JSRT ファントム，線源を均一に混入した面線源の順に設置する．収集条件は線応答関数曲線のピークチャンネルを 10kc 以上とする．鉛スリット間隔が 3cm であることから CFOV 内のピークチャンネル間隔より 1 ピクセルの大きさを求め FWHM および FWTM を算出する．なお，各エネルギー領域のコリメータ（低エネルギー用，中エネルギー用および高エネルギー用で線源はそれぞれ ^{99m}Tc，^{67}Ga（300keV），^{131}I）により，散乱体なしと散乱体あり（線源の上下をアクリル板で挟む）を測定する．

性能項目	概要・劣化の原因	保守基準値
固有均一性	検出器固有の均一性で，シンチレータの劣化，光学グリスの流出・高圧電源を含む電源電圧の変動・光電子増倍管のチューニングの変動・エネルギーウインドウの変動・検出器回路の不具合・各補正パラメータの不具合などに起因して劣化する	異常集積像や欠損像などの目視確認，仕様値の 1.5 倍（例：変動計数が±3.5％以内など）
固有空間直線性	検出器固有の直線性で高圧電源を含む電源電圧の変動・光電子増倍管のチューニングの変動・エネルギーウインドウの変動・検出器回路の不具合・直線性補正パラメータの不具合などに起因して劣化する	仕様値の 1.2 倍以内
固有エネルギー分解能	検出器固有のエネルギー分解能で高圧電源を含む電源電圧の変動・検出器回路の不具合・エネルギー補正パラメータの不具合などに起因して劣化する	仕様値の 1.2 倍以内
総合均一性	ガンマカメラのコリメータを装着した状態の均一性で固有均一性の原因に加えコリメータのインサートのずれ，損傷などに起因して劣化する	異常集積像や欠損像などの目視確認
総合空間分解能	各エネルギー領域のコリメータを装着した状態の分解能で固有分解能の原因に加えコリメータのインサートのずれ，損傷などに起因して劣化する	仕様値の 1.2 倍以内

総合感度	あらかじめキュリーメータなどで測定した放射能に対する出力カウントで評価され，高圧電源を含む電源電圧の変動・エネルギーウインドウの変動・検出器回路の不具合・エネルギー補正パラメータの不具合などに起因して劣化する	仕様値の0.8倍以内

2）SPECTの性能測定

性能項目	概要・劣化の原因
SPECTの回転中心のずれ	点線源などによるサイノグラムにより確認する．コリメータを含む検出器の位置ずれ，収集回路系の不具合，補正パラメータのずれなどに起因して劣化する．保守基準値は0.5ピクセル以内を目安とする
総合空間分解能	点線源による散乱体の有無それぞれにおける分解能で装置の総合空間分解能，SPECTの回転中心ずれ，再構成処理の不具合などに起因して劣化する
総合均一性	円柱状線源容器の均一性ファントム画像で目視確認する．装置の総合均一性，SPECTの回転中心ずれ，再構成処理の不具合などに起因して劣化する
総合容積感度	回転軸の単位長さ当たりの平均容積感度を測定する．装置の総合感度，SPECTの回転中心ずれ，再構成処理の不具合などに起因して劣化する

3）日常点検

　ガンマカメラは保守点検，修理その他の管理に専門的な知識，技能を必要とする医療機器（特定保守管理機器）である．なお，日常点検（始業・終業点検）は医療法に基づき責任をもって実施しなければならない．

点検項目	保守基準値
固有均一性	目視による異常集積・欠損の確認
SPECT回転中心ずれ	0.5ピクセル以内（サイノグラムによる確認など）
非常停止スイッチの確認	動作中に起動させる（コリメータなどの接触安全スイッチを含む）
ケーブル捌き	スタンド，検出部，手持ち操作器の破損，めくれなどの確認
表面	可動部，操作レール，コリメータ表面，寝台，ヘッドレストなどの異常の確認

（高橋康幸）

核医学データ解析

　静注または経口により投与された放射性医薬品（トレーサ）の体内での挙動（薬物動態）は，小腸から薬物が血中に入る吸収，全身へ運ばれる分布，水溶性へ変換される代謝，体内から消失させる排泄による一連の過程として考えることができる．その基本的解析法には，① コンパートメントモデル解析，② 生理学的モデル解析，③ モーメント解析などがある．

1 ‖ コンパートメントモデル

　^{123}I-IMPの定量解析の一つにコンパートメントモデルが利用されている．
　コンパートメントモデル解析は，生体の臓器をいくつかの箱に置き換えて解析する方法で比較的予測が容易に行える．生体を一つの箱と考えて解析できる場合が1コンパートメントモデルで，平衡に時間を要する臓器があると二つ目の箱が必要になり2コンパートメントモデルになる．つまり，トレーサの血漿中濃度─時間曲線はそれぞれ1相性または2相性の消失曲線を示す（図1）．
　脳毛細血管と脳組織のみを考えた2コンパートメントモデルは，トレーサが血管から脳組織に速度定数K_1（mL/g/分）で取り込まれ，また速度定数k_2（mL/g/分）により出ていくと仮定すると，式(1)の微分方程式で表すことができる．

$$dCb(t)/d(t) = K_1 Ca(t) - k_2 Cb(t) \quad \cdots\cdots\cdots 式(1)$$

　$Ca(t)$は動脈血中の放射能濃度（MBq/mL），$Cb(t)$は脳組織中の放射能濃度（MBq/g）で，ラプラス変換などにより式(2)を導く．

$$Cb(t) = K_1 Ca(t) \otimes e^{-k_2 t} \quad \cdots\cdots\cdots 式(2)$$

　あらかじめ動脈血中の放射能濃度と仮定した既知の^{123}I水溶液の放射能濃度をウェル型シンチレーションカウンターで計測し，またSPECT画像の画素値を脳

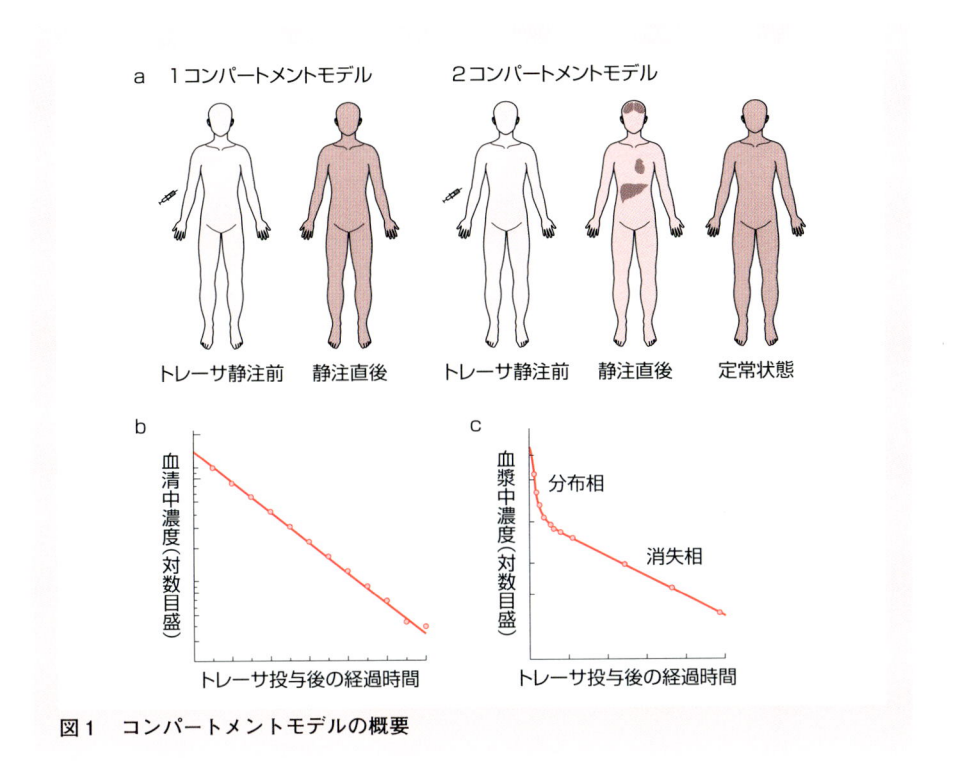

図1 コンパートメントモデルの概要

組織中の放射能濃度とし，それらの相対的感度の較正のための係数（CCF）を求め，検査データをそれぞれ入力することで脳血流量（CBF：K_1）が算出される（図2）．正常例（全脳平均血流量）は，約50mL/100g/minとされる．

2 マイクロスフェアモデル

コンパートメントモデルで式（2）のk_2が小さく測定時間に比較して無視できれば，トレーサは脳組織に長時間留まることを表しマイクロスフェアモデルと呼ばれる．

^{99m}Tc-ECDや^{99m}Tc-HMPAOを用いる脳血流の定量解析には，マイクロスフェアモデルを応用したパトラック・プロット法が利用されている（図3）．

トレーサ投与後早期では脳からの洗い出しが無視できると仮定し，動脈血液中のトレーサ量（$C_a(t)$），脳組織に取り込まれたトレーサ量（$C_b(t)$）は，

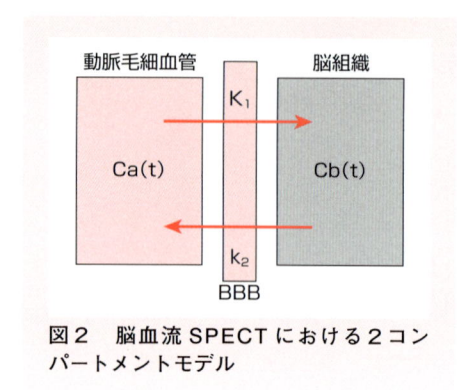

図2 脳血流SPECTにおける2コンパートメントモデル

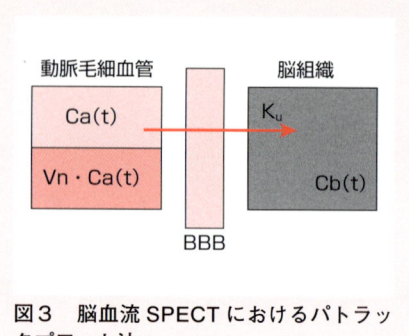

図3 脳血流SPECTにおけるパトラックプロット法

$$Cb(t) = K_1 \cdot \int_0^t Ca(\tau)\,d\tau$$

で表され，またマイクロスフェアモデルの脳組織に取り込まれないトレーサ量（Vn・Ca(t)）を考慮するとその関係は下式になる．K_uはトレーサが動脈血中から脳組織に取り込まれる定数である．

$$Cb(t) = K_u \cdot \int_0^t Ca(\tau)\,d\tau + Ca(t)\,Vn$$

ここで両辺をCa(t)で除すると下式になる．

$$Cb(t)/Ca(t) = K_u \cdot \int_0^t Ca(\tau)\,d\tau / Ca(t) + Vn$$

脳と血液（大動脈弓）のトレーサ濃度（カウント）を経時的に測定し，それらのトレーサ濃度の比[Cb(t)/Ca(t)]を縦軸，動脈血中の濃度の積と大動脈弓の濃度の比[∫Ca(τ)dτ/Ca(t)]を横軸とするTACを作成すると直線関係が得られ，傾きK_uが脳血流値，切片Vnが初期分布容積になる．

なお，脳血流量を表すK_uはトレーサ濃度の測定に利用するROIの大きさに左右されるため，脳と大動脈弓のROIの大きさの比で補正したBPI(brain perfusion index：脳血流指標)に変換する．BPIは^{133}Xeで求めた平均脳血流量と良好な相関を，この相関式を用いてBPIを平均脳血流量に換算する．なお，高血流域では血流量を過小評価するためLassenの補正式を用いなければならない．

（高橋康幸）

典型的なアーチファクト

1 ‖ 装置に起因したアーチファクト

1) 核医学検査ケース1　光電子増倍管に起因するアーチファクト
　光電子増倍管の接触不良は静態画像で円形の欠損になる(図1).
　●**対策**：始業点検などによるガンマカメラの動作確認を欠かさないこと.

2) 核医学検査ケース2　ガンマカメラの有効視野外のデータによるトランケーションアーチファクト
　直角型の検出器による収集では，心筋SPECT像において臓器が有効視野から外れ再構成画像が欠損になる切断（トランケーション）アーチファクトが生じる場合がある(図2).
　●**対策**：① 収集モニタによりあらかじめ有効視野を目視で確認する，② 検出器を76°の鋭角にして収集する，③ ロングボアコリメータを使用する，などの方法により避けることができる.

3) 核医学検査ケース3　フィルタ補正逆投影法のエリアシングアーチファクト
　格子ファントムにおいてフィルタ補正逆投影法による画像の周辺にはアーチファ

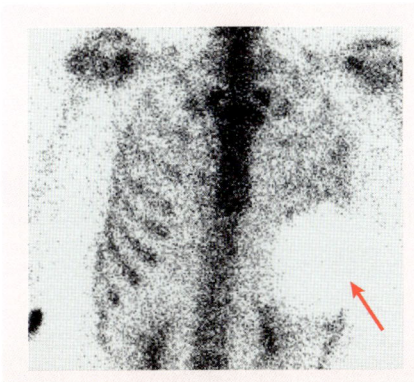

図1　装置の故障によるアーチファクト

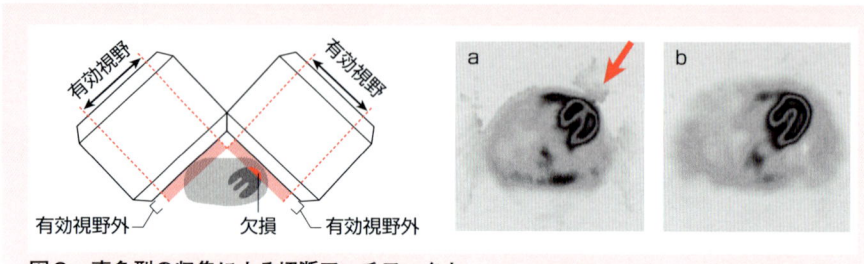

図2　直角型の収集による切断アーチファクト
a　切断あり
b　切断なし

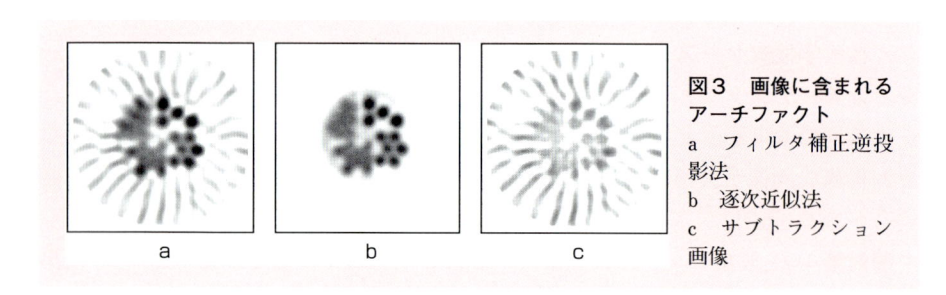

図3　画像に含まれるアーチファクト
a　フィルタ補正逆投影法
b　逐次近似法
c　サブトラクション画像

クトを認めるが，逐次近似法による画像には認められない．また前者から後者を減算した画像ではフィルタ補正逆投影法の画像にはアーチファクトを含むのが観察できる(図3)．

●**対策**：適切な投影方向数で収集する．

4）核医学検査ケース4　固有均一性の低下によるSPECT画像のリングアーチファクト

固有均一性が低下すると均一性ファントムのSPECT像にリングアーチファクト(図4)が観察される．なお，180°収集でみられることが多い．

●**対策**：補正は均一性データと相反する補正データを用いる．定期点検などにより固有均一性を安定させる．

5）PET検査ケース1　検出器の感度不良によるアーチファクト

3D収集による全身PET検査では，体軸方向視野の中心と両端の感度は大きく

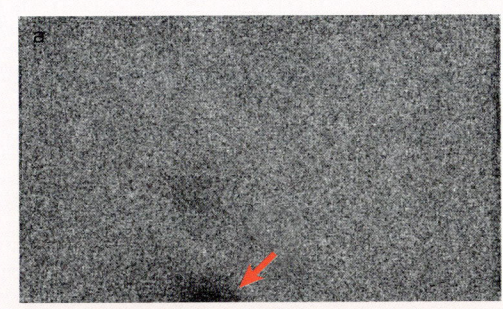

図4 SPECT画像のリングアーチファクト
a 感度が不良な均一性測定画像
b 補正前（リングアーチファクト）
c 補正後（均一）

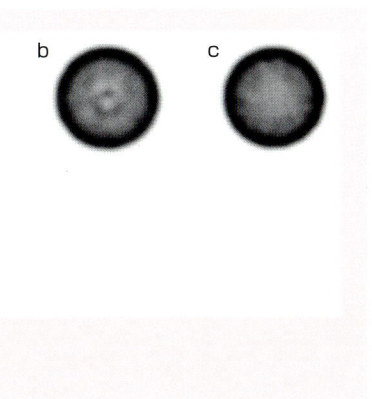

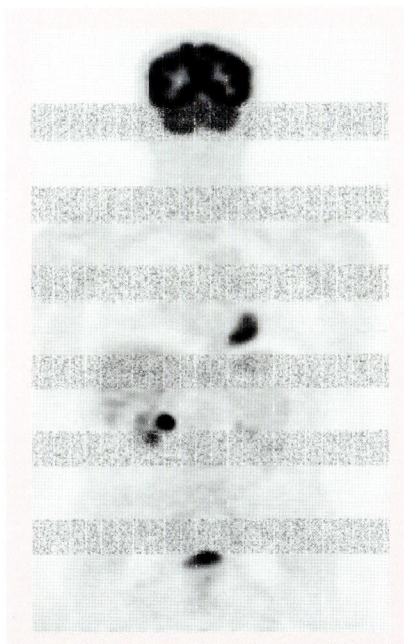

図5 PET装置に起因するアーチファクト

異なるためオーバーラップしながら撮像するが，オーバーラップが適切でない場合にはジッパーアーチファクトが現れる（図5）．

●**対策**：適切なオーバーラップへ調整する．

2 ▍患者に起因したアーチファクト

1）核医学検査ケース1　患者の動きによるモーションアーチファクト

　ガンマカメラの回転中の体動や運動負荷後の呼吸運動に起因するモーションアーチファクトにアップワードクリープがある．ここでは短軸断層像の前壁や心内腔に歪を認める（図6）．

- ●**対策**：サイノグラム（投影データを投影角度順に縦方向に並べ替えた画像）のデータを揃え直し連続性を改善させる補正法がある．

2）核医学検査ケース2　^{131}I-カプセル内服療法によるハレーション

　^{131}Iの投与量が多いRI治療後の確認撮像ではハレーション（スターアーチファクト）を認める．またコリメータ孔型が観察される場合もある（図7）．

- ●**対策**：全身への転移を観察するために甲状腺を鉛プロテクターで覆いハレーションを防止する．また，高エネルギーコリメータを保有しない場合は中エネルギーコリメータで撮像するが，スムージング処理などによりハレーションを抑制する．

3）PET検査ケース1　注射漏れによるアーチファクト（SPECT，PET）

　冠状断層像において左肘に認められる高集積は注射漏れによるアーチファクトである（図8）．

- ●**対策**：あらかじめ注射ルートを確保してから静注し，また生理食塩水でよく洗い流す．核医学検査でもよく見られる．

4）PET検査ケース2　呼吸位相の違いによるアーチファクト

　PET/CT装置ではCT撮影時とPET撮像時で呼吸の方法が異なるため，減弱補正したPET画像にマッシュルームアーチファクトを認めることがある．

- ●**対策**：呼吸の方法をできるだけ合わせる（図9）などの工夫が必要である．MDCTではあまり認められない．

5）PET検査ケース3　金属などの高い原子番号物質によるアーチファクト

　PET/CT装置において，CT画像による減弱補正では歯科用金属修復物をはじめペースメーカやエンダー釘などの金属や造影剤はCT値が高く，過補正になる（図10）．

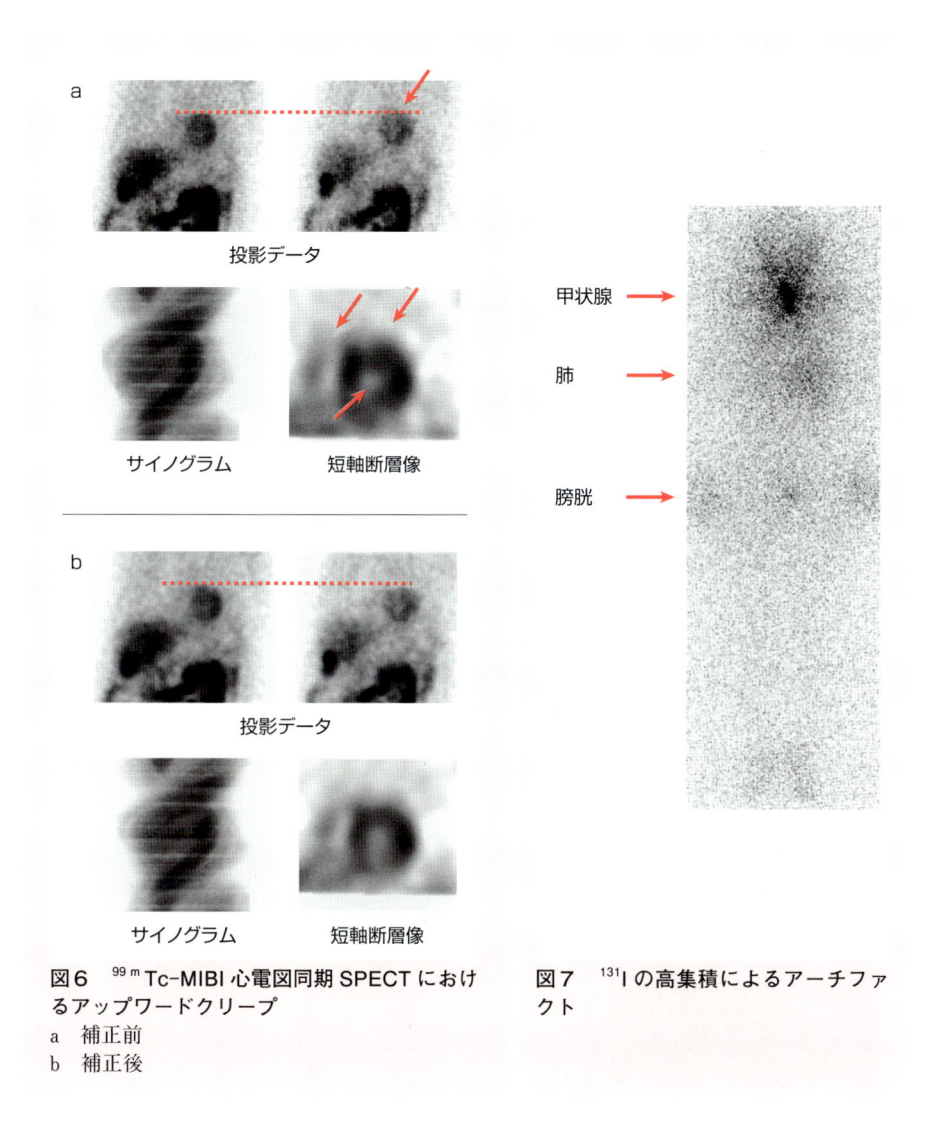

図6 ^{99m}Tc-MIBI 心電図同期 SPECT におけるアップワードクリープ
a 補正前
b 補正後

図7 ^{131}I の高集積によるアーチファクト

●**対策**：所見と著しく異なる集積は CT 画像でアーチファクトを確認する．また，減弱補正を行わない画像の作成や減弱補正を行う場合はセグメント法を利用するなどして高い CT 値を抑制する．

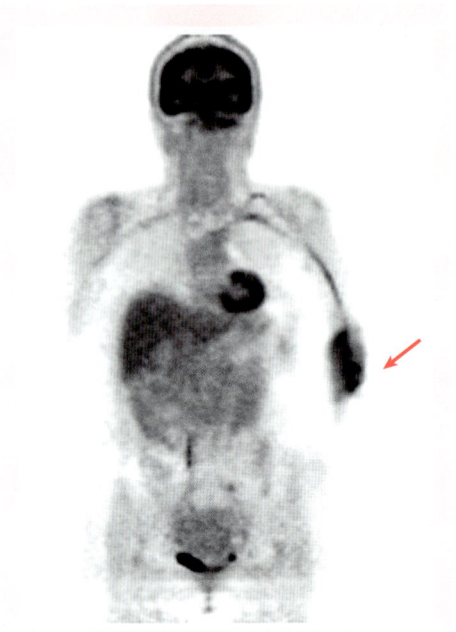

図8　注射もれによるアーチファクト 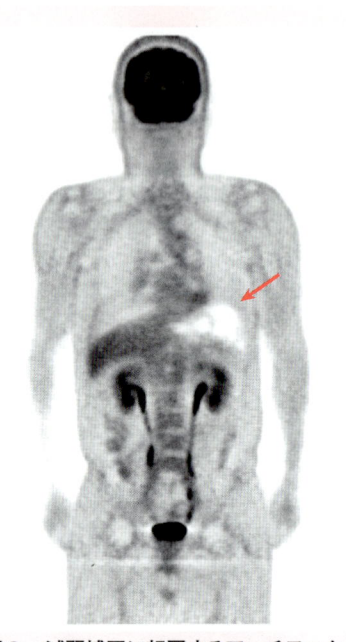　　　図9　減弱補正に起因するアーチファクト

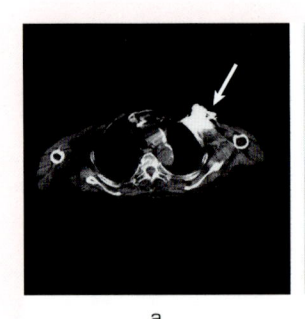

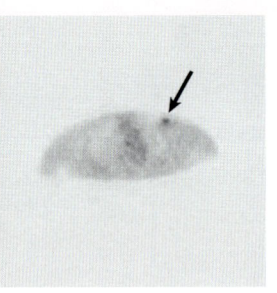

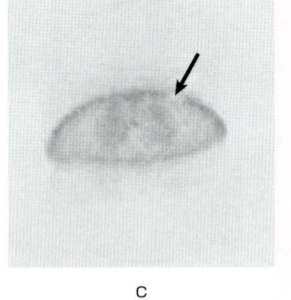

図10　金属アーチファクトによる過補正
a　CT画像，b　PET画像（減弱補正あり），c　PET画像（減弱補正なし）

（高橋康幸）

第4章

RI 内用療法

RI内用療法

1 ‖ RI内用療法とは

　RI内用療法はRIを用いて病気を治療する放射線治療の一つで，アイソトープ治療，核医学治療，内照射療法とも呼ばれる．その歴史は古く，放射性ヨード（^{131}I）を用いたバセドウ病や甲状腺癌の治療が70年あまり前から行われている．悪性リンパ腫，癌の骨転移による痛みを緩和する目的でRI内用療法が行われるようになり，社会的にも注目を集めるようになった（表1）．

　いずれもβ線の細胞障害作用を利用したもので，大量のβ線核種を投与し，体内から出される放射線により病気を治す．治療の対象となる標的にRIが多く集積し，それ以外の正常な組織にはRIがあまり集積しないため，RI内用療法は副作用が少なく，「患者にやさしい治療」として患者からは歓迎される．

2 ‖ 甲状腺

1）バセドウ病のRI内用療法

　バセドウ病は甲状腺が腫れて甲状腺ホルモンが過剰に分泌される病気で，健常人に比べて甲状腺にはより多くの放射性ヨードを取り込む（第2章の「甲状腺・内

表1　主なRI内用療法

核種	放射線	半減期	β線のエネルギー	疾患	投与法	標準的な投与量
^{131}I	γ線＋β線	8日	0.6MeV	バセドウ病	経口	250MBq
				甲状腺癌	経口	3,700MBq
^{90}Y標識抗体*	β線	64時間	2.3MeV	B細胞悪性リンパ腫	静注	最大1,184MBqまで[a]
^{89}Sr**	β線	50日	1.5MeV	骨転移による疼痛緩和	静注	最大141MBqまで[b]

*商品名　ゼヴァリン．[a]血小板数が100,000/mm^{3}以上150,000/mm^{3}未満の患者では11.1MBq/kgを投与する．血小板数が150,000/mm^{3}以上の患者では14.8MBq/kgを投与する．
**商品名　メタストロン．[b]2MBq/kg．2回目の投与まで3ヵ月間以上あける．

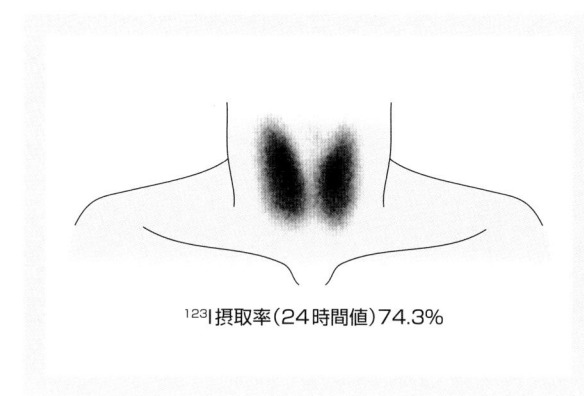

図1 バセドウ病. ^{123}I 甲状腺シンチグラフィ
^{123}I カプセルを内服24時間後の甲状腺ヨード摂取率は 74.3 % と計算された. 治療目的に服用する ^{131}I も, カプセル内服24時間後に投与量の 74.3 % が甲状腺に取り込まれると予想され, 残りの 25.7 % がその他の部位に分布する. ^{131}I によるアイソトープ治療がよく効く.

^{123}I 摂取率(24時間値)74.3%

分泌系」(p.111)を参照).

バセドウ病の治療には薬物療法, 手術, ^{131}I を用いた RI 内用療法の3種類の治療法があり, 患者に最適の治療法が選ばれる. RI 内用療法では甲状腺に集積した ^{131}I が放出する β 線の作用により効果が得られるが, 投与する ^{131}I 量は患者により大きく異なる. 大きい甲状腺腫を有する患者では ^{131}I 投与量は多い. RI 内用療法は手術でみられる傷痕などの心配がなく, 速やかに甲状腺の腫れが取れるため, 美容的にも優れている. RI 内用療法が白血病や甲状腺癌を起こすというデータはなく, きわめて安全な治療法である. ただし, 妊婦または数ヵ月以内に妊娠する可能性がある女性, 授乳中の女性には RI 内用療法は行わない. また甲状腺の働きが低下する甲状腺機能低下症になることをあらかじめ患者に説明し, 納得してもらう必要がある.

バセドウ病患者のなかで, 次のような場合が RI 内用療法のよい適応となる.
・抗甲状腺薬でコントロール不十分な場合
・抗甲状腺薬の副作用のため使用できない場合
・手術後に再発した場合
・心臓病や肝臓病などのため手術や内科的治療ができない場合

[治療の実際]

バセドウ病の RI 内用療法は, ^{131}I を含有するカプセルを内服するだけで簡単である. 治療するに先だって, 微量の ^{123}I あるいは ^{131}I を内服し24時間後に甲状腺摂取率を測定 (図1), 投与する ^{131}I の何%が甲状腺に取り込まれるかをあらかじめ測定する. 甲状腺のヨード摂取率の測定結果と甲状腺の大きさや患者の状態な

どを勘案して^{131}I投与量を決定する.

　治療1週間前から治療後3日間程度，のり，昆布，ワカメ，ひじき，寒天などの海藻類やヨード卵，昆布だしの入った調味料などの摂取を避ける．これらの食品にはヨードが多く含まれており，食事中に含まれるヨードを制限することにより，甲状腺により多く^{131}Iを集積させるためである．

　甲状腺に取り込まれなかった^{131}Iのほとんどは尿中，便中に排出され，少量は汗や唾液に排泄される．微量のため人体に悪影響を及ぼさないが，^{131}I治療した患者は放射線に対する感受性の高い乳児や妊婦などとの接触はなるべく減らすよう，治療の前に十分説明する．つまり公衆被ばくをなるべく少なくするための注意が必要である．

2）甲状腺癌のRI内用療法

　甲状腺にできた癌を**甲状腺癌**といい，その組織型で乳頭癌，濾胞癌，髄様癌，未分化癌の4つに分類される．乳頭癌が最も多く，約85％を占める．多くの乳頭癌，濾胞癌，髄様癌は手術で治療され，その予後もよい．しかし一部の進行した乳頭癌，濾胞癌はリンパ節や肺，骨などに転移し，^{131}IによるRI内用療法の適応となる．^{131}Iはヨウ素を集積する性質のある甲状腺癌転移部に集積するため，肺転移などの遠隔転移をきたしている場合が^{131}IによるRI内用療法の最もよい適応となる（図2）．

　甲状腺癌に対するRI内用療法では，前もって^{123}Iあるいは^{131}Iによるシンチグラフィを行う．病変部への^{131}I集積が多いほど有効で，小さい転移病変が治療に最適である．腫瘍が大きい場合や広汎に進展している場合には，一般に予後が悪い．

　バセドウ病は**退出基準**（後述）である^{131}I 500MBq以下の場合がほとんどで，外来で^{131}I治療ができる．一方，甲状腺癌の場合は3.7～7.4GBqを投与することが多く，放射線治療病室に隔離する必要がある．放射線治療病室が備わっていない病院では，500MBq以上を投与する^{131}I治療はできない．

3 ∥ RI標識抗体による悪性リンパ腫の治療

　悪性リンパ腫はリンパ球が腫瘍化したもので，全身のリンパ節が腫れていろいろな臓器に浸潤する．化学療法や放射線治療が従来から行われてきたが，最近B細胞悪性リンパ腫に対しては，CD20抗原に対する抗体（**抗CD20抗体**；商品名リツキサン）がB細胞悪性リンパ腫の治療薬として広く使用されるようになった．

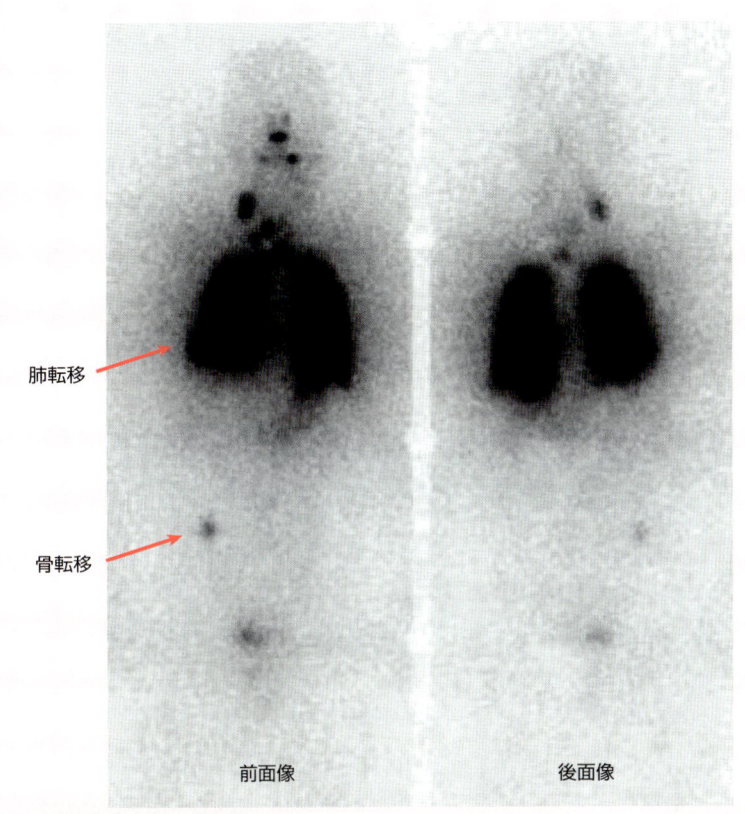

図2 甲状腺癌肺，骨転移
甲状腺癌のため甲状腺を全摘出術後の^{131}Iによる全身シンチグラフィ．肺全体に^{131}Iの高度な集積が認められる．甲状腺癌の肺転移巣に^{131}Iが集積したもので，骨転移部（矢印）にも集積が認められる．^{131}Iを用いるRI内用療法のよい適応である．

　悪性リンパ腫は放射線に対する感受性が高く放射線治療が有効である．したがって抗CD20抗体にβ線を放出する**イットリウム**（^{90}Y）を結合したRI標識抗体（商品名　ゼヴァリン）が悪性リンパ腫の治療薬として用いられる．^{90}Yはγ線を放出しないため画像化はできないが，公衆への放射線被ばくがほとんどないため，外来あるいは一般病室での治療可能という利点がある．副作用としての骨髄抑制は悪性リンパ腫の骨髄への浸潤が高度の場合や末梢血液の血小板数が少ない場合に多いため，それらを事前に把握することが重要である．
　まず^{111}In標識抗体で2〜3日後のシンチグラムを撮影し，抗体の体内分布，骨

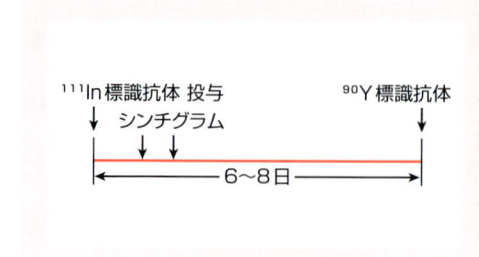

図3 ^{90}Y標識抗体による悪性リンパ腫治療の流れ
悪性リンパ腫の細胞表面に存在するCD20抗原に対する抗体（抗CD20抗体）に^{90}Y標識した薬剤（ゼヴァリン®）で治療する．1週間前に^{111}In標識抗体投与後，全身シンチグラムを撮影し，抗体の体内分布をあらかじめ調べた後，^{90}Y標識抗体を投与する．

髄集積の有無を調べた後，約1週間後に^{90}Y標識抗体による治療を行う（図3）．^{111}In標識抗体が骨髄に強く集積する症例では強い骨髄抑制が発症するため，^{90}Y標識抗体治療は行わない．^{90}Y標識抗CD20抗体によるRI内用療法では，約80％の症例で優れた治療効果が得られる．

4 ‖ 転移性骨腫瘍の疼痛緩和

癌の骨転移は疼痛をきたし，耐え難い痛みを訴えることが少なくない．鎮痛を目的とする数多くの薬剤があり，多くは麻薬性鎮痛薬で痛みの制御可能である．しかし制御困難な場合や耐性や副作用のため薬剤が使用できない場合には，作用機序の異なる治療法が必要となる．転移性骨腫瘍の疼痛緩和を目的に放射線外照射も有効であるが，多発性の骨転移の場合にはRI内用療法が行われる．

β線放出核種の**塩化ストロンチウム**（^{89}Sr）（商品名 メタストロン）を投与すると，骨転移巣に集積して疼痛を軽減する．^{99m}Tc標識リン酸塩による骨シンチグラフィと同様の体内動態を示し，造骨性の転移巣に集積する（図4）．疼痛を緩和するメカニズムは完全には明らかにされていないが，約70〜80％に有効で効果は数ヵ月間持続する．

副作用としては骨髄抑制による白血球や血小板の減少がみられるが，いずれも重篤ではない．^{89}Srは純β線放出核種であるため，外来あるいは一般病室に入院している場合でも治療できる．

5 ‖ 放射線管理（退出基準）

PET，SPECTなどの核医学検査と異なり，RI内用療法では大量のRIを投与するため，特別な放射線管理が必要となる．甲状腺癌治療の^{131}I治療に際しては，放射線治療病室に入院させなければならない．その基準は^{131}Iの場合には

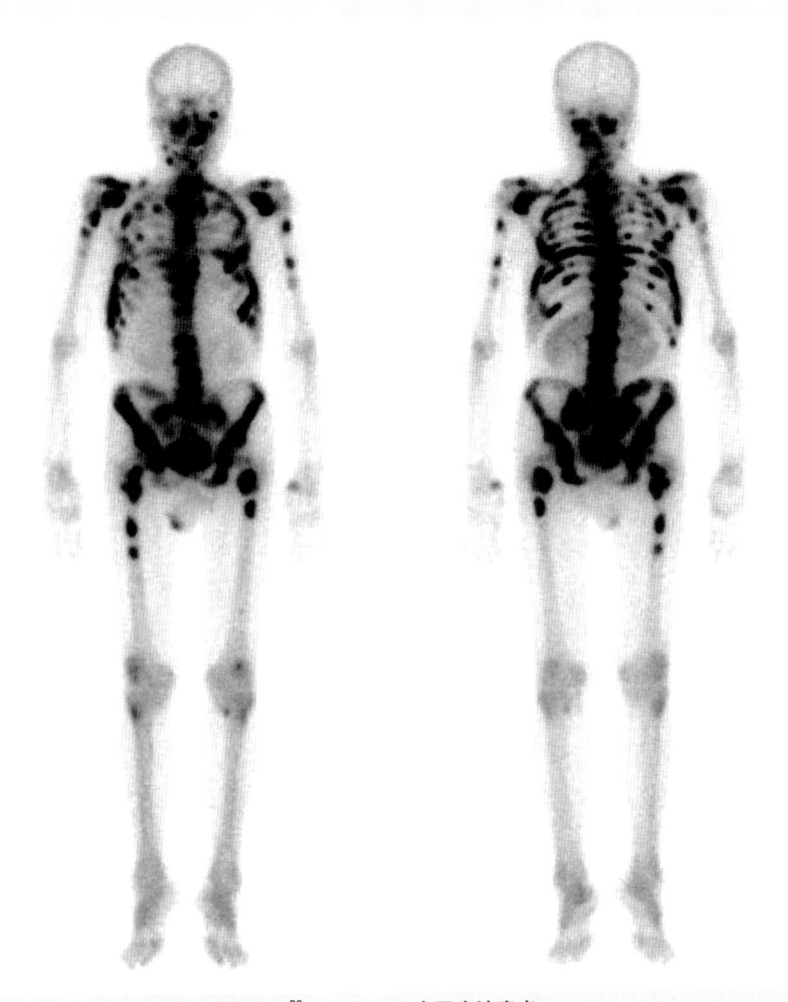

図4　乳癌による多発性骨転移. ^{89}SrによるRI内用療法患者
骨シンチグラム前面像（左），後面像（右）.
^{89}Srは^{99m}Tc標識リン酸化合物と同じ体内分布を示すため，前もって骨シンチグラフィを行い，痛みの部位に一致してRIが集積したことを確かめた後，^{89}Srを投与し骨の痛みを治療する.

500MBqと定められており，投与量が500MBq以下の場合は，通常の核医学検査の施設で投与することができる．入院する場合も一般病室でよく，外来での治療も可能である．

表2 放射性医薬品を投与された患者の退出について

治療に用いた核種	投与量または体内残留放射能 (MBq)	患者の体表面から1mの点における1cm線量当量率 (μSv/h)
^{89}Sr	200	—
^{90}Y	1,184	—
^{131}I	500	30

治療用放射性医薬品(^{131}I,^{89}Sr,^{90}Y)を投与された患者が,病院内の診療用放射性同位元素使用室または放射性治療病室などから退出する基準は,① 投与量(表1)または,② 積算線量による.

医療法施行規則の「放射性医薬品を投与された患者の退出について」に示されている指針に従う(表2).いわゆる**退出基準**である.RIを投与された患者が帰宅する場合に,一般公衆や患者を介護する家族が患者からの放射線を受けるため,その安全を図ることを目的としている.一般公衆については1年間に1mSv,介護者については5mSvとする線量限度を考慮して定められており,^{131}Iの場合には500MBqである.患者の体表面から1mの距離における実効線量率は30μSv/h以下になると,放射線治療病室から退室できる.

^{89}Sr,^{90}Yは純β線核種で,γ線を放出しないため,公衆への被ばくは軽微で,退出基準は^{131}Iとは別に設定された.^{89}Sr,^{90}Y標識抗体を投与された患者は,投与後,直ちに管理区域を出て一般病室に戻る場合と退院して日常生活に復帰する場合のいずれも,上述の一般公衆および介護者の線量限度未満であることが確認されている.^{89}Sr,^{90}Yともそれぞれ最大投与量の141MBq,1,184MBqが投与された場合であっても放射線治療病室への入院は不要である.

> **MEMO**
> 退出に際して,公衆や患者を介護する家族などに適切な防護について指導するため,線量当量率を確認することが望ましい.
> なお,入院中の医療用放射性汚染物については,バックグラウンドレベルを超える放射線が検出されないことを確認して廃棄する.

管理区域からの退出に際しては退出の記録を保存しなければならない.退院する患者には,特に患者が授乳中の母親である場合には乳幼児の被ばくを避けるなど第三者に対する不必要な被ばくをできる限り避けるよう指導する.説明内容は記録し,前述の記録とともに退出後2年間保存しなければならない.

(織内　昇)

第5章

インビトロ核医学検査

インビトロ核医学検査

RIは画像診断としてのみならず**インビトロ検査**にも使われている．

ラジオイムノアッセイ（RIA）と呼ばれる検査で，血中にごくわずかしか存在しないホルモン，腫瘍マーカー，ウイルスなどの濃度の測定に利用される．しかし測定原理は同じであるが，RIの代わりに光，蛍光物質を用いる測定方法（non-RIAあるいは酵素免疫測定法EIAと呼ばれる）が開発され，徐々にRIA検査件数は減少しつつある．

> **MEMO** ラジオイムノアッセイ（RIA）は米国のバーソンとヤローによって開発され，ノーベル医学生理学賞を授与された．

1）RIAの原理

抗原と抗体が特異的に結合するという原理に基づいた測定法である．RI標識抗原を用いる方法とRI標識抗体を用いる方法があるが，現在の測定は主に ^{125}I-標識抗体を用いるIRMAという方法が採用されている．測定しようとする抗原を ^{125}I-標識抗体と固相化抗体で挟むようにして側定するため，サンドイッチ法RIAあるいはIRMAとも呼ばれる（図1左）．

1 mLの血液中に1 ng（ナノグラム 10^{-9}g）程度しか存在しない物質の濃度を速

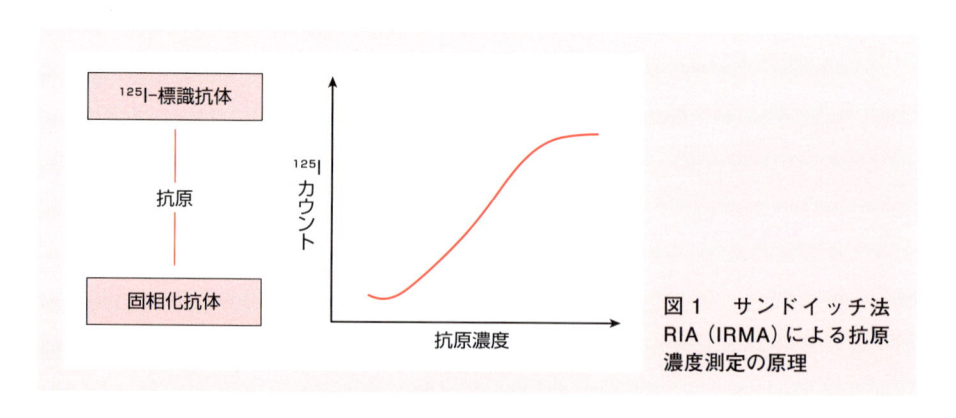

図1　サンドイッチ法RIA（IRMA）による抗原濃度測定の原理

表1 代表的な腫瘍マーカー

腫瘍マーカー	臨床応用
CEA	大腸癌，肺癌など
AFP	肝臓癌
CA19-9	膵臓癌，肺癌，胆囊癌など
CA125	卵巣癌など
CA15-3	乳癌
PSA	前立腺癌
SCC	子宮頸癌，食道癌，頭頸部癌など扁平上皮癌
NSE	小細胞肺癌

やかに正確に測定することができる，最も感度の優れた測定法といえる．

2）RIAの臨床応用

インスリンや甲状腺ホルモンなどのホルモン，肝炎ウイルス，エイズウイルスや腫瘍マーカーなど，血中の微量物質の濃度測定に利用されている（表1）．血中腫瘍マーカー濃度は，癌患者は進行とともに高値を示すが，治療が効果を示すとともに正常化する．しかし再発，転移をきたすと腫瘍マーカーの濃度は高値となり，癌の状態を知ることができる．

抗原が少ないと，固相化抗体に結合する^{125}Iカウントは少ない．抗原濃度が多いと，固相化抗体に結合する^{125}Iカウントが多くなる．固相化抗体に結合した^{125}Iカウントをガンマカウンターで測定し，血中抗原濃度を求めることができる（図1右）．

> **MEMO**
> **RIAからRI標識抗体による癌治療への発展**：癌細胞表面には癌に特異的な抗原が発現している．RI標識した癌に対する抗体を投与すると，RI標識抗体は生体内でも癌細胞と結合する．γ線を放出するRI標識抗体を投与後ガンマカメラで撮影すると，癌は陽性像を示し，癌の画像診断に，細胞障害性の強いβ線を放出するRIで標識した抗体を大量に投与すると，癌治療となる．このRI標識抗体による癌治療は，悪性リンパ腫の治療として使われている．

（遠藤啓吾）

第6章

RIの安全な取り扱い

RIの安全な取り扱い

1 関連法令

核医学検査・PET検査，RI内服療法に係る法令は多岐にわたるため，診療放射線技師は責任をもってそれぞれを遵守し適切な安全管理に努めなければならない（表1）．

表1 核医学検査に係る法令

医療法	医療機関の開設・運営方法などを定めた法律
放射性同位元素等による放射線障害の防止に関する法律	原子力基本法に基づき放射性同位元素を適正に運用するための法律（放射線を放出する同位元素の数量および濃度は「放射線を放出する同位元素の数量等を定める件」に示されている）
労働安全衛生法	労働者の安全と健康を確保するための法律
電離放射線障害防止規則	労働安全衛生法に基づき電離放射線の防止の基準を定めた法律
作業環境測定法	労働安全衛生法に基づき適正な作業環境を確保するための法律
薬事法	医薬品，医療機器を適正に運用するための法律（放射性医薬品は薬事法に基づき日本薬局方に収められており，疾病の診断，治療または予防に使用すると規定されている）
診療放射線技師法	診療放射線技師の業務を適正に運用するための法律

> **MEMO**
> 法は国会が制定する法律，施行令は法律を施行するにあたり内閣で規定する政令，施行規則は厚生労働省が規定する省令，施行細則は地方公共団体議会で決定され知事が規定する条例である．また，行政を実施するため上位行政機関から下位行政機関へ法令の解釈や運用方針，権限行使のあり方を伝える訓令・通達がある．

2 管理区域

核医学検査室や排気・排水設備などを含めた核医学診療施設では，放射線業務従事者や国民への無用な放射線被ばくを防止するため，立入りを制限する**管理区**

図1 核医学診療施設における標識（例）

放射性同位元素を使用する室 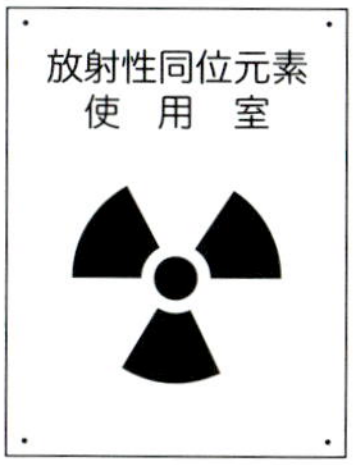
TH-L1101
- 該当規定
  施行規則第14条の7
  第1項第9号
- 設置場所
  放射性同位元素を使用する室の出入り口又はその付近
  寸法300×400mm

汚染検査室 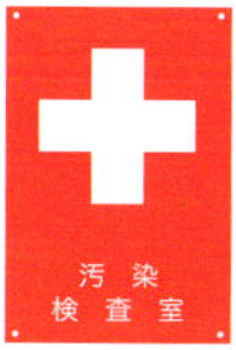
TH-L1106
- 該当規定
  施行規則第14条の7
  第1項第9号及び第14条の11第1項第10号
- 設置場所
  汚染検査室の出入り口又はその付近
  寸法200×300mm
注：実際は緑色

域を設け，境界には柵を設置するなどの，部外者がみだりに立ち入らないようにする措置を講じるとともに標識などを掲示する（図1）．

管理区域は外部被ばくのみを問題とする**放射線管理区域**と加えて内部被ばくを問題とする**汚染管理区域**がある．敷地内における管理区域の境界は，以下の基準を遵守する（図2，表2）．

> **MEMO** 排水中に多核種が混在する場合は，それぞれ核種の放射能濃度限度の排水濃度限度に対する割合の和が1以下でなければならない．

$$\frac{^{51}Cr(排水中の放射能濃度：Bq/cm^3)}{0.2} + \frac{^{67}Ga}{4.0} + \frac{^{99m}Tc}{40.0} + \frac{^{111}In}{3.0} + \frac{^{123}I}{4.0} + \frac{^{125}I}{0.06} + \frac{^{131}I}{0.04} + \frac{^{201}Tl}{9.0} < 1$$

^{81m}Krや^{133}Xeなどを用いない場合は，排気中の放射能濃度はなしと考える．

1）核医学検査室（管理区域）の設計

構造設備の基準における主要構造部は，政令で定める技術的基準に適合する鉄筋コンクリート造などの耐火構造または不燃材料（建築基準法第2条）を用いた構造とする．また，作業効率や外部放射線の線量や空気中の放射性同位元素の濃度を考慮し，濃度分布は作業の目的に応じ管理区域の入口より順に低い基準から高い基準になるよう配置するのが理想的である．よって，出入口より表3の各室を配置する．

第6章　RIの安全な取り扱い

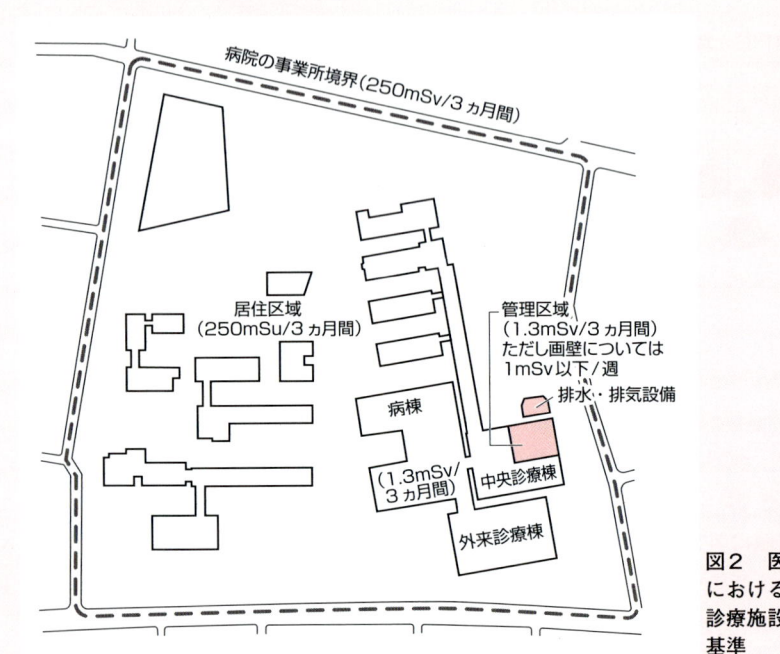

図2　医療機関における放射線診療施設の規制基準

図中ラベル：
- 病院の事業所境界（250mSv/3ヵ月間）
- 居住区域（250mSv/3ヵ月間）
- 管理区域（1.3mSv/3ヵ月間）ただし画壁については1mSv以下/週
- 排水・排気設備
- 病棟
- 中央診療棟（1.3mSv/3ヵ月間）
- 外来診療棟

表2　医療機関における放射線診療施設の境界基準

測定地点		基準値
画壁等		1 mSv/週
	空気中の放射性同位元素の濃度	医療法施行規則第30条の26　第2項に規定する濃度の1/10
	表面汚染密度限度	医療法施行規則第30条の26　第6項に規定する密度の1/10
管理区域境界		1.3mSv/3ヵ月間
一般病室		1.3mSv/3ヵ月間
居住区域		250μSv/3ヵ月間

測定地点の外側を基準とする．

表3　核医学・PET施設の室名および用途

汚染検査室	管理区域の出入口に設け，管理区域外への汚染拡大防止のため汚染検査を行う．汚染検査設備として，ハンドフットクロスモニタやサーベイメータなどを備え，汚染除去のため洗浄設備や更衣室を設置する		
準備室 （調剤室）	放射性医薬品の調剤などを行う．気体の拡散を防止するためフードを設置し，その中で作業を行い，液体の残液処理のため流し台を設け，それぞれを廃棄施設に連結させる．なお，廃棄物集荷用ドラム缶の詰め替え作業も行う		
診療室 （処置室）	検査の説明や臨床評価を行うとともに被検者へ放射性医薬品を投与する．また，汚染した場合にはその拡大を防止する処置などを行う		
	陽電子診療室	陽電子断層撮影診療用放射性同位元素（PET薬剤）を用いて診療を行う室	
	陽電子待機室 （待合室）	PET薬剤を投与された被検者の安静室または検査終了後に公衆への被ばく低減のため回復室などを備える．ただし，検査の数がきわめて少ない場合は設置しなくてもよい	
体外測定室	トレーサーの分布をガンマカメラやPETカメラなどにより測定する		
	使用の場所などの制限	移動させることが困難な患者に対して放射線治療病室において使用する場合，適切な防護措置および汚染防止措置を講じたうえで集中強化治療室，心疾患強化治療室もしくは手術室において一時的に使用する場合または特別の理由によりPET薬剤使用室で使用する場合（適切な防護措置を講じた場合に限る）はこの限りではない	
試料検査室 （血液検査室）	血液や尿に含まれる放射性医薬品を計測する また，SPECT検査やPET検査で採血による血中放射能濃度を測定する		
貯蔵施設	貯蔵室または貯蔵箱を整備し放射性医薬品を管理する		
廃棄施設	配送物の整備や解体，医療用放射性汚染物の処理・廃棄作業を行う		
	排水設備	排水中の放射性同位元素の濃度管理は床上タンク式（従来は地下埋込式）による排水浄化槽に貯留し，排水監視設備により行い，濃度限度以下として放流する	
	排気設備	排気監視設備により室内の空気圧を大気圧より低くし，濃度限度を超えた空気が管理区域外に流出するのを防ぐ．プレフィルタやヘパフィルタ，チャコールフィルタが取りつけられた排気浄化装置により放射性物質を取り除く	
	保管廃棄施設	放射性同位元素によって汚染された可燃物，難燃物，不燃物やジェネレータなどの処分できない固体状の医療用放射性汚染物を仕分した状態のドラム缶は，廃棄業者または廃棄委託業者（日本アイソトープ協会）に引き渡すまで保管廃棄室で管理する．なお，診療用放射性同位元素または放射性同位元素によって汚染された物	

廃棄施設		は廃棄物貯蔵室で保管するか日本アイソトープ協会より廃棄物集荷用ドラム缶を借用しそれに詰め替え集荷してもらう 厚生労働大臣の定める種類および数量等告示により ^{18}F が 5TBq 以下は，廃棄施設内で保管管理する場合は保管廃棄設備に関する技術的基準は課せられない
放射線治療病室		診療用放射線照射装置，診療用放射線照射器具または診療用放射性同位元素により治療を受けている患者を入院させる

そのほかに，操作室，放射線モニタリング施設（水モニタ，ガスモニタやエリアモニタなど）を設置する．

2）遮蔽計算

遮蔽計算には，次の三つの方法がある．
① 透過率データを用いて実効線量を求める方法
② 実効線量ビルドアップ係数を用いて実効線量を求める方法
③ 実効線量率定数を用いて実効線量を求める方法

この中で③の方法はアイソトープ手帳などを利用することで比較的簡便に算出することができ，ここは例として ^{201}Tl を解説する．

遮蔽計算式は次式による．

$$E = \frac{A \times \Gamma \times Fa \times t}{d^2}$$

E ：計算地点における**実効線量**（μSv/週）
A ：線源放射能（MBq）
Γ ：線源の**実効線量率定数**（(μSv×m^2)/(MBq×時間)）
Fa：**実効線量透過率**（原子力安全センターの放射線施設の遮蔽計算マニュアルなどを利用し，表にない遮蔽体の厚さにおける透過率は**補間法**で算出する）
t ：時間数（時間）
d ：線源から計算地点までの距離（m）

> **MEMO** 壁厚は核医学検査室で 15～20cm，PET 検査室で 30cm くらいになる．

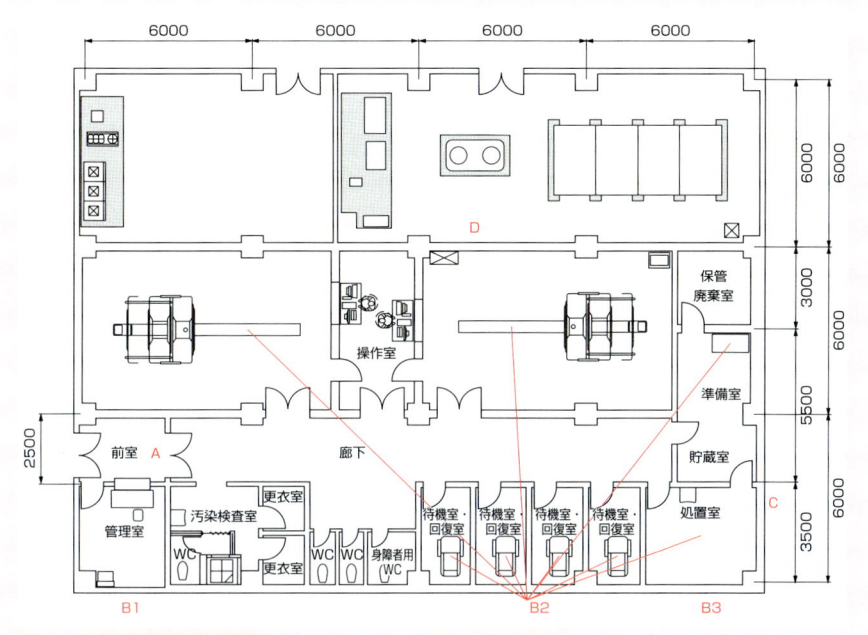

図3 PET検査室の平面図

a) PET検査室

　PET施設における管理区域の境界A〜D点・上下階点および居住区域，病院の事業所境界などをそれぞれ評価する（図3）．

　本評価ではB2点の計算結果を示す（付録p.224参照）．1週間当たり1mSv以下で法定値を遵守できている．

　なお，X線CTの実効線量は含めていない．

b) 核医学検査室

　SPECT施設においてもPET施設と同様に計算を行う．なお，^{201}Tlは，

$$E(^{201}Tl:B2) = \frac{555 \times 0.0142 \times 0.00124 \times 0.00941 \times 65 \times 8}{4^2} = 0.00299$$

画壁の境界B2点について，各室における診療放射性同位元素の使用状況に基づく評価は，1週間当たり1mSv以下であり法定値を遵守している（図4）．

図4 核医学検査室の平面図

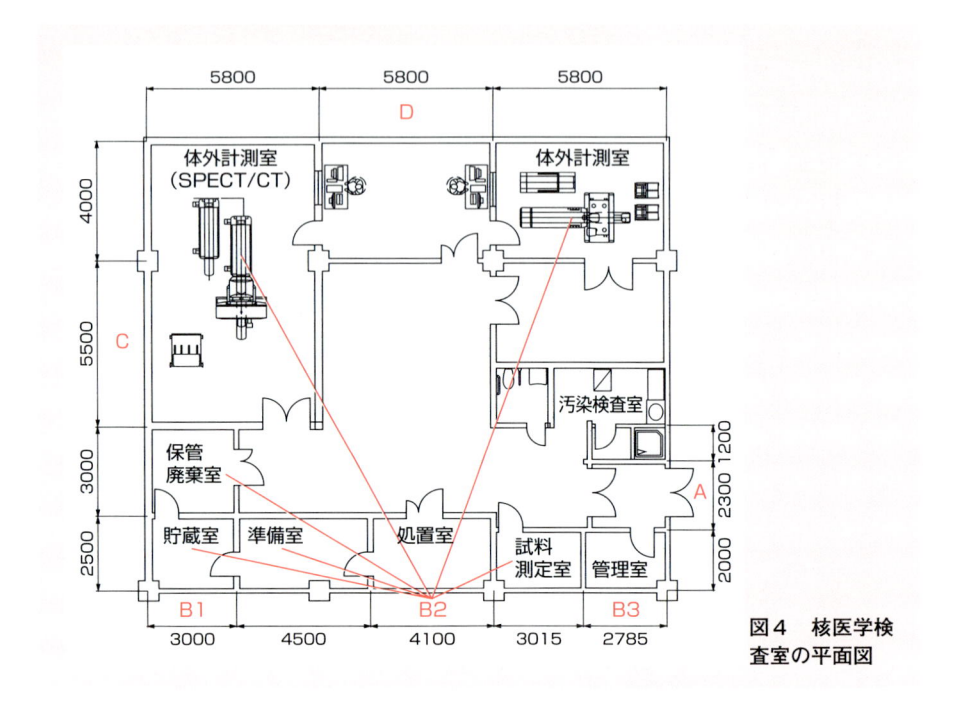

3 ‖ 被ばくおよび汚染拡大の防止のために

1）患者の被ばく低減

a）MIRD法による体内吸収線量の推定

放射性医薬品を投与する際には，その種類や投与量による被ばくいわゆる体内吸収線量を適切に評価しなければならない．吸収線量の評価法の一つに**MIRD法**があり，この方法において集積した放射能が指数関数的に減衰する場合は下式による．

$$\bar{D}(r_k \leftarrow r_h) = 1.44 T_{eff} A_0 S(r_k \leftarrow r_h)$$

D：体積kの標的が領域hの線源よりエネルギーを吸収した際の平均線量（rad）
T_{eff}：集積放射能の有効半減期（h）（※ここでは物理的半減期）
A_0：領域hに累積した放射線量（μCi）
S：パンフレットに示されている線源の単位質量当たりのターゲットへの吸収線量

r_k：標的臓器

r_h：線源臓器

例えば ^{99m}Tc-MDP と ^{18}F-FDG の吸収線量（全身←全身）は次式のようになる．

A) ^{99m}Tc-MDP を 1,045.9MBq（740MBq の検定 3 時間前）投与した内部吸収線量
D（全身←全身）＝ 1.44×0.16 (day)$\times 24$ (h/24)$\times 28,268$ (μCi)$\times 2.0 \times 10^{-6}$ (rad/μCi)＝ 3.13mGy

B) ^{18}F-FDG を 270MBq（185MBq の検定 1 時間前）投与した内部吸収線量
D（全身←全身）＝ 1.44×0.06 (day)$\times 24$ (h/24)$\times 7,297$ (μCi)$\times 1.9 \times 10^{-5}$ (rad/μCi)＝ 2.88mGy

> **MEMO** 例では（全身←全身）の吸収線量を比較したが，評価は（全身←骨）（全身←膀胱）など各線源臓器を算出し合算する．

b）小児の核医学検査

小児核医学は病状の検出率が非常に高いとされ，従来から川崎病小児例における心筋シンチグラフィ，先天性胆道閉鎖症における肝胆道シンチグラフィ，メッケル憩室シンチグラフィ，閉塞性尿路疾患における利尿レノグラム，神経芽細胞腫における ^{131}I-MIBG シンチグラフィなどが行われている．早期診断と治療により重篤な症状へ進行することを防ぎ，治療経過の観察も比較的簡便に行うことができる．

放射性医薬品の必要以上の投与は避けなければならないが，新生児から小・中学生と幅広く，成長速度は個体差がある．また，成長過程にあり，ホルモン代謝は成人と異なる．よって，小児への放射性医薬品の投与量の算定には，年齢や体重などを考慮し「核医学イメージングのための小児への放射性医薬品投与量に関する勧告」がある．

なお，妊娠していると胎児が放射線を受け，奇形や大脳の発達の遅れの可能性がある線量は数 100mGy 以上とされている．核医学検査ではここまでの線量を有する検査はないが，心身的配慮からあらかじめ担当医師に相談することが望ましい．

2）放射線診療従事者の被ばく低減

放射線診療従事者は，① **被ばく線量測定**，② **教育訓練**，③ **健康診断**などが義務づけられており，また，④ 放射線障害が発生するおそれのある場所を測定し，

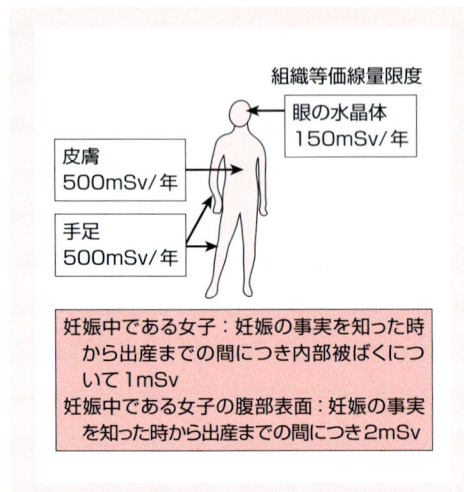

```
組織等価線量限度
  眼の水晶体 150mSv/年
皮膚 500mSv/年
手足 500mSv/年
妊娠中である女子：妊娠の事実を知った時から出産までの間につき内部被ばくについて1mSv
妊娠中である女子の腹部表面：妊娠の事実を知った時から出産までの間につき2mSv
```

図5　組織等価線量限度
実効線量限度は5年ごとに区分した各期間につき100mSv．

これらは記録を保存しなければならない．

a）線量限度

放射線診療従事者の職業被ばくは，運営管理の責任といえる状況のもとでの作業中の被ばくに限定される．線量限度を図5に示す．

b）汚染に際して

汚染の発生が予想される作業として，放射性医薬品の取り扱い時における標識作業や検査・注射の不具合，医療廃棄物・残液の処理などがあげられる．汚染の拡大を防止するため放射線測定器により作業者の手足，体や作業衣，履物など表面汚染密度を確認する．除染内容を表5に，除染方法を図6に示す．

表5　除染の内容

汚染部位	除染方法
皮膚	湿らせたガーゼなどにより汚染部位を拡大しない方向に拭き取る 汚染の残存には中性洗剤や除染剤（オレンジオイルなど）を使用する
口	唇や口の周辺を拭き取って水でうがいをする
眼	膿盆を眼の下に固定し滅菌生理食塩水で洗い流す
耳	耳たぶはガーゼで，また外耳道は湿らせた綿棒で拭き取る
鼻	吸入汚染の確認のため鼻スメアを採取する 鼻をかみ，湿らせた綿棒で拭き取る

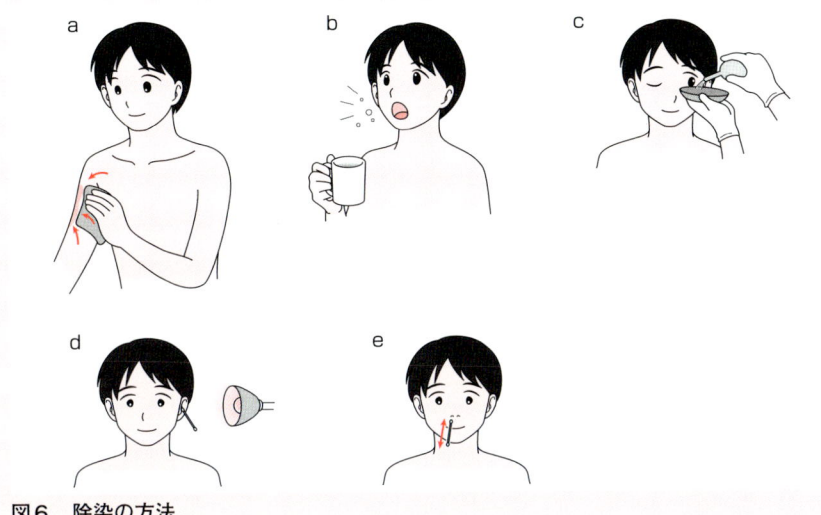

図6 除染の方法
a 皮膚, b 口, c 眼, d 耳, e 鼻

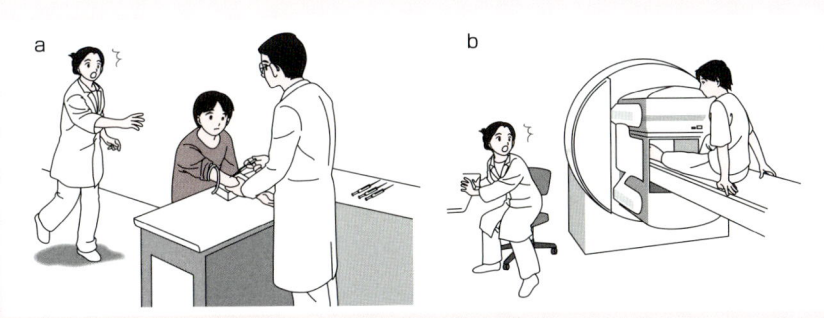

図7 核医学・PET検査室でのインシデント・アクシデント
a 異なった種類のトレーサーを注射する.
b 検査中に被検者がうっかり動く.

3) インシデントやアクシデント防止のために

　核医学・PET検査におけるインシデントやアクシデントを防止するために, ① 医師や看護師と連携を図る, ② 被検者には検査に関する十分なインフォームドコンセントを実施する, ③ 管理台帳を作成し出口管理を徹底するなど, 業務の見直しや再確認が必要である(図7).

(高橋康幸)

付録

各計算点における実効線量の計算結果

・遮蔽計算結果
管理区域境界B1点における実効線量（PET）

線源		核種	放射能 MBq	実効線量率定数 (μSvm^2/MBq/h)	遮蔽条件				距離 (m)	時間 (h)	評価日数 (日/3ヵ月)	実効線量 (μSv/週)
					鉛 (cm)	透過率	コンクリート (cm)	透過率				
待機室・回復室		S01-1	F-18	3.50E+02	0.1400	0	1	45	0.00795	3.0	8	65	2.25E+01
		S01-2	F-18	2.00E+02	0.1400	0	1	45	0.00795	2.0	8	65	2.89E+01
		S01-3	F-18	3.50E+02	0.1400	0	1	45	0.00795	2.0	8	65	5.06E+01
		S01-4	F-18	2.00E+02	0.1400	0	1	45	0.00795	4.0	8	65	7.23E+00
処理室		S02	F-18	3.70E+02	0.1400	0	1	45	0.00795	7.0	8	65	4.37E+00
準備室		S03	F-18	2.96E+03	0.1400	6	0.0000991	45	0.00795	12.0	8	65	1.18E−03
PETカメラ室1		S04-1	F-18	2.50E+02	0.1400	0	1	50	0.00382	10.0	8	65	6.95E−01
PETカメラ室2		S04-2	F-18	2.50E+02	0.1400	0	1	50	0.00382	14.0	8	65	3.55E−01
												合計	1.15E+02

6章（p.217）図3参照

管理区域境界B2点における実効線量（SPECT）

線源		核種	放射能 MBq	実効線量率定数 (μSvm^2/MBq/h)	遮蔽条件				距離 (m)	時間 (h)	評価日数 (日/3ヵ月)	実効線量 (μSv/週)
					鉛 (cm)	透過率	コンクリート (cm)	透過率				
準備室	S01-1	^{51}Cr	3.70E+00	4.58E-03	5	1.04E-01	20	1.23E-01	4.0	8	65	7.01E-03
	S01-2	^{67}Ga	4.44E+02	2.25E-02	5	5.64E-02	20	7.69E-02	4.0	8	65	1.41E+00
	S01-3	^{81}Rb	3.70E+02	8.76E-02	5	1.56E-01	20	1.56E-01	4.0	8	65	2.56E+01
	S01-4	^{81m}Kr	3.70E+02	—	7	6.65E-02	20	0.00E+00	4.0	8	65	0.00E+00
	S01-5	^{99}Mo	1.11E+04	3.76E-02	7	5.79E-02	20	1.18E-01	4.0	8	65	9.27E+00
	S01-6	^{99m}Tc	1.11E+04	1.81E-02	5	1.28E-03	20	2.92E-02	4.0	8	65	2.44E-01
	S01-7	^{111}In	1.11E+02	5.53E-02	5	3.28E-02	20	7.38E-02	4.0	8	65	4.83E-01
	S01-8	^{123}I	4.44E+02	2.26E-02	5	2.16E-02	20	4.91E-02	4.0	8	65	3.47E-01
	S01-9	^{125}I	7.40E+00	1.24E-02	5	—	20	—	4.0	8	65	0.00E+00
	S01-10	^{131}I	7.70E+01	5.45E-02	5	8.48E-02	20	1.45E-01	4.0	8	65	1.68E+00
	S01-11	^{133}Xe	7.40E+02	9.37E-03	5	5.77E-06	20	6.01E-04	4.0	8	65	7.81E-07
	S01-12	^{201}Tl	5.55E+02	1.42E-02	5	1.24E-03	20	9.41E-03	4.0	8	65	2.99E-03
処置室	S02	^{99m}Tc	7.40E+02	1.81E-02	2	1.04E-01	20	2.92E-02	1.3	8	65	1.25E+01
貯蔵室	S03-1	^{51}Cr	3.70E-01	4.58E-03	5	1.04E-01	20	1.23E-01	8.0	8	65	1.75E-04
	S03-2	^{67}Ga	4.44E+01	2.25E-02	5	5.64E-02	20	7.69E-02	8.0	8	65	3.52E-02
	S03-3	^{81}Rb	3.70E+01	8.76E-02	5	1.56E-01	20	1.56E-01	8.0	8	65	6.41E-01
	S03-4	^{81m}Kr	3.70E+01	—	5	1.66E-01	20	0.00E+00	8.0	8	65	0.00E+00
	S03-5	^{99}Mo	5.55E+03	3.76E-02	7	5.79E-02	20	1.18E-01	8.0	8	65	1.16E+01
	S03-6	^{99m}Tc	7.40E+01	1.81E-02	5	1.28E-03	20	2.92E-02	8.0	8	65	4.07E-04
	S03-7	^{111}In	1.11E+01	5.53E-02	5	3.28E-02	20	7.38E-02	8.0	8	65	1.21E-02
	S03-8	^{123}I	4.44E+01	2.26E-02	5	2.16E-02	20	4.91E-02	8.0	8	65	8.67E-03
	S03-9	^{125}I	7.40E-01	1.24E-02	5	—	20	—	8.0	8	65	0.00E+00
	S03-10	^{131}I	7.70E+00	5.45E-02	6	8.48E-02	20	1.45E-01	8.0	8	65	4.19E-02
	S03-11	^{133}Xe	4.98E+02	9.37E-03	5	5.77E-06	20	6.01E-04	8.0	8	65	1.31E-07
	S03-12	^{201}Tl	5.55E+01	1.42E-02	5	1.24E-03	20	9.41E-03	8.0	8	65	7.47E-05
保管廃棄室	S04	^{99}Mo	1.53E+03	3.76E-02	2	3.79E-01	40	8.64E-03	9.0	8	65	1.21E+00
試料測定室	S05	^{125}I	3.70E+00	1.24E-02	0	1.00E+00	20	—	4.0	8	65	0.00E+00
体外計測室	S06	^{99m}Tc	7.40E+02	1.81E-02	0	1.00E+00	40	1.13E-04	14.0	8	65	4.02E-03
体外計測(CT付)室	S07	^{99m}Tc	7.40E+02	1.81E-02	0	1.00E+00	60	3.04E-07	13.0	8	65	1.25E-05
											合計	1.49E+02

（高橋康幸）

略語集

注のない略語は原則としてローマ字読み

略語	英語	日本語
AAA	abdominal aortic aneurysm	腹部大動脈瘤
AC	attenuation correction	減弱補正
ACS	acute coronary syndrome	急性冠症候群
AD	Alzheimer's disease	アルツハイマー型痴呆
AFP	α-fetoprotein	（腫瘍マーカー/肝細胞癌）
AMI	acute myocardial infarction	急性心筋梗塞
AML	acute myelocytic leukemia	急性骨髄性白血病
ANT	anterior view	前面
AP	all purpose	汎用型
AP	angina pectoris	狭心症
ASO	arteriosclerosis obliterans	閉塞性動脈硬化症
ATP	adenosine triphosphate	アデノシン3リン酸（心筋検査に利用）
BBB	blood brain barrier	血液脳関門
BG	background	バックグラウンド
BGO	bismuth germanate	（PETカメラのシンチレータ）
BMIPP	3(R,S)-methypentadecanoic	（核医学薬剤/心筋脂肪酸代謝）
BPH	benign prostate hypertrophy	前立腺肥大
Bq	becquerel	放射能単位
BUN	blood urea nitrogen	尿素窒素
BZR	benzodiazepine receptor	中枢性ベンゾジアゼピン受容体
Ca	cancer	癌
CA15-3		（腫瘍マーカー/乳癌）
CA19-9		（腫瘍マーカー/膵臓癌など）
CA125		（腫瘍マーカー/卵巣癌）
CAG	coronary angiography	冠動脈造影
CBA	congenital biliary atresia	先天性胆道閉鎖
CBF	cerebral blood flow	脳血流量
CBV	cerebral blood volume	脳血液量
CCF	cross calibration factor	相互校正

CE	contrast enhancement	造影
CEA	carcinoembryonic antigen	（腫瘍マーカー/大腸癌など）
CEA	carotid endarterectomy	頸動脈血栓内膜摘除術
CFOV	central field of view	中心視野
CIDG	2-chloro-2-deoxy-D-glucose	（PET薬剤/品質管理）
COPD	chronic obstructive pulmonary disease	慢性閉塞性肺疾患
cpm	count per minute	1分間当たりの計数値
cps	count per second	1秒間当たりの計数値
CPU	central processing unit	中央演算処理装置
CRT	cathode ray tube	映像モニター
CT	computerized tomography	コンピュータ断層撮影
CZT	cadmium zinc telluride	カドミウム・テルル化亜鉛半導体検出器
DCM	dilated cardiomyopathy	拡張型心筋症
DEWS	dual energy window subtraction	（SPECT散乱線補正法）
DLB	dementia with Lewy bodies	レビー小体型認知症
DM	diabetes mellitus	糖尿病
DMSA	dimercaptosuccinic acid	（核医学薬剤/腎臓）
dpm	disintergration per minute	放射性物質の1分間当たりの壊変数
dps	disintergration per second	放射性物質の1秒間当たりの壊変数
DRAMA	dynamic row action maximum likelihood algorithm	（PET画像再構成法）
DTPA	diethylenetiamine pentaacetid acid	（核医学薬剤/腎臓）
DVT	deep vein thrombosis	深在静脈血栓症
EBM	evidence based medicine	根拠に基づいた医療
ECD	ethylcysteinate dimer	（核医学薬剤/脳血流）
ECD	electron capture detector	電子捕獲検出器
ECG	electrocardiogram	心電図
EDV	endo-diastole volume	拡張末期容積
EEG	electroencephologram	脳波
EF	ejection fraction	心機能指標の駆出分画
EIA	enzyme immunoassay	酵素免疫測定
ERPF	effective renal plasma flow	有効腎血漿流量
ESV	endo-systolic volume	収縮末期容積

EX	exercise image	負荷（薬剤，運動）検査
FBP	filtered back projection	フィルタ補正逆投影法
FDG	$2-[^{18}F]$-fluoro-2-deoxy-D-glucose	PET薬剤（ブドウ糖）
FWHM	full width at half maximum	半値幅
FWTM	full width at tenth maximum	1/10値幅
GFR	glomerular filtration rate	糸球体濾過率
GSA	DTPA-galactosyl human serum albmin	（核医学薬剤/肝臓）
GSO	gadolinium oxyorthosilicate	（PETカメラのシンチレータ）
HCC	hepatocellular carcinoma	肝細胞癌
HCM	hypertrophic cardiomyopathy	肥大型心筋症
HCV	hepatitis C virus	C型肝炎ウイルス
HEGP	high energy general purpose	高エネルギー汎用型
HLA	holizontal long axis image	長軸面水平断層像
HM-PAO	hexamethylpropylene amine oxime	（核医学薬剤/脳血流）
HSA	human serum albumin	（核医学薬剤/心臓・血管）
HU	Hounsfield unit	（核医学薬剤/脳血流）
IC	internal convension	内部転換
ICRP	internal commission on radiological protection	国際放射線防護委員会
IMP	N-isopropyl-P-$[^{123}I]$ idoamphetamine	（核医学薬剤/脳血流）
IMZ	iomazenil	（核医学薬剤/てんかん焦点）
IRI	immunoreactive insulin	インスリン
IRMA	immunoradiometric assay	イムノラジオアッセイ
IT	isomeric transition	核異性体転移
IVC	inferior vana cava	下大静脈
LAD	left anterior descending branch	左前下行枝
LAT	lateral view	側面像
LCA	left coronary artery	左冠状動脈
LCX	left circumflex branch	左回旋枝
LD50	50% lethal dose	（PET薬剤/品質管理）
LEGP	low energy genaral purpose	低エネルギー汎用型コリメータ
LEHR	low energy high resolution	低エネルギー高分解能コリメータ
LK	Lungen Krebs	肺癌（独）

LOR	line of response	同時計測線
LPO	left posterior oblique view	左後斜位像
LSF	line spread function	線広がり関数
LSO	lutetium oxyorthsilicate	（PETカメラのシンチレータ）
MAA	macroaggregated albumin	（核医学薬剤/肺血流）
MAC	measured attenuation correction	（PET減弱補正法）
MAG3	mercaptoacetylglycylglycylglycine	（核医学薬剤/腎臓）
MCI	mild cognitive impairment	軽度認知機能障害
MDP	methylenediphosphonate	（核医学薬剤/骨）
MEGP	medial enegy general purpose	中エネルギーコリメータ
MIBG	3-iodobenzylguanidine	（核医学薬剤/交感神経）
MIBI	hexakis(2-methoxy-isobutyl isonitrile)	（核医学薬剤/心筋血流）
MIRD	Medical Internal Radiation Dose Committee	米国核医学内部被曝線量委員会
MK	Magen Krebs	胃癌（独）
ML-EM	maximum likelihood expectation maximization	最尤推定期待値最大化アルゴリズム
MMK	Mamma Krebs	乳癌（独）
MTF	modulation transfer function	変調伝達関数
NEMA	national electric manufacturers association	NEMA（米国電気工業会）規格
NM	nuclear medicine	核医学
NSE	neuron specific enolase	（腫瘍マーカー/肺小細胞癌）
NSF	nephrotic systemic fibrosis	腎性全身性線維症
OS-EM	ordered subset expectation maximization	（SPECT・PET画像再構成法）
PCI	percutaneous coronary intervention	カテーテルインターベンション
PD	Parkinson's disease	パーキンソン病
PET	positron emission tomography	陽電子放射断層撮影
PHA	palse height analyser	波高分析器
PHA	proper hepatic artery	固有肝動脈
PMT	photomultiplier tube	光電子増倍管
PMT	N-pyridoxyl-5-methyltyptophan	（核医学薬剤/肝・胆道）

POST	posterior view	後面
PSA	prostate specific antigen	（腫瘍マーカー／前立腺癌）
Psy	psychiatrics	精神科
Pt	patients	患者
PTCA	percutaneous transluminal coronary angioplasty	経皮的冠動脈形成術
PTCR	percutaneous transluminal coronary recanalization	経皮的冠動脈血栓溶解術
PTE	pulmonary thromboembolism	肺血栓塞栓症
PV	pulmonary vein	肺静脈
PVE	partial volume effect	部分容積効果
PYP	pyrophosphate	（核医学薬剤／心筋梗塞）
QA	quality assurance	品質保証
QBS	quantitative blood pool SPECT	心電図同期心プールSPECT
QC	quality control	品質管理
QGS	quantitative gated SPECT	心電図同期心筋SPECT
RAMLA	row action maximum likelihood algorithm	（PET画像再構成）
RAO	right anterior oblique view	右前斜位像
RBC	red blood cell	赤血球
RCA	right coronary artery	右冠状動脈
RD	redistribution	^{201}Tl心筋血流検査における再分布
Rest	rest image	安静検査
RI	radioisotope	放射性同位元素
RIA	radioimmunoassay	放射免疫測定
ROC	receiver operating characteristic	受信者動作特性
ROI	region of interest	関心領域
RRA	radioreceptor assay	放射受容体測定
SAC	segmented attenuation correction	（PET減弱補正法）
SAH	subarachnoid hemorrhage	くも膜下出血
SC	scatter correction	散乱線補正
SCC	squamous cell carcinoma	扁平上皮癌
SHA	short axis image	短軸面断層像
SMA	superior mesenteric artery	上腸間膜動脈

SNL	sentinel node lympho	センチネルリンパ節
SOL	space occupying lesion	占拠性病変
SPECT	single photon emission computed tomography	単光子放射コンピュータ断層撮影
SPM	statistical parametric mapping	統計学的画像解析
SSS	single scatter simulation	PETの散乱線補正法
SUV	standardized uptake value	FDGの定量化値
SVC	superior venal cava	上大静脈
T3	triiodothyronin	トリヨードサイロニン
T4	thyroxin	チロキシン
TAC	time activity curve	時間放射能曲線
TAE	transcatheter hepatic arterial enbolization	肝動脈塞栓療法
TB	tuberculosis	結核
TCT	transmission computed tomography	透過型断層撮影（吸収補正用CT）
TEW	triple energy window	（SPECT散乱線補正法）
TFT	thin film transistor	薄膜光二端子半導体素子
TIA	transient ischemic attack	一過性脳虚血発作
TOF	time of flight	飛行時間
TSH	thyroid-stimulating hormone, thyrotropic hormone	甲状腺刺激ホルモン
UFOV	useful field of view	有効視野
VLA	vertical long axis image	長軸面垂直断層像
VSA	vasospastic angina	冠れん縮性狭心症（冠動脈スパスムによる狭心症）
WBC	white blood cell	白血球

（大竹英則）

PET・核医学検査の主な放射性医薬品の一覧表

1. 主な核医学検査と放射性医薬品

	検査項目	放射性医薬品	投与法および投与量	投与後検査開始時間
PET薬剤	腫瘍，アルツハイマー型認知症，など	^{11}C-メチオニン，^{11}C-PiB	静注740MBq（薬剤により異なる）	30分後（薬剤により異なる）
	心筋血流	^{13}NH$_3$	静注740MBq	直後より連続，またはプラトーに達した時点
	脳代謝	C^{15}O, H$_2^{15}$O, ^{15}O$_2$	持続静注または吸入	直後より連続，またはプラトーに達した時点
	腫瘍	^{18}F-FDG	静注5MBq/kg	1時間後
シングルフォトン薬剤	脳	^{99m}TcO$_4^-$	静注740MBq	15分後
	脳血流	^{123}I-IMP	静注111MBq	15分後
		^{99m}Tc-HMPAO	静注740MBq	5分以降
		^{99m}Tc-ECD		
		^{133}Xeガス	吸入740MBq	直後
	脳疾患（てんかん焦点）	^{123}I-IMZ	静注167MBq	3時間後

原理・機序	注意事項	適応
^{11}C-メチオニンはアミノ酸代謝を反映し，腫瘍に集積する．^{11}C-PiBはアミロイドβ蛋白に結合するためアルツハイマー病の診断に用いる	^{11}Cは半減期が短いため，短時間で撮像する必要がある．1回に検査できる患者の数に制限がある	腫瘍，アルツハイマー型認知症，など
血流に応じて心筋細胞内に輸送され，グルタミンに代謝されて保持される	コンパートメントモデルによる定量には動脈採血を行う．H$_2$^{15}Oを用いることも可能である	虚血性心疾患
脳の血流量および酸素代謝を測定するゴールドスタンダード．両者から酸素摂取率が算出される．C^{15}Oは血液量補正に用いる	コンパートメントモデルによる定量には動脈採血を行う．患者の負担も少なくない	脳梗塞，脳血流および酸素代謝の評価，血管予備能の評価
ブドウ糖のフッ素(^{18}F)標識体．グルコース・トランスポーターで細胞内に輸送されてリン酸化後に，^{18}F-FDG-6P(6リン酸)の形で細胞内に保持される	検査前は6時間以上の絶食とする．定量を行わず，standardized uptake value (SUV)で集積程度を半定量化することが多い	悪性腫瘍，虚血性心疾患，てんかん
血液脳関門(BBB)の破壊により病巣部に集積(陽性描出)	脳腫瘍が陽性となる．CT，MRIが開発され，最近は行われなくなった	脳腫瘍，脳出血，脳梗塞
中性の脂溶性物質．局所脳血流量に比例して脳組織へ集積．脳内で代謝されるが脂溶性のまま(蓄積型)．コントラストが良い(早期像)	甲状腺ブロック．アセタゾラミド(ダイアモックス)負荷(血管拡張作用)で脳循環予備能の評価が可能(HMPAO，ECDも)．MS法，TLU法，ARG・RVR法で定量解析	脳梗塞(ぜいたく灌流，貧困灌流，CCDを含む)，一過性脳虚血発作(TIA，RIND)，脳出血，脳腫瘍，脳炎，痴呆性疾患(アルツハイマー病，パーキンソン病，ピック病，多発脳梗塞性痴呆など)，てんかん(焦点)，精神病，脳死
中性の脂溶性物質．局所脳血流量に比例し脳組織へ集積．グルタチオンにより水溶性物質に変化(蓄積型)	標識後30分以内に使用．投与直後に逆拡散，その後固定．コントラスト低い(Lassenの補正式)．パトラック・プロット法で定量解析	
中性の脂溶性物質．局所脳血流量に比例し脳組織へ集積．エステラーゼにより水溶性物質に変化(蓄積型)	HMPAOと比べ逆拡散は少ない．脳内分布はわずかに変化．代謝情報も．パトラック・プロット法で定量解析	
BBBを自由に通過し，脳実質内に拡散．脳組織と静脈血の間で拡散平衡後，脳血流量に応じて洗い出される(拡散型)	ガスの回収が必要．クリアランス(洗い出し)曲線より局所脳血流量が計算される．Kanno & Lassen法で定量解析	
脳内中枢性ベンゾジアゼピン受容体への特異的結合を反映	投与前から試験後も数日無機ヨウ素1日20mg以上を投与し甲状腺ヨウ素摂取能を抑制しておくことが望ましい	外科的治療が考慮される部分てんかん患者におけるてんかん焦点

シングルフォトン薬剤	脳脊髄腔（システルノ）		^{111}In-DTPA	腰椎穿刺37MBq	3, 6, 24, 48時間後
	唾液腺		^{99m}TcO$_4^-$	静注185MBq	15分後
	胃粘膜		^{99m}TcO$_4^-$	静注185MBq	直後より連続
	甲状腺		Na^{123}Iカプセル	経口3.7MBq	3, 6, 24時間後
			^{99m}TcO$_4^-$	静注185MBq	30分後
			^{201}TlCl	静注111MB	10分後, 4時間後
	副甲状腺		^{201}TlCl	静注111MBq	10分後
			^{99m}Tc-MIBI	静注740MBq	10分後, 2時間後
	肺	血流	^{99m}Tc-MAA	静注185MBq	直後
		吸入・換気	^{81m}Krガス	吸入185MBq	直後より連続
			^{133}Xeガス		直後
			^{99m}Tc-テクネガス		
	RIアンギオ		^{99m}TcO$_4^-$	静注740MBq	直後より連続
			^{99m}Tc-標識化合物		
	心臓	心プール	^{99m}Tc-HSA-D	静注740MBq	10分後
			^{99m}Tc-RBC		

脳脊髄液と混和され，かつ循環・吸収を障害しない．循環動態の評価が可能	細菌，発熱物質の管理．3（シルビウス裂）～24時間（脳表のくも膜下腔全体）	正常圧水頭症，髄液漏，シャントの機能評価
唾液腺への特異的集積および排泄過程を評価．耳下腺，顎下腺のみ描出	排泄能試験としてレモン負荷などがある．時間放射能曲線で評価	腫瘍，炎症，シェーグレン症候群，唾石
胃の粘液産生細胞に摂取されることから，異所性胃粘膜にも集積（陽性描出）	メッケル憩室は下血の原因．前日にH_2ブロッカーを服用．絶食	メッケル憩室，バレット食道
無機ヨウ素として血中に入り，甲状腺濾胞細胞でホルモンに合成（生合成）される．$Na^{131}I$ カプセルは内照射治療に用いる	1～2週前よりヨード禁．ホルモン合成能（24時間値）．$KClO_4$およびロダンカリ試験（有機化障害），T_3抑制試験（TSH依存性）	甲状腺機能亢進症（バセドウ病，プランマー病）および低下症，異所性甲状腺，甲状腺腫瘍，甲状腺炎（橋本病など）
甲状腺機能に比例して摂取される	前処置なく簡便．摂取率は低い．ホルモン合成能は計測できない	
甲状腺腫瘍に集積（陽性描出）	遅延像で残存あれば悪性腫瘍の可能性．全身腫瘍の検索にも	甲状腺腫瘍，甲状腺分化癌の転移，脳腫瘍，肺癌
副甲状腺腺腫に集積（陽性描出）	$^{99m}TcO_4^-$ による甲状腺像と比較し，副甲状腺腺腫の位置を特定．サブトラクション法も有効	副甲状腺腺腫，過形成，副甲状腺移植後の機能評価
正常甲状腺と副甲状腺腺腫に集積	遅延像で残存があれば副甲状腺腺腫．全身腫瘍の検索にも用いる	
肺毛細血管径よりやや大きなRI粒子を静注すると，一過性に毛細血管に捕捉（微小塞栓）．この肺分布は肺血流量分布と一致．静注前に攪拌．標識不良に注意	血流分布は重力効果を受けやすい．背臥位静注．4方向＋斜位の撮像が有効．肺動脈高血圧では，肺上野への分布増加（座位静注）．心シャント時に脳，肝，腎へ集積	肺塞栓症，高安病，慢性閉塞性肺疾患，肺高血圧症，動静脈瘻，心シャント
不活性ガス．^{133}Xe ガスは肺吸入換気分布を吸入相，平衡相，洗い出し相に分けて評価可能．^{81m}Kr ガスは吸入相のみの観察，ジェネレータ供給．溶液静注の場合も	^{133}Xe では呼気中ガスを回収．早期肺塞栓症では肺血流は欠損するが，換気分布は正常（V・Qミスマッチ＝血管性病変）．マッチ（血流・換気とも低下）は気道性病変	
^{99m}Tc 注射液を炭素製るつぼに充填し，2,500℃まで急速上昇させ，テクネガスをつくる．粘液線毛の評価にはHSAなどを使用	ネブライザーでエアロゾル化したテクネガスを吸入すると換気量に比例して正常肺胞に沈着	慢性気管支炎，喘息，慢性肺気腫
血液中にとどまり，血管外へ漏出しない．側副路を含めた血管の形態・機能の評価．^{99m}Tc-RBC，HSA-Dは出血シンチにも利用	心・大血管および末梢動脈検査時はボーラス注入．続けて心プール検査を行う場合，^{99m}Tc-HSA-Dあるいは^{99m}Tc-RBCを使用．深部静脈の評価（ベノグラフィ）には^{99m}Tc-MAA	[心・大血管]心シャント，弁膜疾患，[末梢動脈]閉塞，[下肢静脈]浮腫，静脈血栓
循環血液と混和され血液プール像を得る．蛋白漏出性検査としても利用	ファーストパス法（ボーラス注入，RAO30°）で右室駆出率を評価．平衡時は（LAO45°，心電図同期，位相解析）で左室駆出率を評価する	局所壁運動，心室容積，逆流性弁膜症
赤血球の標識法として in vivo（体内）と semi in vivo（試験管内）がある		

シングルフォトン薬剤	心臓	心筋血流	²⁰¹TlCl	静注111MBq	10分後，3時間後
			⁹⁹ᵐTc-MIBI	静注740MBq	30分後
			⁹⁹ᵐTc-テトロフォスミン		
		心筋	¹²³I-BMIPP	静注111MBq	15分後
			¹²³I-MIBG		
			⁹⁹ᵐTc-ピロリン酸	静注740MBq	3時間後
	骨		⁹⁹ᵐTc-MDP	静注740MBq	3時間後
			⁹⁹ᵐTc-HMDP		
	骨髄		¹¹¹InCl₃	静注111MBq	2日後
	センチネルリンパ節		⁹⁹ᵐTc-スズコロイド	皮下注74MBq	3時間後
			⁹⁹ᵐTc-フチン酸		
	腫瘍・炎症		⁶⁷Ga	静注111MBq	3日後
	肝・脾		⁹⁹ᵐTc-フチン酸	静注185MBq	15分後
			⁹⁹ᵐTc-スズコロイド		
	肝アシアロ		⁹⁹ᵐTc-GSA		直後より連続

PET・核医学検査の主な放射性医薬品の一覧表

Na$^+$-K$^+$ポンプによる能動輸送により局所心筋血流量に比例して心筋細胞に摂取．梗塞部は欠損像（陰性描出）	再分布現象がある．運動（薬剤）負荷直後（負荷像）および3時間後の遅延像（再分布像）を撮像．前食禁	虚血性心疾患（心筋梗塞，狭心症），viabilityの評価，治療方針の決定および予後評価，心筋症，右室負荷
受動拡散により局所心筋血流量に比例して集積．再分布なし．ファーストパス，ゲートSPECT可能．肝胆道系への集積あり	再分布現象がなく2回投与が必要（1日法，2日法）．^{99m}Tc-MIBIは副甲状腺シンチにも利用	
虚血時に脂肪酸代謝から糖代謝（解糖系）へ移行．これは血流異常に先行するため，心筋虚血の早期診断に有用	甲状腺ブロック．^{123}I-BMIPPの分布（虚血重症度）は血流（生存心筋量）とミスマッチ（糖代謝の亢進）を示すことがある	虚血性心疾患，心筋症
uptake1により心筋交感神経終末のノルエピネフリン貯蔵顆粒に取り込まれる	甲状腺ブロック．交感神経機能が障害されることを除神経という．^{123}I-MIBGは除神経領域を欠損描出する	虚血性心疾患，心筋症，心不全，パーキンソン病
心筋細胞が障害されるとミトコンドリアにカルシウムが沈着し，^{99m}Tc-ピロリン酸が集積する（陽性描出）	急性期に有効．^{201}TlClとの二核種同時収集を行う場合がある．	急性期心筋梗塞
主としてハイドロキシアパタイトに取り込まれ，Ca代謝の多い部位に沈着	撮影前に排尿させる．^{99m}TcO$_4^-$，^{99m}Tc-HSAは関節シンチに用いる	転移性骨腫瘍，炎症性骨疾患，骨折，急性骨髄炎
血中のトランスフェリンと結合して骨髄の赤芽球に集積する	全身の造血骨髄（赤色骨髄）に分布する．特に脊髄，胸骨，骨盤に集積．その他，肝，脾，腎にも多量に集積	再生不良性貧血，溶血性貧血，骨髄性白血病
腫瘍の周囲に^{99m}Tc-スズコロイドを注入するとリンパ節網内系に摂取	生理的リンパの流れを評価．センチネルリンパ節の検出	乳癌，悪性黒色腫におけるセンチネルリンパ節の同定およびリンパシンチグラフィ
取り込み機序は不明．	腸管への排泄が多く，腹部を撮影する患者では撮影前日の下剤投与あるいは当日朝の浣腸が必要	悪性リンパ腫（ホジキン，非ホジキン病），原発・転移性腫瘍，サルコイドーシス
静注後，血中Caと反応してコロイド状に．網内系細胞の貪食能により集積	残余は脾，骨髄に分布するが，その量はフチン酸に比べスズコロイドの方が多い．腫瘍，膿瘍は欠損像，肝硬変，肝転移はびまん性に集積	肝腫瘍，肝膿瘍，肝囊胞，肝硬変
コロイド状のRI．肝の網内系細胞の貪食能により集積		
肝実質細胞のアシアロ糖蛋白受容体と結合する．肝機能予備能の評価	心，肝の時間放射能曲線より肝機能を評価する（HH15, LHL15）	肝炎，肝硬変，肝癌，肝切除後の機能評価

シングルフォトン薬剤	肝・胆道系		⁹⁹ᵐTc-PMT	静注185MBq	5分後より連続
	腎臓	静態	⁹⁹ᵐTc-DMSA	静注185MBq	2時間後
	腎臓	動態（レノグラム）	⁹⁹ᵐTc-DTPA	静注370MBq	直後より連続
			⁹⁹ᵐTc-MAG3		
	副腎皮質		¹³¹I-アドステロール	静注37MBq	7日後
	副腎髄質		¹³¹I-MIBG		2日後

2. ポジトロン核種の半減期とエネルギー

核　種	半減期	エネルギー（MeV）	陽電子エネルギー（MeV）
¹¹C　炭素	20分	0.511	0.96
¹³N　窒素	10分	0.511	1.20
¹⁵O　酸素	2分	0.511	1.73
¹⁸F　フッ素	110分	0.511	0.63

肝実質細胞に選択的に取り込まれ，胆道を経て腸管に排出される	取り込みは肝細胞の機能，腸管への排泄は胆道系の機能．絶食	閉塞性黄疸，胆管拡張症，胆囊炎
正常腎皮質に特異的に分布し，尿中への排泄が少ない	標識後30分以内に使用する．斜位像を加えると有効	腎梗塞，腎腫瘍，腎囊胞，水腎症，腎奇形
糸球体濾過量検査（GFR）．尿細管での吸収・排泄がないため糸球体濾過の評価	検査30分前に250mLの水負荷．レノグラムで血流相，機能相，排泄相の評価．分腎機能．ラシックス負荷（利尿薬），カプトリル負荷（糸球体血管内圧低下）	閉塞性腎疾患（ラシックス負荷），腎性高血圧（カプトリル負荷），移植腎，腎盂腎炎
有効腎血漿流量検査（ERPF）．糸球体および近位尿細管から排泄．腎血漿流量と比例		
コレステロールはステロイドの前駆物質．ステロイドは副腎皮質で産生される	甲状腺ブロック．エタノールが含まれるため，ゆっくり注入．デキサメサゾン抑制試験で健側の取り込みを抑制	原発性アルドステロン症，クッシング症候群，副腎性器症候群
アドレナリン作動性ニューロンに取り込まれ，カテコールアミン貯蔵顆粒に貯留	甲状腺ブロック．^{131}I-MIBGはカテコールアミンを過剰に産生する褐色細胞腫に集積	褐色細胞腫，神経芽細胞腫，甲状腺髄様癌

（高橋康幸）

3. 主要なシングルフォトン核種の半減期とエネルギー

核　種	半減期	主なエネルギー (keV)
^{67}Ga　ガリウム	3.3日	93 (39%), 185 (21%), 300 (17%), 394 (5%)
^{81}Rb　ルビジウム	4.6時間	190 (64%), 446 (23%)
^{81m}Kr　クリプトン	13.1秒	190 (68%)
^{99}Mo　モリブデン	65.9時間	739 (12%), 181 (6%), 141 (5%), 778 (4%)
^{99m}Tc　テクネシウム	6.0時間	141 (89%)
^{111}In　インジウム	2.8日	171 (90%), 245 (94%)
^{123}I　ヨード	13.3時間	159 (83%)
^{125}I　ヨード	59.4日	35.5 (6.7%)
^{131}I　ヨード	8.0日	364 (82%)
^{133}Xe　キセノン	5.2日	81 (38%)
^{201}Tl　タリウム	3.0日	167 (10%), 71 (Hg-Kα)

（大竹英則）

ギリシア語一覧

α	アルファ	ν	ニュー
β	ベータ	ξ	グザイ
γ	ガンマ	ο	オミクロン
δ	デルタ	π	パイ
ε	イプシロン	ρ	ロー
ζ	ゼータ	σ	シグマ
η	イータ	τ	タウ
θ	シータ	υ	ウプシロン
ι	イオタ	φ	ファイ
κ	カッパ	χ	カイ
λ	ラムダ	ψ	プサイ
μ	ミュー	ω	オメガ

単位接頭語一覧

接頭語	乗数
テラ (T)	10^{12}
ギガ (G)	10^{9}
メガ (M)	10^{6}
キロ (k)	10^{3}
ミリ (m)	10^{-3}
マイクロ (μ)	10^{-6}
ナノ (n)	10^{-9}
ピコ (p)	10^{-12}

和文索引

—あ—

α崩壊　132
アイソトープ治療　200
亜急性甲状腺炎　112, 115
悪性黒色腫　124, 127
悪性リンパ腫　21, 90, 202
アシアロシンチグラフィ　105, 108
アセタゾラミド　82
アーチファクト　44, 71, 193
後補正法　182
洗い出し率　70
アルツハイマー病　5, 39
アルドステロン産生腫瘍　121
アルブミン　109
安静時心筋血流シンチグラフィ　61

—い—

移植腎　102
異所性甲状腺腫　112, 114
一過性脳虚血発作　37
イットリウム　203
医療用放射性汚染物　131
インジウム　239
インビトロ核医学検査　130, 208
インビボ核医学検査　130

—う—

ウインドウ幅　173
右心負荷　70
うつ病　86
運動感覚野　77

—え—

永続平衡　143
エコノミークラス症候群　74, 94
遠隔転移　15
塩化ストロンチウム　204

—お—

汚染管理区域　213
オートラジオグラフィ法　34

—か—

γ線　132
γ線の吸収　61
γ放出　133
下咽頭癌　26
拡大収集　72
拡張型心筋症　69
下肢深部静脈　72
画像の差分の更新　180
数え落とし補正　152
褐色細胞腫　121, 122
褐色脂肪組織　12
荷電粒子　137
過渡平衡　143
換気血流ミスマッチ像　95
癌細胞　13
肝シンチ　105
関心領域　80, 100
肝臓癌　32
肝臓転移　20, 29
肝胆道シンチ　105
冠動脈　54
冠動脈血行再建術　40
冠動脈攣縮　68
ガンマプローブ　126
管理区域　206, 212

—き—

偽陰性　14
気絶心筋　41
キセノン　239
基底状態　162
軌道電子捕獲　133
機能画像　2, 80
吸収補正　44
急性胆嚢炎　107
教育訓練　219
狭心症　66
偽陽性　14

索引　241

胸腺　11
局所酸素代謝率　36
局所脳血流　35
虚血性心疾患　40
均一減弱補正　182
筋肉　10

—く—

空間分解能補正　183
偶発同時計数　153
クッシング症候群　120
クッパー細胞　104
クリスタル　147
クリプトン　239
クリーンルーム　140
グルコーストランスポーター　8
クロスキャリブレーション　155
クロススライス　147

—け—

係数　174
形態画像　2
ゲイティドスペクト　63
頸部リンパ節転移　25
血液脳関門　77
結核　32
結核腫　14
血管予備能　82
健康診断　219
言語野　77
減弱補正　150, 181
原子炉　141
原発性副甲状腺機能亢進症　116

—こ—

抗CD20抗体　202
交感神経　56
後期像（[201]TlCl負荷直後）　62
高周波電圧　137
甲状腺　30
甲状腺癌　51, 114, 200
頭, 肺転移　116

甲状腺機能亢進症　112
甲状腺機能低下症　112
甲状腺腫瘍　115
甲状腺ヨード摂取率
　112, 113
梗塞心筋　68
光電効果　134
光電子増倍管　147, 164
骨シンチグラフィ　27
骨転移　26, 27, 51
固定磁界　137
固有均一性　185
固有計数率特性　187
コンパートメントモデル
　190
コンプトン散乱　134, 135

—さ—

サイクロトロン　4, 5,
　137
再構成フィルタ　178
再分布（像）　57, 60, 67
細網内皮系細胞　104
左室駆出率　64
サルコイドーシス　14,
　32, 91
3次元（3D）収集　149
酸素摂取率　36
酸素代謝　5
サンドイッチ法RIA　208
散乱線補正　154, 174
散乱同時計数　154

—し—

ジェネレータ　44, 142
視覚野　77
時間放射能曲線　99
色素法　126
子宮癌　30
糸球体濾過率　99
自動合成装置　5
脂肪酸　56
シャインスルー現象　128
遮蔽計算　218
授乳中（^{67}Gaシンチグラム）
　89
受容体　33
腫瘍マーカー　209
準備室　130

消化管　12
消化管出血　108
消化管出血シンチグラム
　110
焦点　39
静脈叢　74
消滅放射線　132, 148
初期像　62
食道癌　28, 29
心筋　11
真菌　14
心筋／縦隔比　65, 70
心筋虚血　66
心筋血流　5, 45
心筋血流シンチグラフィ
　54, 58
心筋交感神経機能シンチ
　グラフィ　54, 65
心筋梗塞　68
心筋脂肪酸代謝シンチグラ
　フィ　54, 64
心筋症　69
神経伝達物質　33
腎血管性高血圧　102
心サルコイドーシス診断
　43
腎シンチグラム　98
腎静態シンチグラフィ　102
腎臓癌　51
心電図同期心筋血流
　SPECT　63
腎動態シンチグラフィ　99
腎動脈狭窄　102
塵肺　14
心プールシンチグラフィ
　54
深部静脈血栓性静脈炎　75
心不全　70

—す—

スズコロイド　105
スタティック収集　86
ステージ　87
スーパースキャン　51, 53

—せ—

正常像
　^{67}Gaシンチグラム　89
　^{18}F-FDG　3, 41

^{123}I-BMIPP　58
^{123}I-MIBG　59
^{123}I-MIBGプラナー　59
^{99m}Tc-MAG3腎シンチ
　グラフィ　100
肝シンチグラム　104
肝胆道シンチグラム
　106
甲状腺シンチグラム
　111
骨シンチグラム　49
消化管出血シンチグラム
　109
心筋血流　65
心筋血流SPECT　57
心プールシンチグラフィ
　60
脳血流SPECT　81
肺血流，肺換気シンチグ
　ラム　95
肺シンチグラム　92
副腎　119
レノグラム　101
生存心筋細胞　40
静態画像　168
成長板　48
生理的な取り込み　30
生理的分布　9
舌癌　25, 128
セプタ　149
線減弱係数　134
全身画像（ホールボディ収
　集）　169
センチネルリンパ節　27,
　124, 126
先天性胆道閉鎖症　106
前頭側頭型認知症　84
前立腺癌骨転移　50, 52, 53
線量限度　206

—そ—

臓器親和性　131
総合空間分解能　188
側副血行路　76
ソレンソン法　181

—た—

体外診断用放射性医薬品
　130

索引　243

大凝集ヒト血清アルブミン
　74, 92
代謝画像　2
退出基準　202
大腸癌　17, 18, 21
大腸ポリープ　19
体内診断用放射性医薬品
　130
ダイナミック収集　79
大伏在静脈　76
ダイレクトスライス　147
タリウム　239
短軸断層像　54
蛋白漏出性胃腸症　110

—ち—

遅延線方式　164
チャン法　181
中咽頭癌　26
中性子　132
長軸垂直断層像　54
長軸水平断層像　54
治療効果判定（肺癌）　15

—て—

抵抗マトリックス　164
ディ電極　137
テクネシウム　239
デジタル型出力信号　164
てんかん　39
てんかん焦点　85
電子対生成　134

—と—

投影数　172
頭頸部癌（腫瘍）　25, 127
動態画像　169
疼痛緩和　204
冬眠心筋　41
特性X線　132
トランスフェリン　88
トレーサ　131

—な—

内照射療法　200
内部転換　134

—に—

2次元（2D）収集　149

二核種同時収集　65
乳癌　27, 127
乳癌骨転移　50, 53
乳房　11
認知症　38

—の—

脳　10
脳血液量　35
脳血管障害　36
脳血流　5, 33
脳腫瘍　38
脳の血栓塞栓症　37
膿瘍　32
ノーマライジング補正
　154

—は—

肺　92
肺癌　14
肺換気シンチグラフィ　93
肺（血栓）塞栓症　74,
　94, 97
肺血流シンチグラフィ　93
ハイブリッドカメラ　146
肺良性腫瘍　31
パーキンソン病　71
バセドウ病　112, 114, 200
パトラック・プロット法　79
半減期　4
半導体検出器　165

—ひ—

微小栓塞粒子　93
肥大型心筋症　69
ピック病　39
被ばく線量測定　219
非ホジキンリンパ腫　23
びまん性大細胞リンパ腫
　21
病期　87
病期診断（肺癌）　14
標本化（サンプリング）定理
　167

—ふ—

不安定狭心症　67
フィルイン　67
フィルタ補正逆投影法　177

フォスファターゼ　8
負荷血流検査　58
負荷心筋血流シンチグラフィ
　62, 63
賦活検査　33
不均一減弱補正　182
副甲状腺　116
副甲状腺腫　117
副甲状腺ホルモン　116
副腎皮質／髄質　118
フチン酸　105
ブドウ糖　2, 13, 33
ブドウ糖代謝率　35
部分容積効果　184
フルデジタル型出力信号
　164
分配係数　80

—へ—

β線　111, 132, 200
β崩壊　132
ペースメーカー　44
ヘキソキナーゼ　8
ベクレル　137
便潜血　18
扁桃　11

—ほ—

膀胱尿管逆流症　102
放射線管理　128
放射線管理区域　213
放射線治療　26
放射平衡　143
ホジキンリンパ腫　23
ポジトロン核種　2
補正ソフトウェア　72
ホットラボラトリ　140
ポーラーマップ表示　64

—ま—

マイクロスフェアモデル
　190
末梢血管シンチグラフィ
　72

—み—

ミスマッチ　41
ミリキュリー　137

―め・も―

メガベクレル　137
メタストロン　51
メタボリックトラッピング　8
メチオニン　9
モリブデン　239

―ゆ・よ―

有効腎血漿流量　99

溶骨性骨転移　51
陽子　132
ヨード造影剤　115
ヨードブロック　119

―ら―

ラジオイムノアッセイ　208

―り―

リミットサイクル現象　156
良性骨腫瘍　49

―る・れ―

ルビジウム　239
励起状態　162
レノグラム　99
レビー小体病　39

欧文索引

―A―

AAA　226
AC　226
ACS　226
AD　226
ADコンバータ　164
AFP　209, 226
AMI　226
AML　226
ANT　226
AP　226
Arc補正　155
ASO　226
ATP　226

―B―

BBB　77, 226
BG　226
BGO　148, 226
BMIPP　226
BPH　226
Bq　137, 226
BUN　226
BZR　226

―C―

^{11}C　4, 238
^{11}C-標識コリン　9
^{11}C-メチオニン　9, 232

Ca　226
CA15-3　209, 226
CA19-9　209, 226
CA125　209, 226
CAG　226
CBA　226
CBF　226
CBV　226
CCF　226
CE　227
CEA　18, 209, 227
CFOV　227
Chang法　181
CIDG　227
$C^{15}O$　232
$C^{15}O_2$　33
COPD　227
^{11}C-PiB　232
cpm　227
cps　227
CPU　227
CRT　227
^{137}Cs　151
CT　227
^{62}Cu　45
CZT　227

―D―

DCM　227
delayed scan　20

DEWS（法）　174, 227
DLB　227
DM　227
DMSA　227
dpm　227
dps　227
DRAMA（法）　156, 227
DTPA　227
DVT　227

―E―

EBM　227
ECD　227
ECG　227
EDV　227
EEG　227
EF　64, 227
EIA　227
ERPF　99, 227
ESV　227
EX　228

―F―

^{18}F　4, 238
^{18}F-αメチルタイロシン　9
^{18}F-FDG　2, 232
^{18}F-FDGの構造式　8
FBP　228
FDG　7, 228
fill in　67

索引 | **245**

FWHM　228
FWTM　228

　　　— G —

^{67}Ga　88，236，239
^{68}Ga　45
gated SPECT　63
^{68}Ge-^{68}Ga　151
GFR　99，228
GSA　228
GSO　148，228

　　　— H —

HCC　228
HCM　228
HCV　228
HEGP　228
HLA　228
HM-PAO　228
H$_2$^{15}O　33，232
horizontal long axis　54
HSA　109，228
HU　228

　　　— I —

^{123}I　111，112，200，206，239
^{125}I　239
^{131}I　111，239
^{123}I-BMIPP　57，60，236
^{123}I-IMP　78，232
^{123}I-IMZ　232
^{123}I-MIBG　57，60，65，119
^{131}I標識アドステロール　118，119，120，238
^{131}I-MIBG　118，119，120，236，238
^{131}I-OIH　98
IC　228
ICRP　228
IMP　228
IMZ　228
^{111}In　239
^{111}InCl$_3$　236
^{111}In-DTPA　234
IRI　228
IRMA　208，228
IT　228

IVC　228

　　　— K —

^{81m}Kr　93，239
^{81m}Krガス　93，234

　　　— L —

LAD　228
LAT　228
LCA　228
LCX　228
LD50　228
LEGP　228
LEHR　228
LK　228
LOR　147，229
LPO　229
LSF　229
LSO　148，229

　　　— M —

MAA　92，229
MAC　229
MAG3　229
MBq　137
MCI　39
mCi　137，229
MDP　229
MEGP　229
memory image　68
MIBG　229
MIBI　229
MIRD　218，229
MK　229
ML-EM　229
MMK　229
^{99}Mo　239
MRI造影剤　108
MTF　229
MUGA　66

　　　— N —

^{13}N　4，238
NaI（Tl）　162
Na^{123}Iカプセル　234
NEMA　229
^{13}NH$_3$　232
NM　229
NSE　209，229

NSF　229

　　　— O —

^{15}O　4，238
^{15}O$_2$　33，232
OEF　36
OS-EM（法）　156，229

　　　— P —

PCI　229
PD　229
PE　74
PET　229
PET薬剤　4
PET/CT一体型装置　5
PET/MRI一体型装置　44
PHA　229
PMT　229
polar map　64
POST　230
PSA　209，230
Psy　230
Pt　230
PTCA　230
PTCR　230
PTE　230
PV　230
PVE　230
PYP　230

　　　— Q —

QA　230
QBS　230
QC　230
quantitative gated SPECT（QGS）　63，230
QGS解析　73

　　　— R —

RAMLA（法）　156，230
RAO　230
^{81}Rb　239
^{82}Rb　45
RBC　230
RCA　230
rCBF　35
rCMRglu　35
rCMRO$_2$　36
RD　230

Rest　230
RI　230
RI内用療法　115, 120, 200
RI標識抗体　209
RIベノグラフィ　72
RI法　126
RIA　230
RISA　109
RNA　66
ROC　230
ROI　230
RRA　230

—S—

SAC　230
SAH　230
SC　230
SCC　209, 230
SHA　230
short axis　54
SMA　230
SNL　231
SOL　231
Sorenson法　181
SPECT　231
SPECT像　54
SPECT/CT　52
SPECT/CT一体型装置　51
SPM　231
^{89}Sr　51, 200, 204, 206
SSS　231
standardized uptake value（SUV）　14, 231
steady-state法　35
superscan　51

SVC　231

—T—

T3　231
T4　231
TAC　231
TAE　231
TB　231
^{99m}Tc　239
^{99m}Tc-ガス　93
^{99m}Tc-コロイド　105, 124
^{99m}Tc-スズコロイド　125, 236
^{99m}Tc-赤血球　60
^{99m}Tc-テクネガス　234
^{99m}Tc-テトロホスミン　60, 236
^{99m}Tc-標識化合物　234
^{99m}Tc-標識リン酸製剤　48
^{99m}Tc-ピロリン酸　236
^{99m}Tc-フチン酸　125, 236
^{99m}Tc-DMSA　99, 238
^{99m}Tc-DTPA　99, 232, 238
^{99m}Tc-ECD　78, 232
^{99m}Tc-GSA　105, 236
^{99m}Tc-HAS　75
^{99m}Tc-HMDP　48, 236
^{99m}Tc-HMPAO　78, 232
^{99m}Tc-HSA-D　60, 234
^{99m}Tc-MAA　74, 75, 93, 234
^{99m}Tc-MAG3　99, 238
^{99m}Tc-MDP　48, 236
^{99m}Tc-MIBI　60, 88, 117, 234, 236
^{99m}TcO$_4^-$　111, 112, 232

^{99m}Tc-PMT　105, 238
^{99m}Tc-PYP　60
^{99m}Tc-RBC　75, 234
TCT　231
TEW（法）　174, 231
TFT　231
TIA　231
^{201}Tl　88, 117, 239
^{201}TlCl　60, 234, 236
TNM分類　13
TOF　231
TSH　231

—U—

UFOV　231

—V—

vertical long axis　54
viability　60, 80
VLA　231
VSA　231

—W—

washout rate　65
WBC　231

—X—

X線CTによる減弱補正法　183
^{133}Xe　239
^{133}Xeガス　93, 232, 234

—Y—

^{90}Y　203, 206
^{90}Y標識抗体　200

検印省略

臨床核医学・PET検査技術学

定価（本体 4,000円＋税）

2009年12月16日　第1版　第1刷発行
2019年 8月29日　　同　　第3刷発行

編集者	遠藤 啓吾・大竹 英則・高橋 康幸
発行者	浅井 麻紀
発行所	株式会社 文光堂
	〒113-0033　東京都文京区本郷7-2-7
	TEL　(03)3813-5478（営業）
	(03)3813-5411（編集）

© 遠藤啓吾・大竹英則・高橋康幸, 2009　　　　　印刷・製本：公和図書

ISBN978-4-8306-4223-4　　　　　　　　　　　Printed in Japan

・本書の複製権，翻訳権・翻案権，上映権，譲渡権，公衆送信権（送信可能化権を含む），二次的著作物の利用に関する原著作者の権利は，株式会社文光堂が保有します．
・本書を無断で複製する行為（コピー，スキャン，デジタルデータ化など）は，私的使用のための複製など著作権法上の限られた例外を除き禁じられています．大学，病院，企業などにおいて，業務上使用する目的で上記の行為を行うことは，使用範囲が内部に限られるものであっても私的使用には該当せず，違法です．また私的使用に該当する場合であっても，代行業者等の第三者に依頼して上記の行為を行うことは違法となります．
・JCOPY〈出版者著作権管理機構　委託出版物〉
本書を複製される場合は，そのつど事前に出版者著作権管理機構（電話 03-5244-5088，FAX 03-5244-5089，e-mail : info@jcopy.or.jp）の許諾を得てください．